Dr. Colin B. Lessell erhielt bis 1967 eine Fachausbildung in Kieferchirurgie. In den folgenden Jahren widmete er sich dem Studium verschiedener medizinischer Fachrichtungen wie Kinderheilkunde, Gesichtschirurgie und Frauenheilkunde. Nach einem dreijährigen Aufenthalt bei den Cree-Indianern in Nordamerika konzentrierte er sein Interesse ausschließlich auf Homöopathie und Chiropraktik. Seit etlichen Jahren überwacht er die Ausbildung der Homöopathen am homöopathischen Krankenhaus London und unterrichtet dort Kieferchirurgen in Homöopathie.

Die Abbildungen in diesem Buch sind entnommen aus *On the Banks of the Amazon* von W. H. G. Kingston, 1873 erschienen bei T. Nelson & Sons, Paternoster Row, London.
Mit freundlicher Genehmigung von Herrn Heinz Storch.

Frontispiz: Gewinnung der Milch eines Kuhbaums

Dieses Buch wurde auf chlor- und säurefreiem Papier gedruckt.

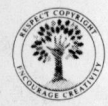

Vollständige Taschenbuchausgabe Juni 1994
© 1994 Droemersche Verlagsanstalt Th. Knaur Nachf., München
Das Werk einschließlich seiner Teile ist urheberrechtlich geschützt.
Jede Verwertung außerhalb der engen Grenzen des Urheberrechtsgesetzes ist ohne Zustimmung des Verlages unzulässig und strafbar. Das gilt insbesondere für Vervielfältigungen, Übersetzungen, Mikroverfilmungen und die Einspeicherung und Verarbeitung in elektronischen Systemen.
Umschlagillustration: Susannah zu Knyphausen
Satz: Franzis-Druck
Druck und Bindung: Elsnerdruck, Berlin
Printed in Germany
ISBN 3-426-76065-7

5 4 3 2 1

Für
diejenigen in meiner Familie,
die mich bei der Arbeit
an diesem Handbuch unterstützten.

# Inhalt

Vorwort ................................................................. 9

Einleitung .............................................................. 11

1 Grundlagen der homöopathischen Verordnung für Reisende ...................................................... 13
2 Verordnung von Tinkturen, Kräutern und sonstigen Mitteln ............................................... 23
3 Immunisierung und Vorbeugung ....................... 28
4 Die Nerven des Reisenden ................................. 46
5 Probleme beim Fliegen ...................................... 53
6 Reisekrankheit ................................................... 62
7 Die Wirbelsäule des Reisenden ......................... 67
8 Für weibliche Reisende ..................................... 75
9 Reiseverstopfung ............................................... 86
10 Reisediarrhöe .................................................... 91
11 Der unmäßige Reisende .................................... 129
12 Schädliche Wirkungen von Sonne und Hitze .... 159
13 Kalte Gegenden und große Höhen ................... 183
14 Bisse und Stiche von Insekten, Zecken und Milben 192
15 Weitere Bisse und Stiche .................................. 220
16 Einige Hauterkrankungen ................................. 257
17 Einige Erkrankungen der Beine und Füße ....... 289
18 Häufige Verletzungen und Infektionen ............ 300
19 Augenbeschwerden ........................................... 318
20 Malaria .............................................................. 329
21 Bilharziose ........................................................ 343
22 Tropische Hautgeschwüre ................................. 353
23 Einige gefürchtete Bakterien ............................ 370

| | | |
|---|---|---|
| 24 | Verschiedene Viren | 390 |
| 25 | Rickettsiosen | 405 |
| 26 | Einige wichtige Parasiten | 412 |
| 27 | Verschiedene Würmer | 422 |
| 28 | Die homöopathische Reiseapotheke | 436 |

Homöopathische Apotheken .................................. 439

Register ............................................................... 441

# Vorwort

Dieses Handbuch wurde nicht nur für die Durchschnittsreisenden geschrieben, sondern auch für die Abenteuerlustigen, die es in tropische, ferne oder arme Gebiete der Welt zieht. Mit dem zunehmenden Trend zum Exotischen verwischen sich allerdings die Grenzen zwischen Durchschnitts- und Abenteuerreisenden, und viele gewöhnliche Bürger setzen sich heute völlig neuen Gesundheitsrisiken aus, über die sie Bescheid wissen sollten.
Zu dem Zweck sind in diesem Buch die geographische Verbreitung, die Übertragungsformen, die Vorbeugungsmöglichkeiten und die klinischen Bilder einer Vielzahl von Krankheiten nebst einer ausführlichen Darstellung geeigneter homöopathischer Behandlungsmethoden und anderer sicherer Therapieformen beschrieben.
Dieses Handbuch ist zwar hauptsächlich für den Reisenden gedacht, doch werden auch Ärzte, Krankenschwestern, Missionare und Paramediziner in der Dritten Welt, in isolierten oder stark von Krankheiten heimgesuchten Gebieten das hier Gebotene dann zu schätzen wissen, wenn eine schulmedizinische Behandlung nicht in Frage kommt, unbefriedigend, nicht möglich oder unbekannt ist.
Wenn darüber hinaus einem meiner Leser neue oder bestätigende Beobachtungen bezüglich der homöopathischen oder phytotherapeutischen (pflanzlichen) Behandlung exotischer Krankheiten vorliegen, bitte ich darum, sie mir über den Verlag zukommen zu lassen: c/o Dr. C. B. Lessell, C. W. Daniel Co. Ltd, 1 Church Path, Saffron Walden, Essex CB10 1JP, England.
Ohne einige wertvolle persönliche Beiträge hätte das Buch

nicht in dieser Form erscheinen können. Mein Dank gilt Herrn Tony Pinkus, Dr. Evelyn Eglington und Frau Audrey Ulbricht von der Ainsworths Pharmacy, London; Herrn und Frau Peter Janssen, Bedford; Herrn und Frau Warwick Williams und Herrn Digby Woods, ehemals Zentralafrika; Herrn Bill Davies, Forschungsreisender; Herrn Dr. Wiley Gibbs, Australien, und vielen anderen, insbesondere denjenigen, die aus fernen Ländern meine Anfragen beantworteten. Frau Mary Gooch von der Glasgow Homoeopathic Library danke ich für ihre Recherchen und die Bereitstellung einschlägigen Materials. Mein ganz besonderer Dank gilt Herrn Dr. David Lilley, Südafrika, für seine speziellen Mitteilungen über die homöopathische Behandlung der Bilharziose, die ich, von unwesentlichen Änderungen abgesehen, vollständig im Text wiedergegeben habe.

Dr. C. B. Lessell
MB, BS, BDS, MRCS, LRCP

# Einleitung

Dieses Handbuch ist ganz auf die Bedürfnisse des modernen Reisenden abgestimmt. Es wird sich als unverzichtbarer Begleiter erweisen, gleichgültig, wie und wohin man reist, sei es ans Meer, in die Berge oder in den Dschungel.
Bezüglich der gewöhnlichen und der exotischen Erkrankungen, die auf Reisen auftreten können, wird der Leser erfahren,

- wie man Krankheiten vorbeugt,
- wie man Krankheiten erkennt,
- praktische Erste-Hilfe-Maßnahmen,
- wie man mit homöopathischen und pflanzlichen Mitteln sicher und wirksam behandeln kann.

Für die Behandlung vermittelt dieses Handbuch:

- die Befähigung zur Therapie leichterer Erkrankungen,
- die Befähigung, bei schweren Erkrankungen eine Notbehandlung durchzuführen, bis ärztliche Hilfe verfügbar ist,
- die Befähigung, schwere Erkrankungen zu behandeln, wenn kein Arzt erreichbar ist,
- ein ausreichendes Grundwissen über die Verordnung natürlicher Heilmittel.

Bei schweren oder möglicherweise schweren Erkrankungen müssen Sie unbedingt einen Arzt aufsuchen.

Lesen Sie auf jeden Fall Kapitel 1 und 2 über die Verwendung natürlicher Arzneimittel sorgfältig durch, bevor Sie eine Verordnung vornehmen.

Der kleingedruckte Text enthält im allgemeinen speziellere fachliche Hinweise (wie zum Beispiel Probleme der Differentialdiagnose oder Beschreibungen relativ seltener Erkrankungen) und wendet sich mehr an den ausgebildeten Homöopathen oder den homöopathischen Pharmazeuten.

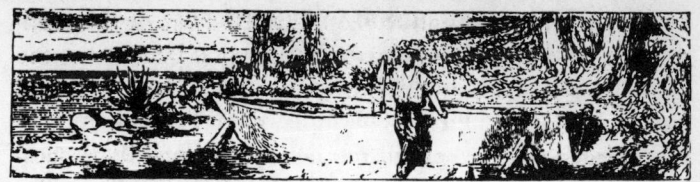

# 1 Grundlagen der homöopathischen Verordnung für Reisende

Die Mehrzahl der Verordnungen in diesem Buch betreffen homöopathische Mittel. Denn homöopathische Mittel sind aus vielen Gründen für den Weltreisenden besonders nützlich:

- Die Grundverordnungen sind leicht zu erlernen.
- Richtig verordnet, sind die Mittel sehr sicher.
- Sie eignen sich für junge und alte Menschen.
- Sie sind sehr wirksam.
- Sie sind leicht zu verabreichen.
- Sie haben eine lange Lagerzeit.
- Sie sind kompakt und leicht.
- Sie sind relativ einfach zu beschaffen und nicht teuer.
- Sie dürfen in alle Länder eingeführt werden.
- Die Nomenklatur ist weltweit standardisiert.

Eine homöopathische Taschenapotheke hat zum Beispiel die Abmessungen 16 x 9 x 2,5 Zentimeter, wiegt ganze 200 Gramm und enthält 28 verschiedene Mittel in Glaszylindern zu 1,5 Gramm. Jeder Glaszylinder enthält bis zu 300 Dosen des Mittels.

Homöopathische Mittel sind in Deutschland, in den meisten übrigen europäischen Ländern, in den USA und in Indien rezeptfrei erhältlich. Einige Mittel sind in Australien, Neuseeland und Italien nicht ohne weiteres zu bekommen. Die meisten Apotheken führen heute ein brauchbares Sortiment an homöopathischen Mitteln; dennoch kann der Reisende in einigen Fällen auf eine spezialisierte homöopathische Apotheke angewiesen sein, um sich ein besonderes Mittel zu beschaffen. Dort werden auch Reiseapotheken für den allgemeinen und individuellen Bedarf zusammengestellt (eine Grundausstattung ist in Kapitel 28 angegeben).

Homöopathische Mittel sind in Form von *Pillen* oder flachen *Tabletten* erhältlich. Sie werden oral verabreicht und schmecken angenehm. Andere orale Darreichungsformen sind *Streukügelchen*, *Pulver* und *Flüssigkeiten*.

*Streukügelchen (Globuli)* sind rund und haben etwa die Größe eines Stecknadelkopfes. Ein Glaszylinder von 1,5 Gramm enthält etwa 300 Kügelchen. Wenn es auf Kompaktheit und geringes Gewicht ankommt, empfiehlt es sich, die Mittel in dieser Form mitzunehmen. Wegen ihrer geringen Größe besteht jedoch die Gefahr, daß man sie fallen läßt und verliert.

*Pillen und Tabletten* sind einfacher zu handhaben, nehmen dafür aber mehr Platz ein.

Die Mittel können in Glas- oder Kunststoffbehälter verpackt sein. Die Haltbarkeit eines Mittels ist in Glas meist besser als in Kunststoff, doch bricht Glas leichter. Die meisten Mittel werden in Glasbehältern verkauft.

Die Mittel sind stets im Originalbehälter vor Licht geschützt und getrennt von stark duftenden Substanzen aufzubewahren. Sofern die Behälter dicht verschlossen sind, spielen Wärmeeinflüsse keine Rolle. Tiefe Temperaturen sind ebenfalls unschädlich, wenn man einmal davon absieht, daß flüssige Zubereitungen mit niedrigem Alkoholgehalt gefrieren und das Glas zum Bersten bringen können. Zu beachten ist stets, daß längere Einwirkung von Sonnenlicht die Wirksamkeit der Mittel beeinträchtigt oder aufhebt. Bei richtiger Aufbewahrung beträgt die Lagerzeit jedoch mehrere Jahre.

Homöopathische Mittel werden meist aus natürlichen Substanzen hergestellt, die pflanzlichen oder mineralischen Ursprungs sind. Die Herstellungsverfahren für homöopathische Mittel erhalten oder steigern die offiziellen Eigenschaften des Ausgangsmaterials, während mögliche Giftstoffe auf einen vernachlässigbaren Anteil reduziert werden. Bei richtiger Verabreichung sind sie für Kinder und Erwachsene völlig unbedenklich.

Die Nomenklatur oder Benennung homöopathischer Mittel bedarf einer Erläuterung, zum Beispiel *Belladonna C 30*. *Belladonna* ist der lateinische Name der Ausgangssubstanz, der Tollkirsche. Mit wenigen Ausnahmen werden die Mittel in allen homöopathischen Apotheken in der ganzen Welt unter ihrem lateinischen Namen verkauft, wodurch die Sprachbarriere beim Einkauf praktisch fällt. Die Zahlenangabe *C 30* ist die Potenz des Mittels. Je höher der Zahlenwert, desto höher ist die Verdünnung und um so stärker die arzneiliche Wirkung.

Homöopathische Arzneimittel werden auf dem Wege der Verdünnung oder Potenzierung hergestellt. Der Buchstabe »C«, der der Zahl 30 vorangestellt ist, bezieht sich auf das Verdünnungsverfahren, nach dem das Mittel zubereitet wurde. Er bezeichnet die *Centesimalverdünnung* (1:100). In einigen Ländern wird der Vorsatz »C« auch weggelassen. In anglophonen Ländern wird die Buchstabe »c« der Potenzzahl nachgestellt, und in französischsprachigen Ländern wird zur Bezeichnung der Centesimalverdünnung die Abkürzung *CH* verwendet. Es gilt also:

*C 30 = 30 = 30c = 30 CH*

Homöopathische Mittel werden auch in einer *Dezimalverdünnung* (1:10) hergestellt, die mit dem vorangestellten Buchstaben »D« bezeichnet wird. So kauft man zum Beispiel:

*Belladonna D 30*

In anderen Teilen der Welt wird statt des vorangestellten »D« ein kleines »x« angehängt. Es gilt also:

*D 30 = 30x*

Bei gleicher Potenzzahl ist die D-Potenz in ihrer arzneilichen Wirkung geringfügig schwächer als die C-Potenz. Für die meisten praktischen Zwecke kann jedoch dieser therapeutische Unterschied vernachlässigt werden. Für die Belange des Reisenden kann angenähert gelten:

*Belladonna C 30 = Belladonna D 30*

Folgender **Warnhinweis** muß jedoch beachtet werden: Beim Kauf tiefer Potenzen von Mitteln, die aus prinzipiell toxischen Substanzen wie der *Tollkirsche* hergestellt werden, ist eine Regel zu beachten: **keine Mittel in Potenzen unter *D 12 (12x)* bei dezimaler Potenzierung bzw. unter *C 6 (6, 6c, 6 CH)* bei centesimaler Potenzierung kaufen.** Zahlenwerte größer oder gleich den angegebenen bedeuten eine vernachlässigbare Toxizität.

Die am häufigsten verwendeten und verordneten Potenzen sind *C 6* und *C 30*. Gelegentlich werden homöopathische Mittel auch in Form einer Urtinktur verwendet. Hierbei handelt es sich um den unverdünnten alkoholischen Extrakt eines Materials, üblicherweise einer Pflanze. Das Symbol für die Urtinktur ist Ø. Die in anglophonen Ländern übliche Abkürzung *MT* (in Frankreich *TM*) bedeutet dasselbe. Einige Urtinkturen niedriger Toxizität können innerlich angewandt werden. Das Haupteinsatzgebiet dieser und anderer Urtinkturen liegt jedoch in der äußerlichen Anwendung unverdünnt oder in Form von Cremes, Salben oder flüssigen Einreibungen.

Die Bach-Blüten sind homöopathischen Mitteln ähnlich, sehr sicher und werden in flüssiger Form gegeben.

Bei oraler Verabreichung bedeutet eine *Dosis* im allgemeinen *eine* Tablette, *ein* Streukügelchen (Globulus), *eine* Messerspitze einer Verreibung (Pulver) oder *einen* Tropfen einer flüssigen Potenz, und zwar ohne Berücksichtigung des Alters oder Gewichts des Patienten und der Bezeichnung des Mittels. Dieser Dosisbegriff wird im gesamten Text im Zusammenhang mit den meisten Mitteln mit einer Potenzzahl in diesem Sinne verwendet. Er gilt jedoch nicht für orale Gaben von Urtinkturen, pflanzlichen Heilmitteln, Bach-Blüten, mineralischen Stoffen und Vitaminen. Bezüglich der Einzelheiten zu den Dosierungen dieser Zubereitungen ist unbedingt Kapitel 2 dieses Buchs zu beachten.

Die angegebenen Mengen eines Mittels (1 Kügelchen, 1 Tablette usw.) sind für die Auslösung oder Förderung einer Selbstheilungsreaktion des Körpers völlig ausreichend. Eine Intensivierung der arzneilichen Wirkung läßt sich durch die Verabreichung höherer Dosen als der angegebenen nicht erreichen. Eine solche Vorgehensweise wäre Verschwendung, wenn auch keine Gefährdung des Patienten damit verbunden ist. Eine Steigerung der arzneilichen Wirkung läßt sich nur durch eine wiederholte Gabe nach einer gewissen Zeit oder durch den Einsatz einer höheren Potenz erreichen.

Nehmen wir als Beispiel die folgende Verordnung für Sonnenkopfschmerz aus dem Text:

*Belladonna C 30 2h*

Dies bedeutet, daß im *Normalfall* eine Dosis (das heißt

1 Pille, 1 Tablette usw.) *Belladonna C 30* anfänglich alle 2 Stunden *(2h)* gegeben werden sollte. Die Intensität der Behandlung kann jedoch je nach Schwere des Falls angepaßt werden. Bei einem leichteren Fall ist möglicherweise eine Wiederholung der Dosis alle 4 Stunden *(4h)*, bei einem schwereren Fall jede Stunde *(1h)* oder alle halbe Stunde *($\frac{1}{2}$h)* erforderlich. Der Anfänger hält sich am besten an die Anweisungen des Textes. Dabei ist stets zu beachten, daß die Häufigkeit der Wiederholung bei einer Besserung des Patienten zu senken ist, und in den meisten Fällen ist das Mittel abzusetzen, sobald eine wesentliche Besserung eingetreten ist.

Gelegentlich tritt nach der Gabe eines Mittels beim Patienten eine sogenannte *homöopathische Erstverschlimmerung* auf. Hierbei handelt es sich um eine vorübergehende Verschlechterung der Symptome des Patienten, die durch eine zu hohe Potenz oder durch eine zu schnelle Wiederholung der Dosis verursacht sein kann. Letztlich handelt es sich um eine Überstimulierung der Heilungsreaktion des Körpers. In diesem Fall ist das Mittel abzusetzen. Der Verschlimmerung folgt dann eine Besserung, die oft zur Heilung führt. Es kommt jedoch auch vor, daß diese Besserungsphase nur kurz anhält und die vorherigen Symptome erneut auftreten, wenn auch weniger schwer. In diesem Fall ist das Mittel erneut anzuwenden, jedoch in einer milderen Form. Senken Sie die Häufigkeit der Gaben, oder wählen Sie eine tiefere Potenz.

Im Text sind stets durchschnittliche Potenzen und Wiederholungsintervalle angegeben. Oft tritt jedoch der Fall ein, daß der Reisende über das richtige Mittel verfügt, aber in der falschen Potenz. In diesem Fall kann man nach den folgenden *Umwandlungsregeln* vorgehen:

1. Im Text sind in der Regel die Potenzen *C 6* und *C 30* angegeben.
2. Eine *C 6* ist doppelt so häufig zu geben wie eine *C 30*. Umgekehrt ist eine *C 30* halb so oft zu geben wie eine *C 6*.
3. Eine *C 30* ist doppelt so oft zu geben wie eine *C 200*. Umgekehrt ist eine *C 200* halb so oft zu geben wie eine *C 30*.
4. Wenn das vorhandene Mittel nicht die Potenz *C 6*, *C 30* oder *C 200* hat, wird es wie die nächstliegende der vorgenannten Auswahlpotenzen verwendet, zum Beispiel eine *C 9* wie eine *C 6*. Wenn diese nächstliegende Potenz die im Text genannte ist, ist das Mittel in der angegebenen Weise zu verwenden. Wenn diese Potenz eine andere Potenz ist, die obigen Regeln 2 und/oder 3 anwenden.

Betrachten wir ein praktisches Beispiel für die Anwendung dieser Umwandlungsregeln:

– im Text angegeben: *Apis mellifica C 6 2h,*
– verfügbares Mittel: *Apis mellifica C 100.*

Die nächstliegende Auswahlpotenz ist *C 30*. Eine *C 30* ist halb so oft zu geben wie eine *C 6*. Das berichtigte Dosisintervall beträgt daher *4 Stunden*. Die Verordnung für den Reisenden lautet also:
   *Apis mellifica C 100 4h*
Diese Umwandlungsregeln sind nicht völlig exakt, ergeben aber eine brauchbare praktische Annäherung. Sie können bei den meisten Verordnungen in diesem Buch ohne weiteres angewandt werden, doch gibt es gewisse Ausnahmefälle, in denen sie ungeeignet sind; diese werden im Text angegeben. Darüber hinaus darf nicht angenommen werden, daß diese Regeln für alle homöopathischen Verord-

nungen gelten. Sie sind zum Beispiel auf keinen Fall anwendbar für die Behandlung verbreiteter chronischer Erkrankungen wie Ekzem, Asthma und Arthritis, wo die Wahl der Potenz in die Hand des Fachmanns, das heißt des Homöopathen gehört.

In jedem Textabschnitt ist meist auch eine Reihe alternativer Verordnungen aufgeführt. Soweit nicht anders angegeben, soll immer nur eine Verordnung gewählt werden. Bei einer gleichzeitigen Durchführung von zwei oder mehr Verordnungen sind ohne die nötige Sachkenntnis gegengiftige oder antidotische Wechselwirkungen zwischen den betreffenden Mitteln möglich. Andererseits kann man davon ausgehen, daß sich äußere und innere Mittel sinnvoll kombinieren lassen.

Im Text wird das Problem der Mittelwahl auf vier verschiedene Arten (oder eine Kombination davon) vereinfacht:

1. Es wird ein einziges, allgemein wirksames Mittel genannt.
2. Es werden mehrere Mittel mit unterschiedlichen Indikationen aufgeführt.
3. Es werden mehrere Mittel ohne differenzierende Indikation angegeben, jedoch in der Reihenfolge ihrer Bedeutung aufgeführt, wobei das erstgenannte das am häufigsten indizierte ist.
4. Es wird eine Mischung bekannter Wirksamkeit oder eine geeignete Kombination von Mitteln angegeben. Wenn eine Auswahl getroffen wurde, aber das gewählte Mittel nicht verfügbar ist, sollten Sie die nächstliegende Alternative wählen, statt nichts zu unternehmen.

Abschließend einige allgemeine Ratschläge zur Darreichung homöopathischer Mittel:

1. Pillen, Tabletten und Streukügelchen (Globuli) sind zu lutschen, nicht zu schlucken (die Resorption ist besser).
2. Babys und Bewußtlose kann man Pillen, Tabletten und Streukügelchen (Globuli) inhalieren lassen. Hierzu das Mittel vor der Anwendung zu einem feinen Pulver verreiben. Von Streukügelchen braucht man möglicherweise mehrere Stücke, um genügend Pulver für eine Dosis zu erhalten. Alternativ kann man auch flüssige Potenzen einsetzen.
3. Direktes Anfassen der Mittel ist auf ein Mindestmaß zu beschränken. Nicht mit den Fingern in den Glaszylinder greifen.
4. Zehn Minuten vor und nach der oralen Einnahme eines Mittels sollte man möglichst nichts essen und trinken (und nicht die Zähne putzen).
5. Idealerweise sollte man im Laufe einer homöopathischen Behandlung auf den Genuß von Kaffee, entkoffeiniert oder nicht, verzichten. Kaffee kann die Wirkung vieler Mittel aufheben. Tee und Alkohol in Maßen sind jedoch in der Regel erlaubt.
6. Wenn im Text bei einer homöopathischen Verordnung bei dem betreffenden Mittel eine Potenzzahl angegeben ist (zum Beispiel C 6, C 30), dann sind diese Mittel für Patienten unbedenklich, denen ihr Hausarzt allopathische Mittel verordnet hat – mit einer Ausnahme: Homöopathische Zubereitungen enthalten geringe Mengen Alkohol, die jedoch bei Patienten, die wegen Alkoholismus in Behandlung sind, nachteilige Reaktionen auslösen können. Schulmedizinische Therapien dürfen ohne Befragen des Arztes nicht abgebrochen werden.
7. Pillen, Tabletten und Kügelchen enthalten Zucker. Die Zuckeraufnahme bei einer Einzeldosis hat für Diabetiker oder Hypoglykämie-Kranke keine nachteiligen Wirkun-

gen. Patienten, die an einer Disaccharid-Unverträglichkeit leiden, sollten jedoch nur flüssige Potenzen einnehmen.
8. Homöopathische Mittel sind während Schwangerschaft und Stillzeit weitgehend unbedenklich, doch sollten gewisse Regeln beachtet werden (siehe hierzu Kapitel 8).
9. Während des Schlafs muß die regelmäßige Einnahme eines Mittels notwendigerweise unterbrochen werden. Setzen Sie die Einnahme nach dem Aufwachen fort.

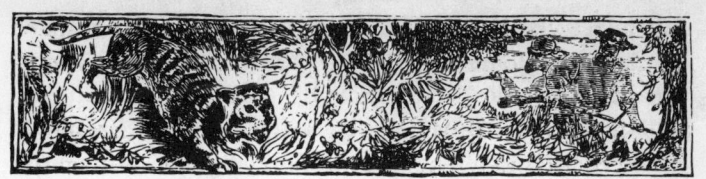

# 2 Verordnung von Tinkturen, Kräutern und sonstigen Mitteln

In diesem Kapitel werden die Grundlagen der Verordnung für die übrigen in diesem Buch genannten Arzneimittel dargestellt.
*Äußerlich anzuwendende Mittel* können homöopathische Urtinkturen, homöopathische flüssige Potenzen, Heilkräuter oder Vitamine enthalten. Alle in diesem Buch genannten Mittel sind für die Anwendung während der Schwangerschaft, des Stillens und in allen Lebensaltern vollkommen unbedenklich. Gelegentlich treten jedoch allergische Reaktionen auf, die zu einem lokal begrenzten juckenden Hautausschlag führen können. In diesem Fall ist das Mittel abzusetzen. Vor allem Menschen, die an einem Ekzem leiden, neigen zu solchen Reaktionen, und es empfiehlt sich, an einem kleinen Hautbereich die Anwendung zunächst zu testen, bevor man größere Hautpartien behandelt.
*Bach-Blüten* werden in starker Verdünnung angewandt, sind ungiftig und in allen Lebensaltern, in der Schwangerschaft und während des Stillens sehr sicher. Bitten Sie Ihren homöopathischen Apotheker, die entsprechende Verdünnung in Alkohol zuzubereiten, der zur Konservierung dient. Bei Bach-Blüten werden keine Potenzzahlen

angegeben. Die Standarddosis ist *4 Tropfen,* die direkt auf die Zunge gegeben werden. Es empfiehlt sich, 10 Minuten vor oder nach der Verabreichung nicht zu essen und zu trinken und die Zähne nicht zu putzen. Bei allen Bach-Blüten ist die Dosis für alle Lebensalter dieselbe. Nebenwirkungen sind extrem selten, doch sollten Patienten, die eine *Antabus*-Therapie wegen Alkoholismus machen, diese Mittel nicht einnehmen. Bei anderen Therapien mit allopathischen Mitteln gibt es keine Probleme. Bach-Blüten-Arzneimittel sind im Text in der Weise bezeichnet, daß dem Namen des Mittels das Wort *Bach* vorangestellt ist (zum Beispiel *Bach-Walnut*). Sie sind von stark duftenden Substanzen getrennt und vor Licht geschützt aufzubewahren.

Homöopathische *Urtinkturen* sind konzentrierte alkoholische Auszüge meist aus pflanzlichem Material. Einige Urtinkturen mit niedriger Toxität sind für die innere Anwendung geeignet. Die im Text angegebene Dosis (zum Beispiel 5 Tropfen) ist die durchschnittliche Erwachsenendosis. Diese Menge ist für Kinder entsprechend zu verringern. Als Faustregel kann man sagen, daß man je 10 Kilogramm Gewicht ein Fünftel der angegebenen Erwachsenendosis gibt. Wenn zum Beispiel eine Dosis von *5 Tropfen* angegeben ist, beträgt die Dosis für ein Kind von 30 kg Gewicht 3 Tropfen. Es empfiehlt sich generell, die vorgeschriebene Dosis in ein wenig Wasser einzunehmen, um einen möglicherweise unangenehmen Geschmack zu mildern. Hierfür genügen einige Teelöffel Wasser. Man kann die Mittel nüchtern oder nach dem Essen einnehmen. Urtinkturen sind mit einer *Antabus*-Therapie unverträglich. Sie sollten ohne ärztlichen Rat auch nicht während der Schwangerschaft, des Stillens und nicht zugleich mit allopathischen Mitteln eingenommen werden. Allerdings sind Nebenwirkungen bei den hier angegebenen Tinkturen relativ selten.

Falls solche Nebenwirkungen auftreten, muß das Mittel abgesetzt werden. Urtinkturen werden in diesem Buch mit dem Symbol Ø bezeichnet. Sie sind vor Licht geschützt aufzubewahren. *Die angegebene Dosis und Dosishäufigkeit darf nicht überschritten werden.*
Die innerlich anzuwendende Dosis von *Mineralen* und *Vitaminen* wird in Milligramm (mg) bzw. bei Vitaminen in internationalen Einheiten (I.E.) angegeben. Die angegebenen Mengen sind Erwachsenendosen und sollten nicht überschritten werden. Bei Kindern sollte die Dosis je 10 Kilogramm Körpergewicht ein Fünftel der Erwachsenendosis betragen. Vitamine und Minerale sollten während der Schwangerschaft nur auf ärztliches Anraten eingenommen werden. Menschen mit einer Hefeallergie sollten keine Vitamine der B-Gruppe einnehmen. Gallenblasenkranke sollten keine öligen Ergänzungsmittel wie zum Beispiel Vitamin-E-Kapseln einnehmen. Zink-Ergänzungsmittel können zu Juckreiz oder Bauch- und Muskelkrämpfen führen. Diese Nebenwirkungen sind meist dosierungsbedingt, weshalb die verordnete Dosis halbiert werden sollte.
Dieses Buch enthält außerdem eine kleine Zahl nützlicher Verordnungen von *pflanzlichen Mitteln*. Diese sind stets aus zuverlässigen Quellen zu beziehen, wie zum Beispiel Apotheken oder Drogerien. Wenn man durch ein Versehen das falsche Kräutermittel oder die falsche pflanzliche Zubereitung bekommt, könnte dies fatale Folgen haben. Die Dosis ist in einer Gewichts- oder Volumeneinheit angegeben, wobei gegebenenfalls besondere Zubereitungsarten (zum Beispiel Aufguß) empfohlen werden. Die im Text angegebene Dosis ist die durchschnittliche Erwachsenendosis. Für Kinder muß die Dosis verringert werden. Geben Sie je 10 Kilogramm Körpergewicht ein Fünftel der angegebenen Erwachsenendosis. Die angegebene Menge bzw. die

berechnete Kinderdosis darf nicht überschritten werden, ebensowenig die Häufigkeit der Gaben. Die ausgewählten pflanzlichen Verordnungen können in richtiger Dosierung als weitgehend sicher gelten, doch sollten sie ohne Befragen des Arztes nicht in der Schwangerschaft und während der Stillzeit oder gleichzeitig mit allopathischen Mitteln angewandt werden. Falls Nebenwirkungen oder Unverträglichkeiten auftreten, sind sie sofort abzusetzen. Was die Ungefährlichkeit betrifft, ist die Kräuterheilkunde etwa in der Mitte zwischen der Homöopathie und der Schulmedizin anzusiedeln.

Alle Kräuter und pflanzlichen Zubereitungen sind in dicht schließenden, dunklen oder lichtundurchlässigen Behältern aufzubewahren. Sie sind möglichst an einem kühlen, dunklen und trockenen Ort aufzubewahren. Getrocknete Drogen und pflanzliche Tabletten können in einem feuchtheißen Klima zu schimmeln beginnen, doch kann man dies verhindern, indem man *Trockenmittel* in den Behälter gibt, das in jeder Apotheke ohne weiteres erhältlich ist.

Beachten Sie, daß es nur in sehr seltenen Ausnahmefällen notwendig ist, einen schlafenden Patienten zu wecken, um die regelmäßige Einnahme eines Mittels sicherzustellen, sei es ein homöopathisches, ein pflanzliches oder ein sonstiges Mittel. Eine Fortsetzung der Einnahme nach dem Aufwachen genügt in aller Regel, um die Wirksamkeit zu sichern.

## G-6-PDH-Mangel

Personen mit der erblichen Enzymstörung Glukose-6-Phosphat-Dehydrogenase-(G-6-PDH-)Mangel sollten alle Bach-Blüten oder Kräuterzubereitungen mit Eisenkraut, Vitamin-C-Ergänzungen und tiefe Potenzen (unter C 6 oder D 12) des Mittels *Methylenum caeruleum* vermeiden, das zur

Vorbeugung und Behandlung der Bilharziose eingesetzt wird. Dies betrifft insbesondere Farbige und Menschen mediterraner Herkunft. Weitere Einzelheiten hierzu siehe in Kapitel 11 unter *Bohnenkrankheit (Favismus)*.

**Arzneimittel stets von Kindern fernhalten!**

Tabelle 2.1 Einige häufige internationale Abkürzungen in der homöopathischen Medizin, wie sie auch in diesem Buch verwendet werden:

| Abkürzung | Bedeutung |
|---|---|
| C 6 | 6. Centesimalpotenz |
| 6c | dito |
| 6 CH | dito |
| D 6 | 6. Dezimalpotenz |
| 6 x | dito |
| 6M | 6000. Centesimalpotenz (M = C 1000) |
| 6h | Alle 6 Stunden zu verabreichen |
| 6 lb | 6 Pound (1 lb = 0,454 kg) |
| 6 kg | 6 Kilogramm |
| 6 g | 6 Gramm (1000 g = 1 kg) |
| 6 mg | 6 Milligramm (1000 mg = 1 g) |
| 6 µg | 6 Mikrogramm (1000 µg = 1 mg) |
| 6 ml | 6 Milliliter (1000 ml = 1 l) |
|  | (1 gestrichener Teelöffel = 5 ml) |
| 6 I.E. | 6 Internationale Einheiten |
| 6 IU (6iu) | dito (International Units) |
| 6 gtt. | 6 Tropfen |
| 1 gt. | 1 Tropfen |
| Ø | Urtinktur |
| TM (MT) | dito |
| aa (AA) | jeweils (zu gleichen Teilen) |
| qs | soviel, wie ausreichend ist |

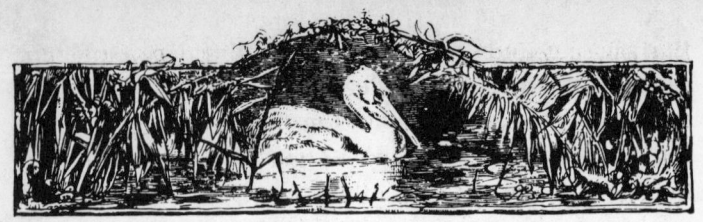

# 3 Immunisierung und Vorbeugung

Die beste Form der Vorbeugung gegen Infektionskrankheiten besteht darin, gefährliches Verhalten zu vermeiden! Beachten Sie folgende Regeln:

- Trinken Sie kein verunreinigtes Wasser.
- Putzen Sie sich die Zähne nicht mit schmutzigem Wasser.
- Schwimmen Sie nicht in unsauberem Wasser.
- Essen Sie keine Nahrungsmittel, die verdorben sein könnten.
- Vermeiden Sie es, gestochen und gebissen zu werden.
- Vermeiden Sie engen körperlichen Kontakt mit möglicherweise erkrankten Personen.
- Gehen Sie in unsicheren Gegenden nicht barfuß.

Auf diese Punkte wird später noch ausführlicher eingegangen. Behalten Sie für den Augenblick, daß *Vorsicht* die erste und Schutzimpfung die zweite Empfehlung ist.

Wer sich auf Reisen begibt, sollte sich spätestens sechs Wochen vor der Abreise Gedanken über seine Immunisierung machen. Hier kommen grundsätzlich zwei Verfahren in Frage: das konventionelle und das homöopathische.

Das *konventionelle* Verfahren besteht in der Regel in der Impfung mit inaktivierten oder geschwächten lebenden Organismen oder deren Stoffwechselprodukten, um die Bildung von Antikörpern im Körper anzuregen. Die Impfung geschieht meist durch Injektion, kann aber auch oral erfolgen (siehe *Polio*, Seite 39). Alternativ ist eine *passive Immunisierung* durch Injektion menschlicher Antikörper (siehe *Hepatitis A*, Seite 34) möglich. Der Grad der erzielbaren Immunität, die Nebenwirkungen und die Kontraindikationen sind bezüglich der konventionellen Methode gut dokumentiert. Manche Impfstoffe führen nur zu einer geringen Immunität (zum Beispiel Cholera-Impfstoff). Bei manchen besteht in der Schwangerschaft eine geringe Gefährdung des Fetus. Jeder Impfstoff muß einzeln auf eventuelle Nebenwirkungen geprüft werden.

Die *homöopathische* Technik besteht üblicherweise in der oralen Verabreichung eines Mittels, das in *hoher Verdünnung* und *Dynamisierung* von dem eingedrungenen Bakterium oder Virus zubereitet wird. Ein solches Mittel, das aus einem Mikroorganismus hergestellt wird, bezeichnet man als *Nosode*. Nosoden, die zur Immunisierung eingesetzt werden, sind bei korrekter Anwendung außerordentlich sicher, praktisch frei von Nebenwirkungen und können auch während der Schwangerschaft und des Stillens gegeben werden. Alternativ kann vorbeugend ein Mittel gegeben werden, das zur Behandlung der betreffenden Krankheit eingesetzt würde (zum Beispiel Malaria). Solche Mittel sind in der Regel ebenfalls sehr sicher. Unbedenklichkeit und fehlende Nebenwirkungen sind daher Merkmale des homöopathischen Verfahrens. Homöopathische Mittel wirken dadurch, daß sie aktiv in irgendeiner Weise das Immunsystem des Körpers stimulieren. In welcher Weise dies geschieht, ist allerdings noch nicht völlig geklärt.

Während der Wert homöopathischer Mittel bei der Behandlung von Erkrankungen gut belegt ist, ist ihr Einsatz auf dem Gebiet der Immunisierung bisher nur unvollständig dokumentiert. Es gibt sehr konkrete Hinweise auf ihre Wirksamkeit bei der Eindämmung der Ausbreitung von Epidemien, doch rechtfertigt dies beim gegenwärtigen Stand der Dinge noch nicht den völligen Verzicht auf die schulmedizinischen Vorgehensweisen.

Vor dem Hintergrund der vorgenannten Fakten ist die homöopathische Immunisierungstechnik in den folgenden Situationen sehr zu empfehlen:

1. Wenn die konventionelle Technik von geringer statistischer Wirksamkeit ist (siehe *Cholera*, Seite 33). Homöopathische Mittel können dann anstatt des oder ergänzend zum schulmedizinischen Verfahren gegeben werden.
2. Wenn eine konventionelle Immunisierung nicht abgeschlossen wurde. Diese Situation tritt in der Regel dann ein, wenn die Entscheidung zu einer Auslandsreise plötzlich fällt. Zur Ergänzung der schulmedizinischen Behandlung können dann homöopathische Mittel eingesetzt werden.
3. Wenn es keine befriedigende konventionelle Technik gibt (siehe *Bakterienruhr*, Seite 40) oder wenn eine konventionelle Technik nicht durchführbar ist (wie zum Beispiel an abgelegenen Orten).
4. Wenn die schulmedizinische Immunisierung streng kontraindiziert ist.
5. Wenn der Reisende die konventionelle Vorgehensweise ablehnt, weil er zum Beispiel keine Spritzen verträgt oder kein Vertrauen in die Schulmedizin hat.

Wenn man sich für die homöopathische Methode entscheidet, muß man sich darüber im klaren sein, daß die Immunität, die eine einzige Dosis des Mittels verleiht, nur von kurzer Dauer ist. Die Gaben müssen in regelmäßigen Abständen (oft wöchentlich) wiederholt werden, um die gewünschte Wirkung zu erzielen, und diese regelmäßige Wiederholung, die möglichst zwei Wochen vor der Abreise beginnen sollte, muß während der Dauer der Infektionsgefahr fortgesetzt werden. Es hat keinen Sinn, sich auf eine kurze Medikation mit drei Dosen zu verlassen, da dies ein vergeblicher Versuch wäre, die konventionelle Immunisierung zu ersetzen. Eine Verringerung der Häufigkeit ist nur dann gerechtfertigt, wenn regelmäßig nach jeder Dosis Nebenwirkungen auftreten. Diese seltenen Fälle sind stets harmloser Natur (zum Beispiel leichter Durchfall), sollten aber trotzdem zum Anlaß genommen werden, die Zeitintervalle zwischen den Dosen bis auf weiteres zu verdoppeln. Alternativ kann auch eine tiefe Potenz verwendet werden (jedoch niemals tiefer als *C 6* oder *D 12*). Es ist aber zu betonen, daß solche Änderungen der Dosis nur selten erforderlich sind.
Neben ihrer direkten Verwendung zur Immunisierung eignen sich homöopathische Mittel vorzüglich zur Milderung von Nebenwirkungen der konventionellen Technik. Spritzen sind schmerzhaft, und viele Menschen, insbesondere Kinder, vertragen sie nur sehr schlecht. Außerdem sind schwere lokale oder Allgemeinreaktionen möglich (Entzündung, Schwellung, Fieber usw.). Obwohl es relativ selten vorkommt, ist bei manchen Menschen der Ausbruch einer chronischen Erkrankung auf eine vorangegangene Impfinjektion zurückzuführen.
Zur Milderung des Injektionsschmerzes und zur Beruhigung empfindlicher Menschen 30 Minuten vor und unmittelbar nach der Anwendung folgendes geben:
*Chamomilla C 30*

Zur Minderung der lokalen Reaktion, der Allgemeinreaktion und der Möglichkeit einer Folgeerkrankung ab dem Morgen der Injektion folgendes geben:

*Thuja C 30 12h 3 Tage lang (6 Dosen)*

*Chamomilla* und *Thuja* sind miteinander verträglich. *Thuja* stört die Entwicklung einer aktiven Immunität nicht.

Betrachten wir nun die bestehenden konventionellen und homöopathischen Immunisierungstechniken etwas ausführlicher (weitere Darstellungen zu den einschlägigen Erkrankungen siehe weiter unten im Text).

## Typhus *Kapitel 23*

Die konventionelle Standard-Schutzimpfung besteht aus zwei Injektionen im Abstand von vier bis sechs Wochen, die für einen Zeitraum von drei Jahren eine gute Immunität gewährleisten. Die Wirksamkeit der Technik ist jedoch nicht hundertprozentig und wird durch eine anschließende Infektion mit einer hohen Dosis von Typhuserregern verringert. Darüber hinaus bewirkt eine einmalige Injektion nur eine siebzig- bis achtzigprozentige Immunität für einen Zeitraum von einem Jahr. Das Verfahren wird für Kinder unter einem Jahr oder Menschen mit akutem Fieber (zum Beispiel Grippe) nicht empfohlen und ist in der Schwangerschaft nur bedingt anzuwenden. Personen, die wiederholt in dieser Weise immunisiert wurden, neigen verstärkt zu schweren Reaktionen auf die Technik, insbesondere die Altersgruppe über 35 Jahren. In solchen Fällen ist die Verwendung von *Thuja*, wie oben dargestellt, die Technik der Wahl. Inzwischen gibt es zwei neue Impfstoffe. *Typhoral L* wird als einmalige Injektion gegeben, darf aber

nicht bei Kindern unter achtzehn Monaten und während der Schwangerschaft eingesetzt werden. *Vivotif* besteht in einer Behandlungsfolge mit drei Kapseln vermehrungsfähiger geschwächter Viren; sie darf nicht während der Schwangerschaft, Kindern unter sechs Jahren, Personen mit Magen-Darm-Störungen und Patienten mit unterdrücktem Immunsystem verabreicht werden.
Homöopathisch nimmt man *Salmonella typhi Nosode C 30* einmal wöchentlich.


### Paratyphus  *Kapitel 23*

Derzeit gibt es kein konventionelles Impfverfahren. Man kann *Salmonella Paratyphi AB Nosode C 30 einmal wöchentlich* einnehmen.


### Cholera  *Kapitel 10*

Das konventionelle Impfverfahren besteht in zwei Injektionen im Abstand von 7 bis 28 Tagen mit Auffrischungsimpfungen alle sechs Monate. Die Technik ist jedoch überraschend ineffektiv mit einer Versagensquote von 50 Prozent. Selbst die Weltgesundheitsorganisation (WHO) empfiehlt die routinemäßige Anwendung für Reisende oder Bewohner eines Choleragebiets nicht mehr. Trotzdem verlangen einige Länder für die Einreise den schriftlichen Nachweis einer schulmedizinischen Choleraschutzimpfung. Die konventionelle Schutzimpfung sollte bei Personen unterbleiben, bei denen bereits einmal eine schwere Reaktion auf den Impfstoff aufgetreten ist oder die an akutem Fieber leiden (zum Beispiel Grippe). In der Schwangerschaft ist zurückhaltend zu verordnen. Wiederholte Verwendung des Impfstoffs kann zur Entstehung einer schweren Allgemeinreaktion führen.

Homöopathisch nimmt man *Vibrio cholerae Nosode C 30 einmal wöchentlich* (ein weiteres Verfahren ist in *Kapitel 10* genannt). Beachten Sie, daß Cholera das klassische Beispiel für eine Krankheit ist, bei der Vermeidung wichtiger ist als Immunisierung, das heißt, es sind verunreinigte Speisen und Getränke zu meiden. Ähnliches gilt für Typhus, Paratyphus, Hepatitis A und Ruhr.

## Hepatitis A     *Kapitel 24*

Passive Immunisierung ist durch Injektion eines menschlichen Immunglobulins (Immuneiweißes) möglich. Das Verfahren ist in der Schwangerschaft mit Zurückhaltung anzuwenden. Eine wirksame Immunität besteht für etwa vier Monate. Für Personen über sechzehn Jahre gibt es heute auch einen injizierbaren Impfstoff mit anhaltender aktiver Immunisierung.

Homöopathisch kommt *Hepatitis A Nosode C 30* einmal wöchentlich in Betracht.

## Hepatitis B     *Kapitel 24*

Dies ist eine Erkrankung, mit der der Durchschnittsreisende kaum konfrontiert werden dürfte. Im Gegensatz zu Hepatitis A, die meist durch verunreinigte Nahrungsmittel übertragen wird, erfolgt die Ansteckung mit Hepatitis B durch sexuelle Kontakte, mangelhafte Operationstechniken, insterile Spritzen, insterile Akupunktur und Tätowierung. Darüber hinaus besteht die bisher nicht bewiesene Möglichkeit, daß beißende Insekten wie zum Beispiel Wanzen diese Krankheit übertragen. Für Risikogruppen gibt es schulmedizinische Schutzimpfungsverfahren durch Injektion, die entweder eine aktive oder passive Immunität bewirken.

Homöopathisch kommt *Hepatitis B Nosode C 30 einmal wöchentlich* in Betracht.

## Hepatitis E  *Kapitel 24*

Diese durch Trinkwasser übertragene Infektion, früher als Non-A-Non-B-Hepatitis bezeichnet, tritt epidemisch und sporadisch auf. Sie wurde bei Hepatitis-Ausbrüchen in einer Vielzahl von Ländern festgestellt, unter anderem Afghanistan, Bangladesh, China, Äthiopien, Indien, Indonesien, Iran, Kenia, Nepal, Pakistan, Somalia, Sudan und den asiatischen Republiken der ehemaligen Sowjetunion. Man nimmt an, daß sie in ganz Asien, im östlichen Mittelmeer, in Nordafrika und in Afrika südlich der Sahara weit verbreitet ist.

Aus klinischer Sicht ähnelt sie sehr stark der Hepatitis A und führt zu keiner chronischen Erkrankung. Zum gegenwärtigen Zeitpunkt gibt es keinen Impfstoff gegen Hepatitis E. Auch Immunglobulin europäischen oder amerikanischen Ursprungs liefert keinen passiven Schutz. Aus homöopathischer Sicht ist wegen der engen Verwandtschaft der Krankheit mit Hepatitis A anzunehmen, daß *Hepatitis A Nosode C 30* einen gewissen Schutz bietet, wiewohl dies noch zu prüfen ist.

Von äußerster Wichtigkeit ist eine einwandfreie Nahrungsmittel- und Wasserhygiene (siehe Kapitel 10). Am stärksten gefährdet sind bei dieser Infektion Frauen im zweiten oder dritten Schwangerschaftsdrittel, von denen bis zu 20 Prozent an einer plötzlich ausbrechenden Hepatitis sterben. Siehe auch Kapitel 24.

## Gelbfieber   *Kapitel 24*

Die konventionelle Schutzimpfung, die *beinahe* hundertprozentig wirksam ist, wird als einmalige Injektion verabreicht und bewirkt eine Immunität für mindestens zehn Jahre. Der Impfstoff sollte Personen mit akutem Fieber (zum Beispiel Grippe), mit bestimmten Krebsarten, bei Einnahme hoher Dosen von Steroiden, unter Immunsupressivtherapie, bei einer Strahlentherapie, bei einer Allergie gegen Eier oder bestimmte Antibiotika (Neomyzin oder Polymyzin) und HIV-positiven Menschen nicht gegeben werden. Vorsicht ist bei der Anwendung während der Schwangerschaft und bei Kindern unter neun Monaten geboten. Einige Länder verlangen einen internationalen Impfpaß.
Homöopathisch wird *Gelbfieber Nosode C 30 einmal wöchentlich* eingenommen. Auf alle Fälle sind Maßnahmen zu ergreifen, um Stiche von Moskitos zu vermeiden, die diese schwere Erkrankung übertragen.

## Malaria   *Kapitel 20*

Eine echte Immunisierung befindet sich im Erprobungsstadium, doch können oral angewandte schulmedizinische Mittel eingenommen werden, um das Erkrankungsrisiko zu verringern. Diese Mittel müssen noch vier bis acht

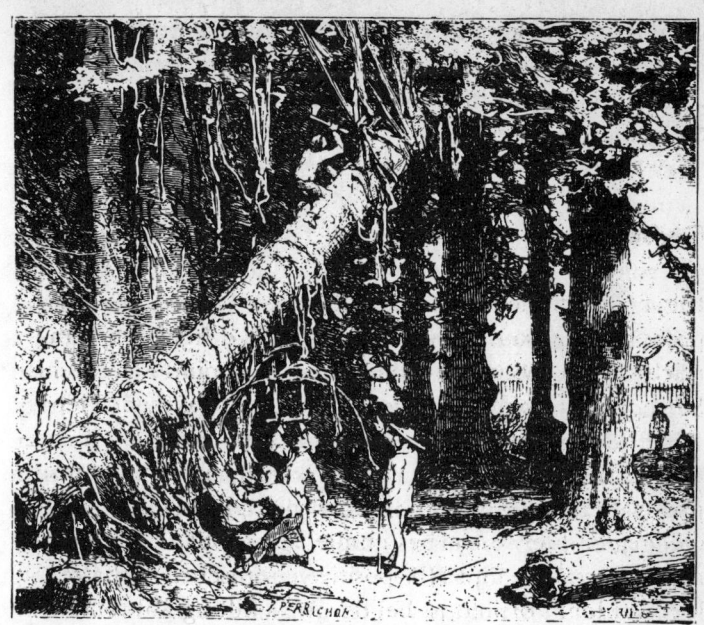
*Sammeln der chininhaltigen Chinarinde*

Wochen nach der Rückkehr aus einem Malariagebiet eingenommen werden. Trotzdem beträgt die Wirksamkeit zur Verhütung von Malaria nicht mehr als 85 Prozent, und einige dieser Mittel sollen während der Schwangerschaft nicht gegeben werden.

Die zunehmende Resistenz von Malariaerregern gegenüber den vorbeugenden Mitteln der Schulmedizin gibt heute zu einiger Besorgnis Anlaß. Die Schuld an der sich verschärfenden Situation hat die medizinische Profession weitgehend selbst zu tragen. Diese Situation ist vergleichbar mit der Entwicklung bakterieller Resistenz aufgrund des Mißbrauchs und der übermäßigen Verordnung von Antibiotika. Die wahllose Verordnung an sich wertvoller vorbeugender Mittel ohne gleichzeitige Beratung über die Vorbeugung gegen Moskitostiche hat den Malariaerregern reichlich Gelegenheit geboten, resistente Mutationen zu entwickeln, insbesondere auch jener Art, die die gefährlichste Form der Krankheit, die Tropenmalaria hervorruft. Besonders gefürchtete Gebiete sind in diesem Zusammenhang Thailand und die benachbarten Länder, Mittel- und Südamerika, Kenia und Afrika südlich der Sahara. Neuere Forschungen bezüglich der Verwendung der chinesischen Droge *Artemisia apiacea*, einer Verwandten des Wermuts, sind vielversprechend, doch wird dem Mittel bei einem Mißbrauch zweifellos dasselbe Schicksal beschieden sein wie den Arzneien der Schulmedizin. Die Eigenschaften einer anderen Wermutart, *Artemisia absinthium*, legen eine mögliche homöopathische Verwendung für die Vorbeugung und Behandlung von Hirnmalaria nahe.

Der Vermeidung von Moskitostichen kommt offensichtlich bei der Vorbeugung gegen diese Erkrankung die größte Bedeutung zu, obschon es Mittel zur Bekämpfung der Malaria gibt (siehe Kapitel 14).

Auch wenn man vorbeugende schulmedizinische Mittel einnimmt, sollte man die gleichzeitige Einnahme geeigneter homöopathischer Mittel ernsthaft in Erwägung ziehen. Die nachfolgende Präparatekombination sollte möglichst zwei Wochen vor der Abreise bis sechs Wochen nach der Rückkehr aus einem Malaria-Epidemiegebiet eingenommen werden:

*Malaria officinalis C 30, eine Dosis morgens und abends an einem festen Wochentag (zum Beispiel Samstag)*

An den übrigen sechs Tagen der Woche folgendes einnehmen:

*Cinchona officinalis D 8 12h*

Wenn diese Potenz nicht verfügbar ist, *C6 und C30 12h* verwenden.

## Polio (Kinderlähmung) *Kapitel 24*

Zur Vorbeugung gegen diese Krankheit gibt es konventionelle orale und Injektionstechniken, die einen hochwirksamen Schutz gewährleisten. Es besteht jedoch ein kleines, aber nicht vernachlässigbares Risiko, daß man sich die Krankheit gerade durch die orale Einnahme des Polio-Impfstoffs selbst zuzieht (etwa eine Erkrankung auf zwei Millionen Impffälle). Polio ist bei Reisen in Entwicklungsländer eine ernstzunehmende Gefahr; Hygiene allein gewährleistet keinen Schutz.

Homöopathisch kommt für den Reisenden *Poliomyelitis Nosode C 30 einmal wöchentlich* in Frage.

## Tetanus *Kapitel 15*

Das Risiko dieser Erkrankung, die durch eine Wundinfektion eintritt, ist bei bestimmten Aktivitäten erhöht. Hierzu gehören Trekking, Forschungsreisen und Bergsteigen. Durch eine einwandfreie Wundreinigung kann man das Risiko senken. Es gibt hochwirksame schulmedizinische Schutzimpfungen.

Homöopathisch kommt entweder *Clostridium tetani Nosode C 30 einmal wöchentlich* oder *Ledum C 30 12h* in Frage.

## Bakterienruhr (bakterielle Dysenterie) *Kapitel 10*

Eine schulmedizinische Schutzimpfung gibt es nicht. Zur Vorbeugung ist peinlichste Hygiene beim Essen und Trinken von äußerster Wichtigkeit. Die Verabreichung von *Shigella co. Nosode C 30 einmal wöchentlich* hat möglicherweise günstige Wirkung. Wie bei *Reisediarrhöe* im allgemeinen kann auch das Mittel *Crataegus* einen gewissen Schutz gewähren (siehe *Kapitel 10*).

## Diphtherie *Kapitel 22*

Diese Erkrankung kann für Reisende in Entwicklungsländern als erhebliches Risiko gelten. Viele Erwachsene sind jedoch immun gegen Diphtherie. Der Immunstatus des Reisenden bezüglich dieser Erkrankung wird durch den Schick-Test (Intrakutanprobe) festgestellt. Schulmedizinische Schutzimpfung durch Injektion ist möglich, sollte jedoch bei akutem Fieber (zum Beispiel Grippe) vermieden und während der Schwangerschaft nur mit Vorsicht angewandt werden. Diphtherie der Haut kann durch sorgfältige Hauthygiene weitgehend vermieden werden.
Homöopathisch kommt *Diphtherinum C 30 einmal wöchentlich* in Frage.

## Meningokokken-Meningitis *Kapitel 23*

Vorbeugung gegen diese schwere Erkrankung ist hauptsächlich für diejenigen wichtig, die in den sogenannten Meningitis-Gürtel (Afrika, Nepal, Neu-Delhi und Mekka) reisen. Da die Ansteckung über Tröpfchen in der Atemluft erfolgt, ist eine Infektion in diesen Gegenden oft nicht zu vermeiden. Eine schulmedizinische Schutzimpfung ist möglich, sollte jedoch bei akutem Fieber (zum Beispiel Grippe) unterbleiben und während der Schwangerschaft mit Zurückhaltung angewandt werden.

Homöopathisch kommt *Neisseria meningitis co. Nosode C 30 einmal wöchentlich* in Frage.

## Tollwut  *Kapitel 15*

Diese Erkrankung entsteht meist infolge eines Tierbisses. Einwandfreie Säuberung der Wunde ist zur Vorbeugung von äußerster Wichtigkeit. Für stark gefährdete Reisende wie zum Beispiel Zoologen, Jäger, Forscher und Botaniker ist eine schulmedizinische Schutzimpfung durch Injektion möglich. Sie sollte jedoch nicht bei wenig gefährdeten Reisenden angewandt werden, weil seltene, aber schwere Nebenwirkungen bekanntgeworden sind. Weiterhin stehen herkömmliche Immunisierungstechniken nach der Infektion für Gebissene zur Verfügung; sie spielen eine wichtige Rolle für die Vorbeugung gegen die Krankheit.

Wenn eine konventionelle vorbeugende Immunisierung nicht möglich ist, kommt *Hydrophobinum C 30 einmal wöchentlich* in Betracht. Wenn eine konventionelle Immunisierung nach der Infektion nicht möglich ist, eventuell *Hydrophobinum C 30 einmal täglich mindestens vier Monate* anwenden.

## Encephalitis Japonica B  *Kapitel 24*

Diese Arbovirus-Erkrankung wird durch den Stich von Culex-Stechmücken, die in den Reisfeldern Südostasiens und des Fernen Ostens vorkommen, auf den Menschen übertragen. Sie treten hauptsächlich während der Monsunzeit auf. Man kann das Risiko einer Erkrankung erheblich senken, indem man Gebiete meidet, in denen Reis angebaut und gleichzeitig Schweinezucht betrieben wird. Es gibt eine schulmedizinische Schutzimpfung gegen diese Erkrankung, die jedoch für Reisende unnötig ist, die sich nur kurzfristig in Gebieten aufhalten, in denen kein hohes Risiko besteht.

Homöopathisch kommt *Encephalitis Typ B Nosode C 30 einmal wöchentlich* in Frage.

## Zecken-Enzephalitis (zentraleuropäische Enzephalitis)  *Kapitel 24*

Diese Erkrankung wird durch den Biß infizierter Zecken in warmen Waldgebieten Mitteleuropas und Skandinaviens auf den Menschen übertragen, insbesondere beim Aufenthalt in dichtem Unterholz. Besonders gefährdet sind daher Tramper, Camper, Jäger, Biologen, Geologen, Förster und Waldarbeiter. Die beste Vorbeugung besteht darin, Zeckenbisse zu vermeiden. Es gibt eine schulmedizinische Schutzimpfung.

Homöopathisch kommt *Zecken-Enzephalitis Nosode C 30 einmal wöchentlich* in Frage.

## Pest
*Kapitel 23*

Diese Erkrankung wird durch den Biß der Flöhe verschiedener Nagetiere auf den Menschen übertragen. Die beste Abwehr besteht darin, sich Flöhe vom Leib zu halten. Gehen Sie in Pestgebieten Nagetieren, zum Beispiel Ratten, Kaninchen, Backen- und Eichhörnchen, aus dem Wege. Meiden Sie den Kontakt mit Tierkadavern, die Sie bei Expeditionen in Pestgebieten antreffen. Verwenden Sie dort Insektenschutzmittel, insbesondere an den Beinen und an der Kleidung; benutzen Sie an Ruheplätzen Insektizide und Nagetierbekämpfungsmittel. Wenden Sie in Risikogebieten an Haustieren regelmäßig Flohschutzmittel an.

Für stark gefährdete Personen sind schulmedizinische Schutzimpfungen möglich, die jedoch für den Durchschnittsreisenden nicht nötig sind. Die Wirksamkeit ist nicht hundertprozentig, und während der Schwangerschaft sollte von einer Impfung abgesehen werden.

Homöopathisch kommt *Yersinia pestis Nosode C 30 einmal wöchentlich* in Frage.

## Fleckfieber
*Kapitel 25*

Eine Beschreibung der verschiedenen Typen dieser Erkrankung und der jeweiligen Übertragungsformen siehe Kapitel 25. Für die Vorbeugung gegen verschiedene Fleckfieberarten bei stark gefährdeten Personen wurden Impfstoffe entwickelt. Diese sind möglicherweise schwierig zu beschaffen und teilweise auch nicht mehr erhältlich. Für das Tsutsugamushi-Fieber (Milbenfleckfieber) wurde bisher noch kein wirksamer Impfstoff entwickelt; das schulmedizinische Verfahren besteht unter anderem in der prophylaktischen Gabe von Antibiotika.

Homöopathisch kommt die Verwendung spezieller Nosoden in Frage, wie zum Beispiel *Tsutsugamushi Nosode C 30 einmal wöchentlich.*

## Bilharziose
*Siehe Kapitel 21*

## Lyme-Arthritis
*Siehe Kapitel 14*

## Dengue       *Kapitel 24*

Es wurde ein wirksamer Impfstoff gegen diese von Moskitos übertragene Erkrankung entwickelt, der jedoch nicht im Handel ist.
Homöopathisch kommt *Dengue Nosode C 30 einmal wöchentlich* in Betracht.

Wenn es sich ergibt, daß wöchentlich mehrere homöopathische vorbeugende Mittel genommen werden müssen, ist es vorteilhaft, diese, soweit möglich, in Form einer Mischung einzunehmen, die ein homöopathischer Apotheker speziell zubereitet. Versuchen Sie, Ihre vorbeugenden Mittel an einem festen Wochentag zu einem festen Zeitpunkt einzunehmen (zum Beispiel zehn Minuten vor dem Frühstück). Wenn Sie die Einnahme vergessen, das Mittel später einnehmen, nicht auf die Einnahme verzichten. Die vorbeugende Einnahme kann gegebenenfalls auch dann fortgesetzt werden, wenn andere homöopathische oder konventionelle Behandlungen notwendig sind. Beachten

Sie jedoch, daß ein schlechter Allgemeinzustand, mangelnde Hygiene oder Mangelernährung die vorbeugende Wirkung der Mittel beeinträchtigen. Außerdem ist anzunehmen, daß die Verwendung konventioneller Antibiotika sich oft zur Wirkung homöopathischer Mittel antidotisch verhält.

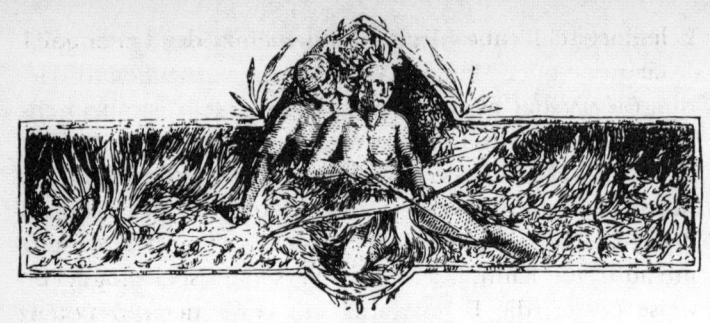

# 4 Die Nerven des Reisenden

Viele Reisen werden durch nervöse Störungen im Zusammenhang mit der Reise verdorben, wie zum Beispiel Ängstlichkeit, Furcht und Schlaflosigkeit. Solche psychologischen Probleme können sich schon vor Antritt der Reise manifestieren. Bei Menschen, die längere Zeit von zu Hause abwesend sind, kann ein Einwanderersyndrom (siehe unten) auftreten, wie ich es genannt habe. Homöopathische Mittel können bei solchen seelischen Beschwerden sehr gut helfen, und zwar ohne die Betäubungswirkungen, die bei schulmedizinischen Tranquilizern und Antidepressiva auftreten.

### Reisefieber: Unsicherheit

Unsicherheit bezüglich der Reise oder des Reiseziels kann begründet oder unbegründet sein. Eine befriedigende Verordnung kann sich am nervlichen Zustand orientieren:

1. geschwätzig, unruhig, mit vielerlei Dingen beschäftigt (das Bild der Überaktivität):
   *Argentum nitricum C 30 4h*

2. lethargisch, unbeweglich, still (das Bild der Unteraktivität):
   *Gelsemium C 30 4h*

In beiden Fällen kann bei Menschen mit einer allgemein nervösen Disposition die dreißigste Potenz zu stark sein, so daß eine vorübergehende Verschlimmerung der Symptome auftreten kann. Bei solchen Personen ist es möglicherweise besser, die Behandlung mit einer tieferen Potenz (zum Beispiel *C 6*) zu beginnen. Umgekehrt ist bei ansonsten ruhigen Menschen, die unter extremer Reiseanspannung leiden, möglicherweise eine höhere Potenz (zum Beispiel *C 200*) nötig, um die Anspannung zu dämpfen. In beiden Fällen ist das anfängliche Dosisintervall wie oben angegeben *(4h)*.

### Reisefieber: Angst

Die obigen Mittel sind wirkungslos, wenn der vorherrschende Gemütszustand Angst ist. Schwere Ängste, böse Ahnungen, Todesfurcht, Panik:
   *1. Aconitum C 30 2h*
   *2. Bach Rescue Remedy 1h*

### Reisefieber: Übererregung

Manche Menschen sind vor einer Reise so aufgeregt, daß sie nicht zur Ruhe kommen können. Sie bieten ein Bild, das dem oben für *Argentum nitricum* beschriebenen (siehe *Unsicherheit*) ähnelt. Sie haben aber keine Angst vor der Reise, sondern freuen sich gerade darauf. In dieser Situation ist ein anderes Mittel angezeigt:
   *Coffea cruda 30 12h*

## Heimweh

1. *Capsicum C 30 12h*
2. *Bach-Honeysuckle 6h*

## Anpassungsschwierigkeiten

Allgemeine Umstellungsschwierigkeiten:
*Bach-Walnut 6h*

## Einwanderersyndrom

Eine Kombination von Heimweh, Umstellungsschwierigkeiten und dem Gefühl der Isolierung, das nach Auswanderung oder langfristiger Abwesenheit von zu Hause auftritt. Versuchen Sie es mit den folgenden beiden Mitteln, die in Kombination gegeben werden:
1. *Bach-Walnut*
2. *Bach-Honeysuckle 6h*

## Empfindlichkeit gegenüber Lärm und Gerüchen

Vor allem bei reizbaren und präzisen Menschen:
*Nux vomica C 30 6h*

## Lärmempfindlichkeit

1. Kann nicht den geringsten Lärm vertragen:
   *Theridion C 30 6h*
2. Kann lauten Lärm nicht vertragen:
   *Borax C 30 6h*

## Empfindlichkeit gegenüber Tabakrauch

Besonders hilfreich in Bars und Cafés:
　　*Ignatia C 30 2h*


## Platzangst

Auch als *Agoraphobie* bezeichnet. In Frage kommt:
　　*Argentum nitricum C 30 6h*

Für Menschen mit einer allgemein nervösen Disposition kann eine tiefere Potenz als C 30 besser geeignet sein (zum Beispiel C 6), da bei höheren Potenzen eine vorübergehende Verschlimmerung der Symptome auftreten kann. (Siehe auch *Klaustrophobie*, S. 54.)


## Ungeduld

Übermäßige Ungeduld und Zorn, wenn man warten muß, oder gegenüber den Fehlern anderer:
　　1. *Bach-Impatiens 6h*
　　2. *Nux vomica C 30 6h*


## Nervöse Erschöpfung

Durch allgemeine Überlastung oder zu viele lange Nächte:
　　1. *Kalium phosphoricum C 6 6h*
　　2. *Panax ginseng C 6 12h*

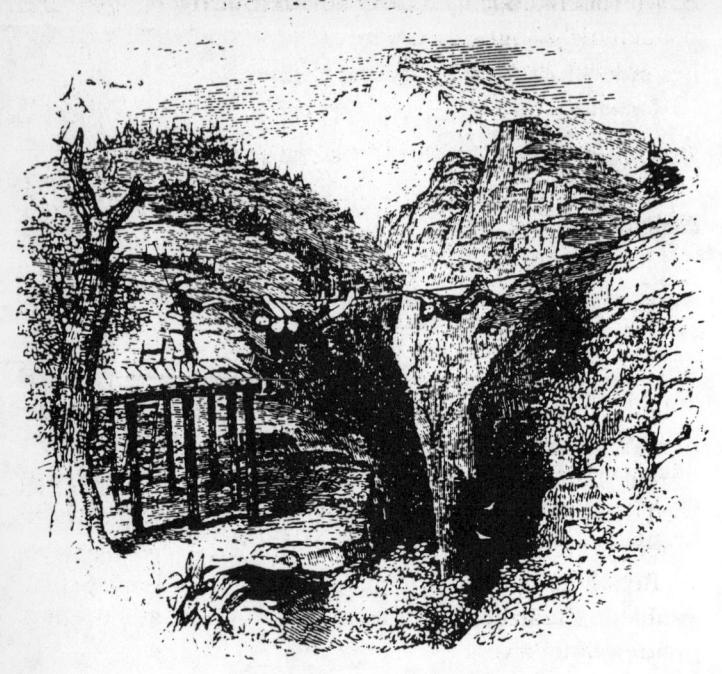

### Aufsässige Kinder

Viele Kinder werden zum großen Kummer ihrer Eltern beim Reisen sehr schwierig. Dies hängt oft damit zusammen, daß ihr normaler Tageslauf gestört ist. In Betracht kommt folgendes:
1. Unruhig, gehässig, zornig, gereizt, quengelig, trotzig, möchte aber genommen oder gestreichelt werden, wodurch sich die Laune bessert:
   *Chamomilla C 30 2h*

2. Wie oben, möchte aber nicht berührt, getragen und auch nicht angeschaut werden:
   *Cina C 30 2h*

## Psychologische Probleme beim Fliegen

*Siehe Kapitel 5*

## Reise-Schlaflosigkeit

Mit der Schlaflosigkeit befasse ich mich in diesem Kapitel zuletzt, weil die homöopathische Behandlung sich nach der Ursache richtet, und die Hauptursachen wurden hier bereits besprochen. Schlaflosigkeit durch Übererregung wird demgemäß anders behandelt als Schlaflosigkeit wegen einer Lärmempfindlichkeit. Die für die Ursache angegebene Behandlung bessert auch das darauf beruhende Schlafproblem. Zusätzlich kann man es jedoch mit den nachfolgenden Mitteln versuchen:

1. Schlaflosigkeit, weil zu viele Gedanken im Kopf umgehen (meist angenehme):
   *Coffea cruda D 200, eine Dosis beim Zubettgehen*
2. Frühes Aufwachen wegen Übermaß im Essen oder Trinken:
   *Nux vomica C 200, eine Dosis beim Zubettgehen*
3. Milde pflanzliche Schlafmittel sind in Apotheken und Drogerien erhältlich und können bei den verschiedensten Ursachen eingenommen werden. Ein typisches Markenpräparat enthält zum Beispiel folgende Drogen:
   *a) Valeriana (Baldrian) Trockenextrakt 160 mg*
   *b) Humulus lupulus (Hopfen) Trockenextrakt 200 mg*
   *c) Passiflora incarnata (Passionsblume) Trockenextrakt 130 mg*

Als Erwachsenendosis ist angegeben *2 Tabletten beim Zubettgehen schlucken.* Während der Schwangerschaft und Stillzeit sollte man diese Mittel meiden.
4. Manche Menschen schlafen auf einem Kissen mit getrocknetem Hopfen *(Humulus lupulus)* besser. Das Aroma des Hopfens erleichtert in weniger schwierigen Fällen der Schlaflosigkeit das Einschlafen.
5. Siehe auch Jet-lag (Kapitel 5).

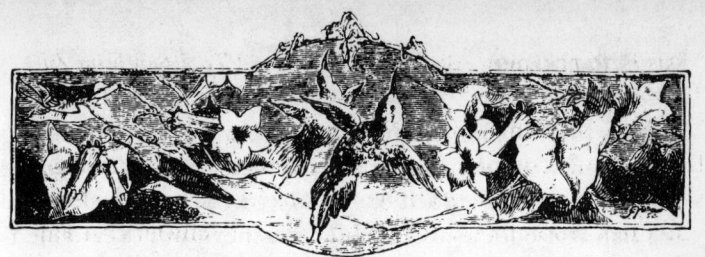

# 5 Probleme beim Fliegen

Die immer häufigere Nutzung des Flugzeugs als Verkehrsmittel führt zu neuen Belastungen für den Reisenden, die mit homöopathischen Mitteln erfolgreich behandelt werden können. Diese Beschwerden können psychischer oder physischer Natur sein.

### Reisefieber

Anspannung, Furcht oder Übererregung: *siehe Kapitel 4*

### Höhenangst

Tritt vor allem in kleineren Flugzeugen auf. Versuchen Sie es mit:
*Argentum nitricum D 30 4h*

### Sinkflugangst

Angst beim Sinken des Flugzeugs vor dem Landen oder beim plötzlichen Absacken in einem Luftloch:
*Borax C 30 4h*

## Klaustrophobie

Angstgefühle beim Eingeschlossensein in einem engen Raum (im allgemeinen Sprachgebrauch auch als *Platzangst* bezeichnet, siehe jedoch S. 49). Sie tritt gelegentlich auch bei Bahnreisenden und Höhlenforschern auf. Versuchen Sie es mit
   *Argentum nitricum C 30 4h*

## Jet-lag

Der schnelle Transport des modernen Reisenden mit Langstreckenflugzeugen über die Zeitzonen der Welt bringt Umstellungsschwierigkeiten mit sich, die unter dem Begriff *Jet-lag* zusammengefaßt werden. Die innere biologische Uhr kann sich nicht schnell genug an die neue Zeit am Zielort anpassen. Dies führt zu Schlafstörungen, Müdigkeit, Konzentrationsschwierigkeiten, Appetit- und Verdauungsstörungen. Unbehandelt braucht man etwa einen Tag für jede Zeitzone bis zur Erholung, wobei die Erfahrung gilt, daß Reisen nach Westen oft besser vertragen werden als nach Osten. Zum Glück kann jedoch die Anpassung der biologischen Uhr auf homöopathischem Wege beschleunigt werden. Nehmen Sie das nachfolgende Mittel *zwei Tage vor bis drei Tage nach dem Flug* ein:
   *Cocculus indicus C 30 12h*
Dieses Mittel erweist sich auch bei allen anderen längeren Reisen als nützlich, bei denen Schlafstörungen auftreten. Wenn es jedoch erst nach dem Flug oder der Reise eingenommen wird, schläft man möglicherweise zu lange.

## Geschwollene Füße (Haltungsödem)

Geschwollene Füße werden durch Bewegungsmangel begünstigt und treten häufiger bei Frauen und vor allem älteren Menschen auf. Es kann durch häufiges Gehen im Korridor des Flugzeugs verringert werden, was jedoch insbesondere in kleineren Flugzeugen nicht ohne weiteres möglich ist. Dasselbe Problem kann auch bei Bus- und Bahnreisen auftreten. Selbst wenn der gelegentliche Spaziergang die Schwellung der Füße nur wenig lindert, beugt man wenigstens der Entwicklung gefährlicher Blutgerinnsel in den tiefer gelegenen Beinvenen (Phlebothrombose) vor, die tödlich enden könnte. Eine gute homöopathische Verordnung zur Vorbeugung gegen Fußschwellungen, die 24 Stunden vor Antritt der Reise begonnen werden sollte, ist:

*Urtica urens Ø 5 Tropfen 6h*

## Ohrenschmerzen und Nebenhöhlenschmerzen (Barotrauma)

Ohrenschmerzen nach dem Sinkflug, auch als *Fliegerotitis* bezeichnet, ist eine sehr häufige Erscheinung. Beim Sinkflug des Flugzeugs steigt der Druck in der Kabine an, wodurch die Luft im Mittelohr zusammengedrückt wird. Wenn die Ohrtube, die das Mittelohr mit dem Rachenraum verbindet, verstopft ist, wird das Trommelfell nach innen gedrückt, was außerordentlich schmerzhaft ist. Eine solche Verstopfung ist bei Katarrhpatienten häufig, wobei dieser Katarrh eine langfristige Beschwerde oder ein akuter Katarrh wie die gewöhnliche Erkältung sein kann. Eine verwandte Erscheinung ist das sogenannte Nebenhöhlen-Barotrauma, das bei verstopften Nebenhöhlen auftreten und zu heftigen Schmerzen im Bereich der Wangen oder oberhalb der Augen führen kann. Diese Form des Barotraumas tritt jedoch seltener auf. Eine nützliche physikalische Technik für beide Formen ist der sogenannte Valsalva-Versuch, bei dem man versucht, Luft in das Mittelohr bzw. die Nebenhöhlen zu pressen:

– Die Nasenflügel mit Daumen und Zeigefinger fest zusammendrücken.
– Tief einatmen und Atem anhalten.
– Die Lippen fest verschließen.
– Kräftig ausatmen, so daß sich die Wangen aufblähen.
– Mehrmals wiederholen.
– Bei einem knackenden Geräusch war die Technik erfolgreich.

Weitere physikalische Verfahren zur Aufblähung der Ohrtube (jedoch nicht der Nebenhöhlen) sind:

– Kiefer von einer Seite zur anderen bewegen.
– Kiefer weit öffnen.
– Schlucken; unterstützend etwas Süßes lutschen.
– Schlucken, während man die Nasenflügel fest zusammendrückt.

Natürlich verringert jede Behandlung des katarrhalischen Zustandes vor der Abreise die Wahrscheinlichkeit eines Barotraumas, und aus diesem Grunde sollte man sich rechtzeitig bei einem Homöopathen oder Akupunkteur in Behandlung begeben. Davon abgesehen ist das nachfolgend angegebene Verfahren in einer Vielzahl von Fällen als kurzfristige vorbeugende Maßnahme gegen Barotrauma bei entsprechend disponierten Menschen hilfreich:

1. Am Tag vor der Abreise morgens eine Dosis Medorrhinum C 200 (oder C 30) einnehmen.
2. Zwölf Stunden später eine weitere Dosis Medorrhinum C 200 (oder C 30).
3. Am Morgen des Reisetages bis zur Landung Borax C 30 6h einnehmen.

Das Mittel *Medorrhinum* soll während der Schwangerschaft und der Stillzeit nur nach Befragen des Arztes bzw. Homöopathen eingenommen werden. In diesem Fall oder wenn das Mittel nicht erhältlich ist, *am Morgen des Tages vor der Abreise mit Borax C 30 6h* beginnen.

Wenn die Reise kürzer als vierzehn Tage dauert, *Medorrhinum* vor dem Rückflug nicht wiederholen. Lediglich *Borax* wie in obigem Absatz beschrieben einnehmen.

## Zahnschmerzen (Aerodontalgie)

Schmerzen in einem Zahn beim Steigflug sind ein seltenes Vorkommnis, können aber ein Hinweis darauf sein, daß der Zahnnerv entzündet ist. Der Schmerz entsteht durch die Ausdehnung von Gasen in der Pulpenhöhle. Der Schmerz läßt bei Sinkflug nach. Gehen Sie nach der Ankunft an Ihrem Zielort sofort zum Zahnarzt. Als Notbehandlung während des Fluges kommt in Frage:

1. *Apis mellifica C 30 1h*
2. *Coffea cruda C 30 1h*

Außerdem helfen kaltes oder Eiswasser im Mund, das zu einer Zusammenziehung des Gases führt.

## Flatulenz (Blähungen)

Beim Steigflug eines modernen Flugzeugs mit Druckkabine sinkt der Druck im Inneren von etwa 760 mmHg auf 600 mmHg. Dieser Druckabfall führt zu einer Ausdehnung der Gase in den Eingeweiden des Passagiers, wodurch Blähungen und Unwohlsein auftreten können. Der Zustand wird verschärft durch beengende Kleider und Gürtel/Gurte, den Genuß treibender Speisen wie Grüngemüse und Bohnen sowie von Alkohol und kohlensäurehaltigen Getränken. Für das Wohlbefinden ist es daher wichtig, sich in geeigneter Weise zu kleiden und auf die Art der festen und flüssigen Nahrung zu achten. Darüber hinaus können zur Besserung des Wohlbefindens homöopathische Mittel eingesetzt werden:

1. Bei Blähungen im Oberbauch:
   *Carbo vegetabilis C 30 2h*
2. Bei Blähungen im Unterleib:
   *Lycopodium C 6 2h*
3. Bei Blähungen im gesamten Bauchraum:
   *Cinchona officinalis C 30 2h*

## Weitere Gefahren bei niedrigem Kabinendruck

Nach bestimmten chirurgischen Eingriffen können durch den bereits oben besprochenen niedrigen Kabinendruck Probleme auftreten. Patienten mit Bauch-, Brust-, Schädel- oder Ohroperationen, in letzter Zeit aufgetretenen Eingeweideblutungen, Lungenkollaps, Schädelbrüchen und Gipsverbänden sollten vor dem Flug mit ihrem Arzt sprechen. Der Gipsverband, ein vertrauter Anblick bei Rückflügen von Skiorten, enthält eingeschlossene Luft. Durch den sinkenden Druck beim Steigflug dehnt sich diese Luft aus, wodurch die Gliedmaßen zusammengedrückt werden und der Blutstrom behindert werden kann. Bei Langstreckenflügen kann es notwendig sein, den Gipsverband abzunehmen. Passagiere mit Brüchen sollten ein Bruchband tragen, insbesondere bei Flügen in Flugzeugen ohne Druckkabine.

## Hypoxie (Sauerstoffmangel)

Durch den niedrigeren Druck bei Flügen in großen Höhen, auch in den heutigen Flugzeugen mit Druckkabinen, sinkt der Sauerstoffpartialdruck. Dies führt zu einer Verringerung des im Blut vorhandenen Sauerstoffs. Die meisten Reisenden bemerken hiervon nichts. Hypoxie-Symptome können jedoch bei starken Rauchern, nach übermäßigem Alkoholgenuß, bei übermüdeten Passagieren und Menschen mit Erkältungen auftreten. Diese Symptome, die schleichend einsetzen, ähneln einer Alkoholvergiftung. Es treten Verwirrung, Desorientierung, Unrast und Persönlichkeitsveränderungen auf, und es kommt zu einer Blauverfärbung der Lippen, Nagelbetten und Ohrläppchen. In solchen Fällen ist Sauerstoff zu verabreichen. Besonders gefährdet sind Passagiere mit bestimmten schweren Erkrankungen. Hierzu gehören Atemwegserkrankungen (wie zum Beispiel chronische Bronchitis und Emphysem), Herzkrankheiten (wie zum Beispiel Angina), Anämie (Hämoglobin unter 9 g/dl) und Durchblutungsstörungen im Gehirn (wie zum Beispiel bei Schlaganfallpatienten). Bei solchen Patienten treten möglicherweise nicht nur die obengenannten Hypoxie-Symptome auf, sondern auch eine Verschlimmerung des bisherigen Zustandes. Beim Bronchitiskranken treten eventuell vermehrte Atemnot auf, beim Anginaleidenden Schmerzen in der Brust. In diesem Fall kann die Verabreichung von Sauerstoff notwendig sein, der ja im Flugzeug ohne weiteres verfügbar ist. Bei epileptischen Reisenden ist gegebenenfalls eine zusätzliche Medikation für den Flug erforderlich, damit keine hypoxiebedingten Anfälle auftreten. Alle diese Risikogruppen sollten von Flügen über 2000 Metern in Flugzeugen ohne Druckkabine absehen und auf jeden Fall vor dem Flug mit ihrem Arzt sprechen.

### Dehydratation

Die Luft in modernen Flugzeugen ist außerordentlich trocken. Wie schon oben gesagt wurde, wäre es das schlechteste, alkoholische und kohlensäurehaltige Getränke in sich hineinzustürzen. Halten Sie sich an Obstsäfte, stilles Wasser und Tee. Vorsicht, wenn Sie Kontaktlinsen tragen! Kontaktlinsen trocknen beim Fliegen sehr schnell aus. Eine zusätzliche Gefährdung bildet das Insektizid-Spray. Schließen Sie die Augen, wenn das Bordpersonal sprüht, damit keine Tröpfchen auf Ihre Kontaktlinsen gelangen und zu einer Augenreizung führen.

### Luftkrankheit

Da die heutigen Flugzeuge in der Regel oberhalb der unangenehmsten Turbulenzen fliegen, ist die Reisekrankheit für die meisten Passagiere kein Thema. Personen, die für diese Erkrankung besonders anfällig sind, können in Kapitel 6 nachschlagen.

## Schwangerschaft und Fliegen

*Siehe Kapitel 8*

## Herzschrittmacher

Personen, die einen Herzschrittmacher tragen, sollten bei den elektronischen Schleusen in nichtwestlichen Ländern vorsichtig sein. Man sollte mit dem betreffenden Sicherheitspersonal sprechen, das dann statt dessen eine persönliche körperliche Überprüfung durchführen wird.

## Kreuzbeschwerden

Längerdauernde Unbeweglichkeit beim Flug kann zur Entwicklung oder Verschlimmerung von Hexenschuß oder Ischias führen:
*Siehe Kapitel 7*

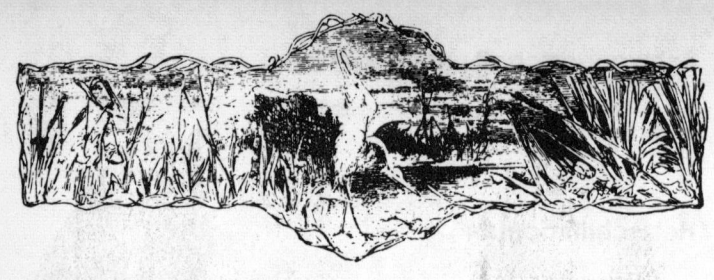

# 6 Reisekrankheit

Bei den Reisekrankheiten, auch als *Kinetosen* bezeichnet, handelt es sich um akute Gesundheitsstörungen auf Reisen. Symptome sind Blässe, Schwindel, Schweißausbruch, Leibschmerzen, Speichelfluß, Übelkeit und schließlich Erbrechen. Diese Störung ist bei Kindern sehr häufig, jedoch verliert sich das zum Glück. Reisen in Autos und auf Schiffen vertragen Kinder am wenigsten. Bei den heutigen Passagierflugzeugen gibt es selten Probleme (siehe *Luftkrankheit*, Kapitel 5). Am sichersten sind Fahrräder.

Neben der Bewegung spielen noch verschiedene optische und psychologische Faktoren eine Rolle. Auf alle Fälle sind vor und während der Reise schwere oder fette Mahlzeiten zu vermeiden. Außer der Übelkeit und der Unpäßlichkeit ist diese Erkrankung allerdings selten mit schwerwiegenden Symptomen verbunden. Lediglich bei Diabetikern, die auf Insulinzufuhr angewiesen sind, kann dies problematisch sein, wenn der Blutzuckerspiegel sinkt (Hypoglykämie). Weiterhin kann ständiges Erbrechen in den ersten Schwangerschaftswochen bei Frauen, die zu Fehlgeburten neigen, dem Fetus schaden. Bei Patienten mit Magengeschwüren kann es zu Magenblutungen kommen. Anhaltendes Erbrechen führt bei allen Patienten schließlich zu ei-

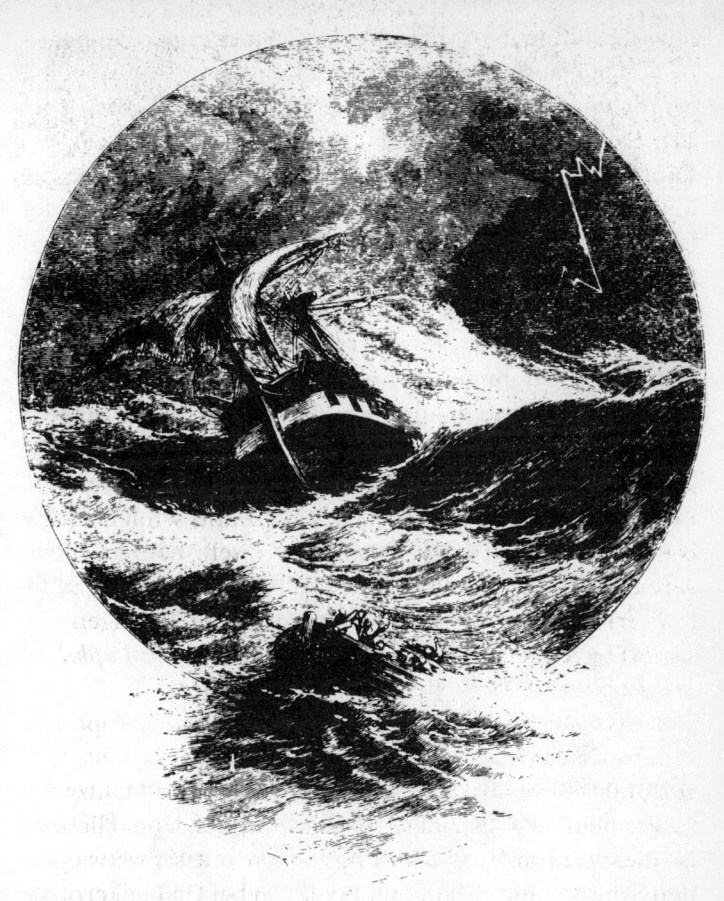

ner Austrocknung, und die orale Flüssigkeitsaufnahme ist so lange zwecklos, wie das Erbrechen anhält. Konventionell könnten Antihistamine zur Vorbeugung oder Behandlung dieser Beschwerde eingesetzt werden, die jedoch vielfach Nebenwirkungen wie Schwindel und trockenen Mund haben, und Arzneimittel während der Schwangerschaft sind möglichst immer zu vermeiden. Hinzu kommt, daß bei einer einmal ausgebrochenen Reisekrankheit Antihistamine erbrochen werden und daher nicht resorbiert werden können.

Zum Glück gibt es jedoch homöopathische Mittel, die vielen Menschen helfen, die unter Reisekrankheit leiden oder hierfür disponiert sind, ohne das Schwindelgefühl und den trockenen Mund hervorzurufen, wie er bei schulmedizinischen Mitteln auftritt:

1. Die nachfolgende Verordnung wird am besten vorbeugend eingenommen, kann aber auch zur Behandlung einer bereits bestehenden Reisekrankheit eingesetzt werden. Die beste Wirkung erzielt man, wenn man die Behandlung vor längeren Reisen *zwei Tage vor Reisebeginn* aufnimmt. Bei Kurzreisen wie zum Beispiel Tagesausflügen sollte die erste Dosis *spätestens eine Stunde vor Abreise* eingenommen werden. Die folgende Verordnung ist eine Mischung aus drei homöopathischen Mitteln:

    *a) Cocculus indicus C 30*
    *b) Petroleum C 6*
    *c) Tabacum C 6 6h*

Wenn das Mittel in einer üblichen Form, das heißt als Tablette, Pille oder Streukügelchen geliefert und zur Behandlung einer bestehenden Reisekrankheit eingesetzt wird, sollte der Kranke das Mittel möglichst zwischen den Zähnen zermahlen, um eine schnelle orale Aufnahme zu bewirken. Alternativ kann das Mittel vor der Verabreichung zu einem feinen Pulver zerrieben werden.

2. Wenn die obige Mischung nicht erhältlich ist, hilft das folgende Einzelmittel in vielen Fällen und sollte in ähnlicher Form eingenommen werden:

    *Cocculus indicus C 30 6h*

3. Als Alternative kann das nachfolgend genannte Mittel zur Vorbeugung und Behandlung eingesetzt werden. Es ist sehr sicher, hochwirksam und wirkt bemerkenswert schnell. Unabhängig von der Dauer oder der Art der beabsichtigten Reise kann eine Dosis, die noch Minuten vor der Abreise eingenommen wurde, einen äußerst wirksamen Schutz gegen Reisekrankheit verleihen. Nachteile sind der unangenehme Geschmack (für manche Menschen); es brennt beim Schlucken, und man braucht sauberes Wasser zum Verdünnen. Trotzdem ist es sehr zu empfehlen:

*Zingiber Ø 5–10 Tropfen 2h*

Für eine bestmögliche Wirkung ist es wichtig, die Tropfen nicht zu stark zu verdünnen. Für die genannte Dosis genügt etwa *ein Teelöffel (5 ml)* Wasser.

Für kleine Kinder (siehe Kapitel 2) die Zahl der verabreichten Tropfen und entsprechend die verwendete Wassermenge verringern.

Wenn der Reisende einen Anfall von Reisekrankheit unter Kontrolle gebracht hat, muß sein Flüssigkeitshaushalt langsam wieder ergänzt werden. Nur schluckweise Wasser trinken – keine großen Gläser voll!

## Skikrankheit

Bei Skifahrern kann beim Befahren von unebenem Gelände oder Buckelpisten unter schlechten Sichtbedingungen durch Schnee oder Nebel etwas Ähnliches wie Reisekrankheit auftreten. Man kann dem vorbeugen, indem man eine der oben beschriebenen Maßnahmen bei gewöhnlicher Reisekrankheit ergreift. Zusätzlich kann mit einiger Aussicht auf Erfolg das Mittel *Borax C 30* in Kombination mit einer der obigen Verordnungen und mit derselben Häufigkeit eingenommen werden. Wenn *Borax C 30* in Kombination mit *Zingiber Ø* verwendet wird, muß ersteres zehn Minuten vor letzterem eingenommen werden.

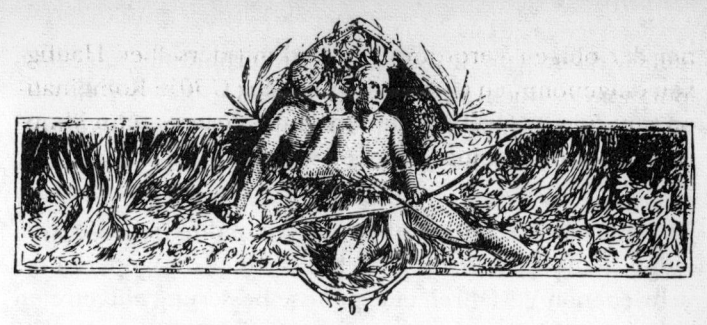

# 7 Die Wirbelsäule des Reisenden

Wirbelsäulenprobleme beim Reisen, im Urlaub und bei beruflichen Auslandseinsätzen sind relativ häufig. Oft handelt es sich nur um eine Verschlimmerung einer bereits bestehenden Wirbelsäulenbeschwerde. Schließlich ist der Rücken einer der am meisten vernachlässigten Teile des menschlichen Körpers. Zähne, Augen und Blutdruck werden vielfach sehr regelmäßig kontrolliert, beim Auto wird kein Inspektionstermin übersehen, während der Rücken unbeachtet bleibt, bis er seinen Dienst versagt. Im Urlaub dürfte aber der Zusammenbruch einer Wirbelsäule wohl unangenehmer sein als der Zusammenbruch Ihres Autos. Daraus folgt, daß Personen mit bestehenden Rücken- oder Nackenbeschwerden *vor der Reise* zu einem Orthopäden oder Chiropraktiker gehen sollten. Wenn solche Beschwerden erst während der Reise auftreten, erweisen sich homöopathische Mittel bei der Linderung von Schmerzen, Muskelkrämpfen, Entzündungen und Steifigkeit als hilfreich. Es muß jedoch betont werden, daß sie alleine keine vollständige Heilung bewirken können und daß man sich bei einem Orthopäden oder Chiropraktiker in Behandlung begeben muß, wobei die Mittel ergänzende Wirkung haben. Akupunktur kann bei der Behandlung solcher Fälle sehr wirksam sein, insbesondere in Verbindung mit Manipulationen, doch muß man sicher sein, daß der Behandelnde insbesondere in Entwicklungsländern nur einwandfrei sterilisierte Nadeln benutzt. Wenn hieran Zweifel bestehen, ist es besser, zu leiden, als sich möglicherweise eine Hepatitis B oder Aids zuzuziehen. Wenn durch die Verwendung homöopathischer Mittel oder eines der anderen beschriebenen Verfahren eine gewisse Besserung eingetreten ist, muß man darauf achten, daß *vorsichtiges Bewegen* in aller Regel besser ist als absolute Ruhe.

## Hexenschuß (Lumbago)

Hiermit bezeichnet man allgemein Rückenschmerzen, die von einem Muskel oder von der Wirbelsäule ausgehen. Es können ein Krampf der Rückenmuskulatur mit oder ohne Quetschung, eine Zerrung (Zerreißung von Muskelfasern) an Muskeln oder Bändern, kleinere, aber schmerzhafte Verschiebungen der Wirbelgelenke, Druck auf Rückenmarksnerven oder eine Entzündung vorliegen. Bei einem Bandscheibenvorfall ist die puffernde Scheibe zwischen zwei Wirbeln degeneriert, und das Scheibenmaterial drückt auf die Rückenmarksnerven, was äußerst schmerzhaft ist. Umgekehrt sind große Schmerzen kein sicheres Zeichen für einen Bandscheibenvorfall, und die meisten Fälle von Hexenschuß haben weniger schwerwiegende Ursachen. Die homöopathische Behandlung richtet sich zum Teil nach den im folgenden beschriebenen Umständen, unter denen dieser Zustand eintrat, hauptsächlich jedoch nach den spezifischen Symptomen.

## Steifer Rücken

Bewegungsmangel auf Reisen ist eine häufige Ursache von Hexenschuß. Flugreisen, lange Autofahrten und Busreisen sind in diesem Zusammenhang besonders gefürchtet. In gewissem Sinne erweist sich hier die Bequemlichkeit des modernen Reisens als Nachteil. Auf die Wirbelsäule des unbeweglichen Passagiers wird sehr wenig Bewegungsenergie des Fahrzeugs übertragen, während ein gewisses Maß an passiver Bewegung der Wirbelgelenke Beschwerden vorbeugen kann. Eine Rolle spielen auch eine falsche Sitzhaltung durch fehlende Unterstützung des Kreuzbereichs an der Basis der Wirbelsäule und beengte Beinfreiheit. Regelmäßige »Ausflüge« auf den Korridor des Flugzeugs oder Busses oder häufige Rastpausen an der Straße könnten den Problemen weitgehend vorbeugen, doch ist dies nicht immer ohne weiteres möglich.

Mangels aktiver und passiver Betätigung kann der Rücken des Passagiers immer steifer und schmerzhafter werden. Wenn sich der Rücken steif anfühlt, wenn die Schmerzen bei beginnender Bewegung schlimmer und bei fortgesetzter Bewegung besser sind, was im allgemeinen bei Hexenschuß aufgrund von Bewegungsmangel der Fall ist, kommt das nachfolgende Mittel in Frage. Es hilft überhaupt in vielen Fällen von Hexenschuß, unabhängig von der Ursache, wenn der Patient mit fortgesetzter Bewegung wieder lockerer wird:

  1. *Rhus toxicodendron C 30 6h*
  (Hier ist die 30. Potenz oft erheblich wirksamer als die 6., die man häufiger einnimmt.)

Das vorgenannte Mittel ist zwar in aller Regel sehr wirksam, versagt jedoch möglicherweise bei Reisenden mit einer länger bestehenden Rückenschwäche oder wiederkehrendem

Hexenschuß. In diesen Fällen sowie dann, wenn die Rückenschmerzen bei beginnender Bewegung schlimmer und bei fortgesetzter Bewegung besser werden, kommt das nachfolgende Mittel in Betracht:

2. *Calcarea fluorica C 6 6h*

(Gelegentlich verursachten Potenzen höher als C 6 eine vorübergehende Verschlechterung.)

### Geprellter Rücken

Betrachten wir eine andere Reisesituation. Der Passagier ist an seinen Sitz gefesselt, doch treten bei der Reise heftige Stöße auf. Off-road-Fahrten, unbefestigte Pisten, straffe Federung, harte Sitze oder rauhe See können hierfür die Ursache sein. Während, wie ich gesagt habe, ein gewisses Maß an passiver Bewegung der Wirbelsäule wünschenswert ist, haben im Übermaß einwirkende Kräfte verheerende Wirkung. Der Rücken fühlt sich in diesem Fall wegen des Wirbelsäulentraumas geprellt, nicht steif an. Wenn man jedoch seinen Sitz verläßt und gymnastische Übungen macht, bessert sich dies. Wenn sich der Rücken geprellt anfühlt und sich bei fortgesetzter Bewegung bessert, was bei Hexenschuß aufgrund holpriger Straßen usw. der Fall ist, ist das nachfolgende Mittel indiziert. Es kann auch bei anderweitig bedingtem Hexenschuß eingesetzt werden, sofern diese charakteristischen Symptome vorhanden sind, zum Beispiel bei »Campingrückenschmerzen«, die vom Schlafen auf hartem Boden herrühren und ganz ähnliche Merkmale haben:

*Bellis perennis C 30 6h*

## Gezerrter Rücken

Heben und Tragen schwerer Koffer, Rucksäcke oder Einkaufstaschen und ungewohnte Anstrengung wie zum Beispiel bei Tennis, Golf und Gärtnern sind häufige Ursachen dieses Problems. Wenn es nur schwach bis mäßig ausgeprägt ist, je nach den Symptomen aus den folgenden Mitteln wählen:

1. Der Rücken fühlt sich *steif und schmerzhaft* an, lockert sich aber mit fortgesetzter Bewegung:
   *Rhus toxicodendron C 30 6h*
   (Potenzen unter C 30 sind möglicherweise weit weniger wirksam.)
2. Symptome wie bei 1, wobei jedoch die Rückenbeschwerden schon sehr lange bestehen, oder wenn das obige Mittel nicht hilft:
   *Calcarea fluorica C 6 6h*
   Potenzen über C 6 können dabei zu einer vorübergehenden Verschlimmerung führen.)
3. Der Rücken fühlt sich geprellt an, lockert sich aber mit fortgesetzter Bewegung. Besonders hilfreich bei der Vorbeugung und Behandlung von Gärtnerrückenschmerzen, vor allem bei älteren Menschen:
   *Bellis perennis C 30 6h*
4. Der Rücken fühlt sich geprellt an, wobei fortgesetzte Bewegung Verschlimmerung hervorruft. Besonders hilfreich zur Linderung der Muskelschmerzen bei intensiver sportlicher Betätigung, und zwar nicht nur im Bereich des Rückens, sondern allgemein. Kann auch vorbeugend vor dem Sport eingesetzt werden:
   *Arnica C 30 6h*

### Schwere Rückenschmerzen

Schwerer Hexenschuß entsteht meist durch falsches Heben eines schweren Gegenstandes wie eines Koffers. Beim Heben schwerer Gegenstände muß der Rücken gerade und die Knie müssen gebeugt sein. Man nimmt den Gegenstand fest und so in die Hände, daß das Gewicht gleichmäßig auf beide Hände verteilt ist. Jede andere Vorgehensweise kann überaus schmerzhafte Folgen haben. Es können Muskeln oder Bänder schwer gezerrt werden, es können sich Wirbel verschieben und Bandscheiben aus ihrer Lage gedrückt werden. Bei schweren Hexenschußsymptomen können die obengenannten Mittel unzureichend sein.
Statt dessen folgendes versuchen:

1. Heftige Rückenschmerzen, wobei die geringste Bewegung unerträglich schmerzhaft ist, kalter Schweiß ausbricht und man das Gefühl hat, es nicht mehr aushalten zu können:
   *Antimonium tartaricum C 6 6h*
2. Falls das Mittel nicht hilft oder nicht verfügbar ist, folgendes versuchen:
   *Bryonia C 30 6h*


### Ischias

Mit diesem Begriff bezeichnet man Schmerzen aufgrund von Druck auf den Ischiasnerv, die über den Oberschenkel und das Bein in den Fuß ausstrahlen. Der Schmerz kann leicht sein, ist aber in der Regel recht erheblich. Es kann auch ein Zusammenhang mit einer Wirbelverschiebung, einem Bandscheibenvorfall oder einer degenerativen Wirbelsäulenarthritis bestehen. Vielfach entsteht dieser Zustand durch falsches Heben schwerer Gegenstände. Er kann auch durch Unbeweglichkeit während der Reise hervorgerufen werden.

Hierfür kommen die folgenden Mittel in Betracht:

1. Bei vielen linksseitigen Fällen:
    *Colocynthis C 30 2h*
2. Bei vielen rechtsseitigen Fällen:
    *Magnesium phosphoricum C 30 2h*
3. In Fällen, die durch längere Unbeweglichkeit auf der Reise bedingt sind, wenn Sitzen das Problem verschlimmert und gebeugtes Gehen Besserung bringt:
    *Ammonium muriaticum C 6 2h*
4. Oft beim älteren Menschen indiziert:
    *Arsenicum album C 6 6h*

## Schiefhals (Torticollis)

Hiermit bezeichnet man einen Krampf der Halsmuskulatur, der sehr schmerzhaft ist und wobei der Kopf auf eine Seite gezogen wird. Bei Erwachsenen kann dieser Zustand durch einseitigen kalten Zug (zum Beispiel von einem geöffneten Autofenster) auftreten; häufiger ist jedoch die Ursache eine Verschiebung der Brustwirbel, das heißt kleinere Verschiebungen der Wirbelgelenke *unterhalb* des Halses. In einigen Fällen kann der Schmerz in die Schulter bis zum Arm ausstrahlen, so daß er für einen Tennisarm gehalten werden könnte, und sich bis zur Hand fortsetzen. Die häufigsten Ursachen für eine Verschiebung der Brustwirbel sind: lange Autofahrten, ruppige Fahrweise, Ballspiele,

Segeln, falsches Heben und weiche Betten. Es kommen die folgenden Mittel in Betracht:

1. steifer Hals aufgrund von Zug:
    *Aconitum C 30 4h*
2. in vielen anderen Fällen:
    *Lachnantes C 30 4h*

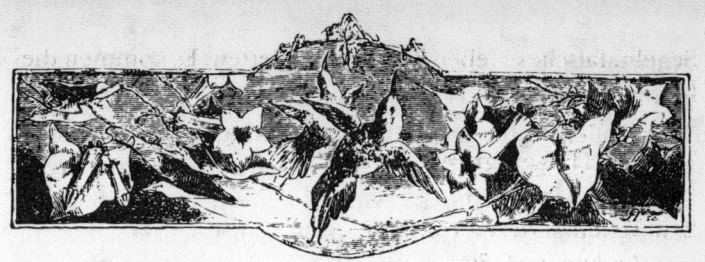

# 8 Für weibliche Reisende

In diesem Kapitel werden neben anderen Themen insbesondere die Sicherheit natürlicher Arzneimittel während der Schwangerschaft und Stillzeit behandelt.

## Schwangerschaft

### Schutzimpfungen

Konventionelle Impfverfahren, bei denen vermehrungsfähige Erreger oder Erreger verwendet werden, die hohes Fieber auslösen können, sind während der Schwangerschaft zu meiden. Hierzu zählen Impfungen gegen Polio (orale Gabe), Gelbfieber, Diphtherie, Typhus und Cholera. Bestimmte Mittel gegen Malaria sollten ebenfalls nicht gegeben werden. Es gibt homöopathische Alternativen, die während der Schwangerschaft absolut sicher sind, doch ist die statistische Wirksamkeit noch nicht bestätigt. Siehe hierzu Kapitel 3.

## Flugreisen

Die großen Luftfahrtgesellschaften erlauben in der Regel Flugreisen bis zur 27. Schwangerschaftswoche ohne ärztliches Attest, nach der 27. Woche mit einer ärztlichen Bescheinigung der Reisefähigkeit, jedoch höchstens bis zur 35. Woche. Allerdings sollten Schwangere grundsätzlich vor einem Flug den Arzt konsultieren. Der günstigste Zeitraum für Reisen mit jeglichem Transportmittel ist die 8. bis 24. Woche. Längere Unbeweglichkeit während eines Fluges oder überhaupt bei jeder Reise erhöht das Risiko einer Anschwellung der Knöchel und insbesondere der Bildung gefährlicher Gerinnsel in den tiefen Beinvenen. Für Schwangere ist es daher außerordentlich wichtig, daß sie gelegentlich ihren Sitz verlassen, um die Beine zu bewegen. Beengende Kleidung ist zu vermeiden. Schwangere mit den folgenden Beschwerden sollten nicht fliegen: Anämie (Hämoglobin unter 8,5 g/dl), hoher Blutdruck, bereits aufgetretene vaginale Blutungen, tiefliegende Plazenta und Sichelzellenanämie.

## Andere Reisearten

In den ersten 16 und den letzten 4 Wochen der Schwangerschaft sind Reisen, bei denen Stöße und Erschütterungen auftreten können, zu vermeiden. Dies gilt ebenfalls für Frauen mit einer tiefliegenden Plazenta oder bei denen bereits vaginale Blutungen aufgetreten sind. Morgendliches Erbrechen kann durch rauhe See verschärft werden. Mangel an Zink oder Vitamin B kann bei der Schwangeren das Risiko der Reisekrankheit erhöhen. Schwangere mit Sichelzellenanämie sollten hochgelegene Gegenden meiden.

## Anämie

Bei einer bestehenden Anämie sind Flugreisen, auch in Flugzeugen mit Druckkabinen, oder Reisen in hochgelegene Gegenden zu vermeiden. Die Hauptsymptome für eine Anämie sind Müdigkeit, Blässe und Atemnot. Patientinnen, die Eisenpräparate einnehmen, sollten gleichzeitig ausreichend Vitamin C in Form von Tabletten oder Obst einnehmen, um die Eisenresorption zu verbessern. Eisenpräparate sind von Kindern fernzuhalten, für die sie hochgiftig sein können. Der Bedarf an Folsäure ist in der Schwangerschaft erhöht, und ein Mangel kann nicht nur zur Entstehung einer Anämie führen, sondern auch das Risiko einer tropischen Sprue (siehe Ende dieses Kapitels) erhöhen.

## Ernährung und körperliche Betätigung

Achten Sie auf angemessene Ernährung, und meiden Sie übermäßige Anstrengungen (vor allem in heißem Klima), Entwässerung, Salzmangel, Alkohol und Tabak. Eine schwere Dehydratation kann eine Fehlgeburt auslösen.

## Sichere homöopathische Verordnungen

Von seltenen Ausnahmen abgesehen (auf die im Text hingewiesen wird), sind alle in diesem Handbuch erwähnten homöopathischen Mittel im Potenzbereich *C 6* bis *C 30* bzw. *D 12* bis *D 30* in jedem Stadium der Schwangerschaft als sicher zu betrachten, sofern sie sofort abgesetzt werden, wenn eine homöopathische Erstverschlimmerung auftritt (siehe Kapitel 1). Dies ist allerdings ein sehr seltener Fall. Eine solche Erstverschlimmerung ist harmlos, wenn das Mittel abgesetzt wird; die Gabe einiger Tassen Kaffee beschleunigt die Beseitigung der unerwünschten Wirkungen.

## Arzneiliche Stoffe, die mit Vorsicht zu verwenden sind

Während neben den obengenannten Mitteln viele arzneiliche Stoffe in der Schwangerschaft völlig sicher sind, gibt es auch eine große Zahl gefährlicher Substanzen. Innerlich dürfen daher ohne ärztlichen Rat, vorzugsweise seitens eines homöopathischen Arztes oder Heilpraktikers, die nachfolgenden arzneilichen Substanzen nicht eingenommen werden:

– in diesem Buch nicht erwähnte homöopathische Mittel,
– homöopathische Mittel in tieferen Potenzen als *D 6, C 6, 6 CH, 12 x* oder *D 12,*
– homöopathische Mittel in Potenzen über *C 30, 30c, 30CH, 30x* oder D 30,
– homöopathische Urtinkturen (bezeichnet mit *MT, TM, Ø* oder *Tinctura*),
– pflanzliche Mittel,
– Vitamine,
– Minerale und
– allopathische Mittel.

## Fehlgeburt (spontaner Abort)

Wenn eine Fehlgeburt droht, was sich in einer vaginalen Blutung in den ersten Schwangerschaftswochen äußert, le-

gen Sie sich hin, rufen Sie einen Arzt (soweit erreichbar), und nehmen Sie folgendes ein:
1. *Viburnum opulus C 30 6h*
2. *Arnica C 30 4h*

## Toxoplasmose

Hierbei handelt es sich um eine parasitäre Erkrankung, die durch den Genuß von mit Katzenkot verunreinigten Speisen entsteht. Beim Erwachsenen verursacht sie eine fiebrige Erkrankung mit Drüsenschwellung; während der Schwangerschaft kann die Übertragung auf den Fetus schwere Mißbildungen oder eine Fehlgeburt zur Folge haben. Eine Hauptinfektionsquelle ist nicht durchgegartes Fleisch, das man meiden sollte. In Hongkong zum Beispiel wird Huhn nicht selten halbroh serviert! Rohmilchprodukte und Fleischpasteten sind ebenfalls zu meiden, da eine Verschmutzung mit Listeria-Bakterien zu einer Fehlgeburt führen kann.

## Sterilisierung von Wasser

Wasser-Sterilisierungsverfahren mit Jod (siehe Kapitel 10) sind während der Schwangerschaft und der Stillzeit nicht zu empfehlen.

# Stillen

## Ernährung

Auf eine richtige Ernährung ist unbedingt zu achten. Die Aufnahme von *Bierhefe* und *Seetangtabletten (jeweils 4 Stück täglich)* ist zu empfehlen. Diese Ergänzungsmittel können auch während der Schwangerschaft gefahrlos verwendet werden. Bierhefe verursacht gelegentlich Verdauungsbeschwerden, Seetang leichte Durchfallerscheinungen. Große körperliche Anstrengungen in heißem Klima können zu einer Austrocknung und Erschöpfung der Salzvorräte führen und sind zu unterlassen. Alkohol ist zu meiden.

## Sicherheit von Arzneimitteln

Die obengenannten Regeln bezüglich der Sicherheit von arzneilichen Stoffen gelten auch für die Stillzeit. Es sind jedoch zwei weitere Punkte zu beachten:

1. Die Wirkung der meisten homöopathischen Mittel geht in die Muttermilch über. Es ist daher möglich, ein kränkliches Kind dadurch zu behandeln, daß man der Mutter die entsprechende Dosis des für das Kind angezeigten Mittels verabreicht. Andererseits wird das Kind nur selten von einem Mittel beeinflußt, das für die Mutter indiziert ist. Man braucht daher das Stillen nicht abzubrechen, wenn die Mutter homöopathisch behandelt werden muß. In den seltenen Fällen, in denen das Kind durch homöopathische Wirkungen der Muttermilch beeinflußt wird, handelt es sich in aller Regel um geringfügige Beein-

trächtigungen (zum Beispiel Ungenauigkeit der Bewegungen, übermäßiges Weinen, geringfügige Hautausschläge). Wenn das Kind in irgendeiner Weise während der Behandlung der Mutter nachteilig beeinflußt wird, kann man auf ein Alternativmittel übergehen – wiewohl eine andere Ursache für den Kummer des Kindes viel wahrscheinlicher ist und immer geprüft werden sollte.
2. In seltenen Fällen können homöopathische Mittel, die zu einem anderen Zweck gegeben werden, Veränderungen in der Bildung der Muttermilch verursachen, und zwar im positiven wie im negativen Sinne. Hier sind insbesondere die Mittel *Pulsatilla* und *Urtica urens* bei innerer Einnahme zu nennen. Sie sollen daher nicht während des Stillens gegeben werden, sofern die Patientin nicht Veränderungen in der Bildung von Muttermilch in Kauf nehmen will oder möglicherweise sogar wünscht (siehe oben).

### Vorteile des Stillens

Die Sterilisierung von Flaschen und die Verfügbarkeit hygienisch einwandfreier Milch können in abgelegenen Gebieten oder in der sogenannten Dritten Welt problematisch sein, insbesondere in heißen Klimazonen. Stillen ist die vernünftige Alternative, um so mehr, als es grundsätzliche Vorteile für Mutter und Kind hat. Dies kann allerdings durch die Bildung eines Brustabszesses oder Schrunden an den Brustwarzen unmöglich werden. Manchmal ist einfach auch der Milchfluß unzureichend. In diesen Fällen können mit sehr gutem Erfolg homöopathische Mittel eingenommen werden.

## Brustabszeß

Merkmale eines Brustabszesses sind starke Schmerzen, Schwellung, Verhärtung und Erwärmung in einem Teilbereich der Brust; Ursache ist eine Infektion. In fortgeschrittenen Fällen muß ein Arzt hinzugezogen werden, und eventuell ist eine Eröffnung und Dränage notwendig. Es empfiehlt sich also eine rechtzeitige Behandlung. In Frage kommen:
 1. *Phytolacca C 30 6h*
 2. *Bryonia C 30 6h*

## Schrunden oder Wundsein der Brustwarzen

1. Äußerlich die folgende Salbe dünn auftragen:
   *Cremor Calendulae (Calendulasalbe) 5 % 3h*
2. Zusätzlich das folgende Mittel oral einnehmen:
   *Castor equi C 6 6h*

## Zuwenig Milch

Eine mögliche Ursache ist Austrocknung, die durch zusätzliche Flüssigkeitsaufnahme behoben werden muß. Wenn dies nicht zutrifft, kann man die Milchbildung anregen durch (siehe auch *Dehydratation*, S. 60):
 1. *Urtica urens C 6 6h*
 2. *Pulsatilla C 6 12h*

## Abstillen

Wenn das Kind zu gegebener Zeit entwöhnt wird, kann dies zu einer unangenehmen Schwellung der Brüste führen. Vorbeugend kann man hierfür folgendes einnehmen:
   *Lac caninum C 200 12h (nur 6 Dosen)*

# Einige wichtige Infektionen

## Candida

Heißes Klima, Austrocknung, mangelnde Hygiene, Nylon-Unterwäsche und enge Hosen erhöhen das Risiko von Hefemykosen im Vaginalbereich. Ernährungsseitig kann eine hohe Aufnahme von raffiniertem Zucker mitursächlich sein. Candida ist eine häufige Komplikation von Antibiotika-Therapien. Merkmal ist ein dicklicher, weißer, juckender, geruchloser Ausfluß mit einer Rötung der Vulva. Die Krankheit kann auf ein Kind übertragen werden, wobei sich im Mund dicke weiße Flecken bilden, die sich nur schwer abschaben lassen. Dies kann von einem schweren Ekzem begleitet sein, das einem Windelausschlag ähnelt. Candida im Mund (Soor) tritt häufig bei Erwachsenen auf, die Antibiotika einnehmen, wo sie sich meist als Wundsein mit weißen Flecken auf einem geröteten Hintergrund darstellt. Bei Candida-Infekten muß der Zuckerverzehr drastisch eingeschränkt werden. In Frage kommt das folgende Mittel:

*Borax C 30 6h*

## Hautwolf (Intertrigo)

Vermehrte Schweißbildung und schlechte Hygiene können in warmem Klima zur Entstehung schwammiger, nässender Entzündungen im Bereich von Hautfalten führen. Hautwolf kann unter den Brüsten, insbesondere bei großen und hängenden Brüsten, zwischen den Gesäßbacken und hinter den Ohren auftreten. Oft liegt eine Pilzinfektion vor. Neben regelmäßigem Waschen ist die in Kapitel 16 genannte Behandlung in Betracht zu ziehen.

## Blasenentzündung (akute Cystitis)

Diese bei Frauen weitaus häufiger als bei Männern auftretende Erkrankung wird durch warmes Klima, Austrocknung und schlechte Hygiene begünstigt. Die Symptome sind brennender oder stechender Schmerz beim Wasserlassen, Harndrang und gelegentlich Blut im Urin. Fieber und starke Schmerzen beim Beklopfen des Rückens im Nierenbereich weisen auf eine schwerwiegende Infektion des Harntrakts hin, die den Gang zum Arzt notwendig macht. Die meisten Fälle sind jedoch weniger gravierend, so daß man es mit folgenden Maßnahmen versuchen kann:

1. Reichlich sauberes Wasser trinken.
2. Saure (scharfe) Früchte meiden.
3. Alkoholische Getränke meiden.
4. Gerste in jeglicher Form zu sich nehmen (zum Beispiel Gerstenwasser, gekochte Gerste, Gerstensuppe), falls verfügbar, mehrmals täglich.
5. Folgendes einnehmen:
    *Triticum repens Ø 10 Tropfen 3h*
6. Zusätzlich folgendes einnehmen:
    a) *Cantharis C 30 6h* oder
    b) *Staphysagria C 6 6h*

Zur Vorbeugung gegen Blasenentzündung können bei entsprechender Prädisposition die folgenden Maßnahmen helfen:

1. Weißwein, Apfelwein und ein Übermaß an Alkohol im allgemeinen vermeiden.
2. Saure (scharfe) Früchte und ihre Säfte meiden, zum Beispiel Orangen und Grapefruit.
3. Austrocknung vermeiden, insbesondere bei sportlicher Betätigung.
4. Mindestens einmal täglich duschen, insbesondere nach dem Verkehr.
5. Baumwollunterwäsche tragen.
6. *Stigmata-maydis-Tee* (die getrockneten Griffel der weiblichen Maisblüten), *eine Tasse täglich*, einnehmen. Er wird wie folgt zubereitet: einen gestrichenen Teelöffel getrocknete Griffel auf eine Tasse kochendes Wasser, zehn Minuten ziehen lassen. Abseihen und trinken.

Derselbe Kräutertee kann auch mit einiger Wirkung zur *Behandlung* einer akuten Cystitis verwendet werden, wenn *Triticum repens* Ø nicht verfügbar ist (siehe oben). In diesem Fall ist die Dosis *eine Tasse 6h.*

## Folsäureergänzung

Eine ergänzende Zufuhr von Folsäure unter ärztlicher Aufsicht ist für alle Schwangeren oder Frauen sinnvoll, die weibliche Hormone einnehmen, einschließlich der »Pille«, beim Besuch der folgenden Gegenden: Indien, Sri Lanka, Himalajagebiet, Südostasien, Fernost, Nordaustralien, Süd- und Mittelamerika. Weitere Einzelheiten hierzu siehe unter tropische Sprue (Kapitel 10).

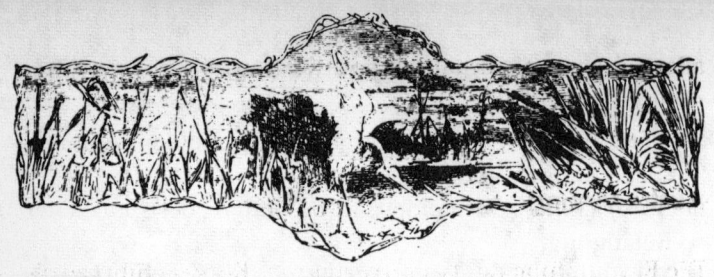

# 9 Reiseverstopfung

Während die meisten Reisenden Angst vor einer Reisediarrhöe (»Montezumas Rache«) haben, ist Reiseverstopfung ein beinahe ebenso unangenehmer, wenn auch weniger hinderlicher Zustand. Leider ist er außerordentlich verbreitet. Verstopfung kann man als eine verzögerte oder erschwerte Darmentleerung definieren. Der Leib wird aufgetrieben und gespannt, der Appetit nimmt ab, die Motivierung wird geschwächt, die Energie schwindet, und Hämorrhoidalleiden werden verschärft. Die Erkrankung hat verschiedene Ursachen:

## Beengende Kleidung

Das Tragen von Kleidern, die den Bauch beengen, wie zum Beispiel enge Gürtel und Korsetts, behindert die Darmtätigkeit. Dieser Effekt wird verschärft durch die Ausdehnung von Darmgasen beim Steigflug in Flugzeugen, durch Wasseransammlung vor der Periode oder als Reaktion auf warmes Klima, Zunahme des Bauchfetts durch zu reichliches Essen, den Genuß von Limonaden und den Verzehr blähender Nahrungsmittel (zum Beispiel Bohnen, Kohl) und durch längeres Stillsitzen. Es empfiehlt sich daher für alle Reisen mit Ausnahme von Kurzausflügen, lose Kleidung zu tragen.

## Austrocknung

Die Erschöpfung der Wasservorräte des Körpers führt zu einer Verhärtung des Stuhls. Hieran sind oft Aufenthalte auf Flughäfen ohne ausreichende Erfrischungen, lange Autofahrten mit zu wenigen Zwischenstopps, trockene Luft in Flugzeugen, Anstrengungen und heißes Klima beteiligt. Auch Alkohol spielt eine wichtige Rolle, da er die Wasserausscheidung über die Nieren erhöht. Die meisten Reisenden achten auch zu Beginn ihres Urlaubs nicht auf eine ausreichende Flüssigkeitszufuhr.

## Ernährungsumstellung

Für die normale Funktion des Darms ist eine gewisse Menge pflanzlicher Fasern notwendig. Größere Abweichungen gegenüber der normalen Aufnahme des Reisenden, sei es hinsichtlich der Menge, der Art oder der Verteilung zwischen den Mahlzeiten, führen zu Beschwerden. Die meisten Menschen nehmen heute zum Frühstück mit einem Getreidegericht Kleie zu sich sowie im Rahmen der Hauptmahlzeit des Tages pflanzliche Fasern in Form von Salat. Die Tatsache, daß jene hervorragenden Gemüse, die man auf den römischen Märkten findet, hauptsächlich zu Minestrone verarbeitet werden, hilft unserem Darm nur wenig. Die Kost des europäischen Kontinents stellt pflanzliche Fasern weitgehend in Form von Salaten und Obst zur Verfügung. Dies ist für dort reisende Engländer beispielsweise oft die Ursache für Verstopfungen (darüber hinaus können, wie in Kapitel 10 erörtert wird, Salate und Obst in warmen Ländern bei ungeeigneter Zubereitung zu Darminfektionen und Reisediarrhöe führen). Umgekehrt können Reisende, die sich in Großbritannien aufhalten, ihrerseits an Verstopfung leiden, weil sie weniger Salat und Obst zu sich nehmen. Es kommt stets darauf an, woran man gewöhnt ist. Es empfiehlt sich immer, auf Auslandsreisen einen gewissen Vorrat an Kleie mitzunehmen, womit man das Verstopfungsproblem weitgehend lösen kann. Eine gewisse Selbstversorgung ist ohnehin immer besser als reine Restaurantkost.

### Störung der biologischen Uhr

Der schnelle Transport über Zeitzonen durch den heutigen Luftverkehr oder jede längere Reise mit einer Störung des normalen Schlafrhythmus kann zu Verstopfung führen. Eine ausführliche Erörterung dieses Phänomens und die homöopathische Behandlung findet sich unter *Jetlag* (Kapitel 5).

### Unterdrückung des Stuhldrangs

Der Stuhldrang ist das Gefühl im Bauch oder Analbereich, der uns über die Notwendigkeit informiert, den Darm zu entleeren. Wenn man dieses Gefühl längere Zeit ignoriert, verschwindet es, und das führt häufig zu Verstopfung. Diese Unterdrückung des Stuhldrangs kann auf verschiedene Ursachen zurückzuführen sein, wie zum Beispiel fehlende Toiletten, Sprachbarrieren, die die Frage nach Toiletten unmöglich machen, eine Abneigung dagegen, öffentliche Toiletten aufzusuchen, eine Abneigung, in einer gemeinsamen Urlaubsunterkunft auf die Toilette zu gehen, und eine Abneigung, unhygienische Toiletten zu benutzen (was eine kluge Entscheidung sein kann!). Sofern Sie keine Infektion befürchten müssen, sollten Sie jedoch stets den Darm entleeren, wenn die Natur dies verlangt.

## Die Behandlung von Verstopfung

Nach dieser Erörterung der Ursachen und der Vorbeugung gegen Verstopfung nun einige Hinweise zur Behandlung, falls dies trotz sonstiger Maßnahmen notwendig werden sollte:

– Trinken Sie mehr sauberes Wasser.
– Nehmen Sie jeden Morgen ballaststoffreiche Kost zu sich.
– Nehmen Sie mehr gegartes Gemüse zu sich, und zwar am besten mäßig gewürzt (beachten Sie, daß rohes Gemüse in warmen Ländern zu einer Darminfektion führen kann, wenn es nicht sorgfältig gereinigt ist).
– Essen Sie weniger gegartes Fleisch.
– Meiden Sie Alkohol.
– Tragen Sie lockere Kleidung, die den Bauch nicht beengt.

Darüber hinaus ist die Einnahme homöopathischer Mittel je nach den individuellen Symptomen zu erwägen:

1. Hartnäckige Verstopfung ohne jeden Stuhldrang:
    *Opium C 6 6h*
2. Verstopfung mit häufigem vergeblichen Stuhldrang:
    *Nux vomica C 6 6h*

3. Verstopfung mit Verschlimmerung von Hämorrhoiden, die schmerzen und eventuell bluten:
   *Hydrastis C 6 6h*

Falls diese Mittel versagen oder nicht verfügbar sind, versuchen Sie es mit folgenden Zubereitungen, die in Apotheken erhältlich sind:

1. *Syrupus ficorum 7 $\frac{1}{2}$ ml (1$\frac{1}{2}$ Standard-Teelöffel) oral jeden Abend vor dem Zubettgehen.* Die Dosis ist für Kinder zu verringern (siehe Kapitel 12). Wenn man das Mittel selbst zubereiten will, nach folgender Anweisung vorgehen: 40 g feingehackte Feigen in 100 ml kochendes Wasser geben. Eine Stunde leise köcheln lassen. Durch ein Sieb geben, ausdrücken und mit heißem Wasser auf 100 ml aufgießen. Nochmals leise köcheln lassen und auf 50 ml einkochen. 67$\frac{1}{2}$ g Zucker (Rohrzucker oder Rübenzucker) in der warmen Flüssigkeit auflösen und mit sauberem Wasser auf 100 ml ergänzen.
2. *Syrupus ficorum compositus 7$\frac{1}{2}$ ml (1$\frac{1}{2}$ Standard-Teelöffel) oral jeden Abend vor dem Zubettgehen.* Denken Sie wiederum daran, die Dosis für Kinder zu verringern. Diese Zubereitung hat stärkere Wirkung als die obige, da sie Extrakte von *Ficus* (Feige), *Rheum* (Rhabarber), *Cascara, Senna, Coriandrum* (Koriander) und *Cardamomi fructus* (Kardamomsamen) enthält.
3. *Glycerin-Suppositorium, das jeden Abend vor dem Zubettgehen in den Anus eingeführt wird.* Es gibt unterschiedliche Größen für Erwachsene und Kinder.

## Chronische Amöbenruhr

Diese Krankheit ist mit einem Wechsel von Verstopfung und Durchfall verbunden. Ihre Behandlung ist in Kapitel 10 erörtert.

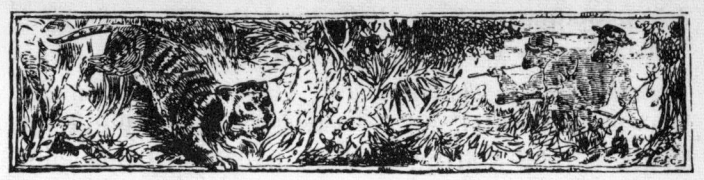

# 10 Reisediarrhöe

Diarrhöe (Durchfall) kann man definieren als den *Abgang ungeformten Stuhls*. Einige Fälle von Reisediarrhöe können auf eine Ernährungsumstellung zurückzuführen sein, wie zum Beispiel den Genuß zu scharfer Speisen, oder aber auf nervöse Störungen. Die Mehrzahl ist jedoch durch die Aufnahme von flüssiger oder fester Nahrung bedingt, die mit Mikroorganismen oder deren toxischen Stoffwechselprodukten verunreinigt sind. Dieser unerfreuliche Zustand betrifft vor allem Reisende in warmen Ländern oder in der sogenannten Dritten Welt, und zwar nach Schätzungen etwa 40 Prozent der Auslandsreisen, von denen etwa 30 Prozent das Bett hüten müssen. Reisediarrhöe ist jedoch keine Einzelerkrankung, sondern eine Gruppe von Erkrankungen, die verschiedene Mikroorganismen und deren Gifte mit unterschiedlichen Wirkungen hervorrufen, wobei aber stets das Durchfallsymptom im Vordergrund steht. Weitere mögliche Symptome sind Blut im Stuhl, Übelkeit, Erbrechen oder Fieber. Zur Vorbeugung ist sorgfältige Auswahl der Speisen und Wasserhygiene von größter Bedeutung.

## Nahrungsmittelhygiene

Waschen und trocknen Sie Ihre Hände vor der Zubereitung oder dem Genuß von Speisen sorgfältig. Messer und Teller müssen frei von Nahrungsmittelrückständen und trocken sein. Fleisch muß durchgegart sein (halbgares Fleisch kann auch sonstige Krankheiten hervorrufen wie zum Beispiel Toxosplasmose und Wurminfekte). Ebenso muß Fisch durchgegart sein; wer ihn roh ißt, muß sich des Risikos bewußt sein! Gegarte Speisen müssen sofort zu Tisch gebracht oder zugedeckt werden, um sie vor Mikroorganismen zu schützen, wie sie zum Beispiel Fliegen verbreiten, oder sofort tiefgefroren werden. Die althergebrachten Kleberollen oder Fliegenlampen leisten zuverlässige Dienste zur Verringerung des Verschmutzungsrisikos durch Fliegen; beide Verfahren sind ungiftig und daher der Verwendung chemischer Insektizide in Bereichen vorzuziehen, in denen Lebensmittel zubereitet werden. Vorsicht bei aufgewärmten Suppen! Rohe Lebensmittel wie zum Beispiel Salatgemüse sind in sauberem Wasser sorgfältig zu waschen. Dies ist besonders wichtig in Bereichen, in denen mit menschlichem Kot gedüngt wird, eine Praxis, die in tropischen Ländern weit verbreitet ist. In allen Ländern, in denen die mikrobiologische Reinheit des Wassers nicht gewährleistet ist, sollte man beim Essen auswärts auf den Genuß von Salat und rohem Gemüse verzichten. Ebenso ist Obst möglichst in sauberem Wasser zu waschen und vor dem Genuß zu schälen. Wenn man es nicht waschen kann, sollte man es wenigstens schälen. Vorsicht auch vor Wassermelonen, denen verschmutztes Wasser eingespritzt wurde, um ihr Gewicht zu erhöhen! Schütteln Sie sie vor dem Kauf. Wenn Sie das Geräusch von schwappendem Wasser hören, kaufen Sie sie nicht. Problematisch ist auch

Reis, wenn er nicht bald nach dem Garen verzehrt oder nicht in geeigneter Weise aufgewärmt wird. Der *Bacillus cereus* ist sehr häufig in Reis vorhanden (selbst in westlichen Ländern) und erzeugt einen Giftstoff. Wenn dieses Gift schon im Reis vorhanden ist, kommt es meist eine bis fünf Stunden nach dem Genuß zu Erbrechen. Die Aufnahme dieser Organismen kann jedoch auch dazu führen, daß das Gift im Darm erzeugt wird; in diesem Fall tritt acht bis sechzehn Stunden nach dem Genuß eine schwere Diarrhöe auf. Frisch gegarter Reis ist in aller Regel ungefährlich. Vermeiden Sie nichtpasteurisierte Milch und Milchprodukte (die auch die Erreger von Tuberkulose, Brucellose und Listeriose enthalten können). Muscheln und Schaltiere sind eine sehr häufige Ursache von Lebensmittelvergiftungen, weil sie oft in Gewässern gefangen werden, die mit menschlichem Kot verschmutzt sind; man sollte sie bei heißem Wetter unbedingt meiden. Ebensowenig würde ich in heißen Klimazonen Pâtés (Pasteten) empfehlen. Wenn Sie in Ländern mit zweifelhaftem hygienischen Standard auswärts essen, sollten Sie die in Buden angebotenen vorgegarten Lebensmittel meiden und in keine Billigrestaurants gehen.

## Wasserhygiene

Zum Trinken und zum Zähneputzen sollten Sie sauberes Wasser benutzen. Auf die Risiken der Reinigung von rohen Lebensmitteln mit verschmutztem Wasser wurde schon oben hingewiesen. Küchengeräte, Geschirr, Besteck und Hände sollten möglichst in sauberem Wasser gewaschen und gründlich getrocknet werden. Wenn die Reinheit des Wassers nicht gewährleistet ist, sollte man abgefülltes Wasser benutzen, soweit möglich, und Getränke mit Eiswürfeln meiden. Bei abgefülltem Wasser ist darauf zu achten, daß das Siegel unverletzt ist, denn es kommt nicht selten vor, daß skrupellose Geschäftemacher die Originalflaschen mit zweifelhaftem Wasser füllen. Zusätzliche Sicherheit bietet mit Kohlensäure versetztes Wasser. Der Alkohol in vielen alkoholischen Getränken reicht meist nicht aus, um schädliche Organismen abzutöten. Schwimmen in verschmutztem Wasser ist eine weitere, oft übersehene Infektionsquelle.

Wenn man kein abgefülltes Wasser hat, kann man jedoch das verfügbare Wasser reinigen. Sprudelnd kochen, fünf Minuten lang, ist das wirksamste Sterilisierungsverfahren, da es alle in Frage kommenden Erreger vernichtet. Nach dem Kochen sollte man das Gefäß zudecken und das Wasser einige Stunden abkühlen lassen, eine Maßnahme, die den faden Geschmack erheblich verbessert. Wasserfiltrierung liefert weniger gute Ergebnisse als das Kochen und ist eher als Vorbereitung des Wassers vor der Anwendung chemischer Sterilisierungsverfahren zu betrachten. Die Beseitigung organischen Materials durch Filtrierung vor der chemischen Sterilisierung verbessert deren Wirksamkeit erheblich. Chlor und Jod werden mit guten Ergebnissen verwendet. Es gibt im Handel Sterilisierungstabletten auf der Grundlage beider Elemente, wobei Chlor die Zysten der Organismen der Amöbenruhr weniger gut zerstört. Jod ist in der Regel wirksamer. Eine einfache Art der Verwendung dieses Elements besteht darin, daß Sie sich in Ihrer Apotheke Jodtinktur 2prozentig besorgen und 4 Tropfen dieser Tinktur auf einen Liter filtriertes Wasser geben. Mindestens zwanzig Minuten, möglichst aber drei Stunden vor dem Genuß stehenlassen. Es gibt stärkere Jodtinkturen (zum Beispiel 10 Prozent), wobei die für die Sterilisierung benutzte Menge entsprechend verringert werden muß.

*Während der Schwangerschaft oder der Stillzeit kein Jod verwenden!*

## Homöopathische Vorbeugung

Unterstützend zu den obengenannten dringend zu empfehlenden vorbeugenden Verfahren können homöopathische Mittel gegeben werden. Die Verwendung von *Shigella co. Nosode* wurde bereits in Kapitel 3 erwähnt. Eine im allgemeineren Sinne zu empfehlende Technik besteht in der regelmäßigen Einnahme des folgenden Mittels während der gesamten Reise:

*Crataegus Ø 5 Tropfen 6h*

Dieses Mittel stärkt die normalen Darmorganismen und hemmt eindringende Bakterien. Es hat keine Wirkung auf die Darmwand selbst und verursacht keine Verstopfung. Es gibt nur selten Nebenwirkungen, die zudem unerheblich sind, doch sollte man wie immer die Dosis für Kinder verringern (siehe Kapitel 2).

## Behandlung der Reisediarrhöe

Der wichtigste Einzelaspekt der Therapie ist in allen Fällen die Sicherstellung einer ausreichenden Flüssigkeitszufuhr. Rehydrierungsbeutel mit Glukose und Mineralien sind in den meisten Apotheken erhältlich; sie werden nach den Anweisungen des Herstellers in sauberes Wasser gegeben. Die Vermeidung einer Austrocknung, insbesondere bei Kindern, ist so wichtig, daß es sogar heißt, auch Wasser zweifelhafter Qualität sei besser als kein Wasser. Wenn keine Rehydrierungsbeutel verfügbar sind, kann man nach unterschiedlichen Rezepturen selbst Rehydrierungsflüssigkeiten herstellen:

1. 16 gestrichene Teelöffel eines beliebigen Zuckers (auch Honig) mit einem gestrichenen Teelöffel Kochsalz in 2 Liter sauberem Wasser auflösen. Dies läßt sich sehr schnell herstellen.
2. 25 gestrichene Teelöffel Reismehl durch Aufkochen in ein wenig Wasser auflösen. Mit sauberem Wasser auf 2 Liter ergänzen. Einen gestrichenen Teelöffel Salz hinzufügen. Dieses Rezept ist weniger einfach zuzubereiten, bewirkt aber eine schnellere Rehydrierung als das oben angegebene.
3. Die beiden oben angegebenen Rezepte kann man durch die Hinzufügung von doppeltkohlensaurem Natrium *(Natrium bircarbonicum)* noch verbessern. Statt eines gestrichenen Teelöffels Salz auf zwei Liter Flüssigkeit gibt man einen halben gestrichenen Teelöffel Salz und einen halben gestrichenen Teelöffel doppeltkohlensaures Natrium zu der entsprechenden Flüssigkeitsmenge. Dadurch kann man der Übersäuerung des Blutes (Azidose) entgegenwirken, die bei Durchfallerkrankungen entstehen kann.

Rehydrierungsflüssigkeiten gibt man am besten in kleinen und häufigen Dosen; anfänglich sollte man alle 10 bis 15 Minuten kleine Schlückchen nehmen. Dies wirkt im allgemeinen, doch kann die Behandlung gelegentlich durch schweres Erbrechen behindert werden. Vor allem Kinder behalten nichts; ein nützlicher Trick besteht darin, sie mit weichem »Wackelpeter« zu füttern, der sehr gut vertragen wird. Mit diesem therapeutischen Mittel wurden schon viele Katastrophen abgewendet. Das Stillen sollte fortgesetzt werden, auch bei schwerer Diarrhöe, wobei man jedoch Muttermilch mit der Verabreichung von Rehydrierungsflüssigkeiten aus der Flasche oder mit dem Löffel abwechselt. Schwere Austrocknung ist ein ärztlicher Notfall, vor allem bei Kindern, und es muß der Arzt gerufen werden. Man muß also die entsprechenden Symptome erkennen. Hierzu gehören trockene Zunge, eingesunkene Augen, spärlicher, dunkler Urin, und die Haut fühlt sich »teigig« an (letzteres hängt mit der verringerten Elastizität zusammen – wenn man die Bauchhaut zwischen Daumen und Zeigefinger kneift, stellt man fest, daß sie sich erst nach einigen Sekunden wieder glättet).

Wenn der Patient auf dem Weg der Besserung ist, muß man ihn wieder an normale Kost gewöhnen, die man durch Rehydrierungsflüssigkeiten ersetzt hat. Es ist eine an Fetten, Fasern und Säure arme Kost zu geben. Besonders eignet sich Kartoffelsuppe. Zu meiden sind Gemüse, Bohnen und Vollkornprodukte. Gekochter weißer Reis, mit Sojasoße gewürzt, und gedünsteter Fisch wäre eine akzeptable Mahlzeit. Wenn das Füttern von Babys zugunsten der oralen Rehydrierung eingestellt wurde, ist eine baldige Wiederaufnahme des Fütterns wichtig, die jedoch zu einer Wiederkehr des Durchfalls führen kann. Gute Ergebnisse erzielt man in diesem Fall mit einer an Fetten und Milchzucker armen Kost über einige Tage.

Viele Reisende nehmen herkömmliche Durchfallmittel ein, zum Beispiel Codeinphosphat und bestimmte Opiumderivate, um die Schwere der Symptome zu mildern. Von der Verwendung solcher Mittel ist jedoch abzuraten, da sie zu Krämpfen führen oder die Krankheitsdauer verlängern können. Sie sind bei blutigem Stuhl (Dysenterie) und bei Kindern unter vier Jahren sogar möglicherweise gefährlich. Auch wenn oben gesagt wurde, daß die Hauptbehandlung der Reisediarrhöe in einer Rehydrierung besteht, ist doch die unterstützende Behandlung mit natürlichen, insbesondere homöopathischen Arzneimitteln dringend zu empfehlen, um die Schwere der Symptome zu mildern, um die Krankheitsdauer zu verkürzen und die Ausscheidung von Erregern zu beschleunigen. Bei bestehendem Erbrechen stellt die Tatsache, daß potenzierte homöopathische Mittel (die mit einer Potenzangabe versehen sind) rasch über die Mundschleimhaut aufgenommen werden, einen beträchtlichen Vorteil dar. In diesen Fällen empfiehlt es sich, die Pille, Tablette oder das Streukügelchen zur leichteren Verabreichung zu zerdrücken. Alternativ kann man den Patienten bitten, das Mittel zu zerkauen. Es können auch flüssige Potenzierungen verwendet werden. Die Wahl der geeigneten unterstützenden Behandlung richtet sich nach dem Symptomenbild der Erkrankung, die in gewissem Umfang von der Natur des Erregerorganismus abhängt.

Bei der Pflege von Durchfallkranken muß der Stuhl in sicherer Entfernung von den Wasservorräten und Nahrungsmitteln beseitigt werden, und es ist strengste persönliche Hygiene zu beachten, um das Übergreifen der Erkrankung auf einen selbst und andere zu verhindern.

## Klassifizierung der Reisediarrhöe

Nach klinischen und therapeutischen Gesichtspunkten kann die Reisediarrhöe wie folgt untergliedert werden:
1. gewöhnliche wäßrige Diarrhöe:
   a) kurzfristig (die häufigste Art von Reisediarrhöe)
   b) anhaltend (Lambliasis)
2. tropische Sprue

3. blutige Diarrhöe (Ruhr):
   a) Bakterienruhr (meist kurzfristig)
   b) Amöbenruhr (anhaltend)
4. Cholera

## Kurzfristige wäßrige Diarrhöe

Dies ist die bei weitem häufigste Art der Reisediarrhöe. Man hat sie mit vielen »liebevollen« Umschreibungen versehen wie *Tutanchamuns Fluch* oder *Montezumas Rache*. Sie wird durch eine Vielzahl von Organismen hervorgerufen, unter anderem enterotoxinbildenden Stämmen des Bakteriums *Escherichia coli, Salmonellen, Vibrio parahaemolyticus, Aeromonas hydrophila, Rotaviren* und dem Protozoon *Cryptosporidium*. Die Inkubationszeit beträgt im allgemeinen höchstens vier Tage, meist jedoch weniger. Es kommt zum plötzlichen Auftreten von reichlich wäßrigem Stuhl mit Bauchkrämpfen. Gelegentlich tritt Fieber hinzu. Ohne Medikation verschwinden die Symptome üblicherweise in ein bis fünf Tagen; eine Dauer über vierzehn Tage ist selten. Es kommt folgende Verordnung in Betracht:

1. Das Schlüsselmedikament, das bis zur Wiederherstellung eines normalen Stuhls eingenommen werden sollte, ist in vielen Fällen:
   *Arsenicum album C 6 2h*
   Der günstigste Potenzbereich bei diesem Mittel liegt zwischen *C 6* und *C 12*; Potenzen über *C 12* können bei der Behandlung von Diarrhöe weniger wirksam sein.
2. In schweren Fällen, wenn innerhalb von 24 Stunden nach der Behandlung mit obigem Mittel keine Besserung eintritt, können im täglichen Wechsel die nachfol-

genden Mittel so lange eingenommen werden, bis der Stuhl wieder normale Konsistenz hat:
   1. Tag: *Cinchona officinalis C 30 6h*
   2. Tag: *Arsenicum album C 6 6h*
   3. Tag: *Podophyllum C 6 6h*
3. Gleichzeitig mit obigen Verordnungen 1. und 2. kann die nachfolgende Mischung zur Verstärkung der Wirkung gegeben werden:
   *Zingiber Ø 5 ml und*
   *Crataegus Ø 5 ml*
   *10 Tropfen in 2 Teelöffel sauberem Wasser 6h*
   Alternativ kann man gleichzeitig jeweils 5 Tropfen Urtinktur geben, wenn diese einzeln erhältlich ist.
   Achten Sie darauf, die Dosis für Kinder zu verringern (siehe Kapitel 2).
4. Zusätzlich zu den obengenannten Mitteln kann bei schweren Bauchschmerzen folgendes gegeben werden:
   *Colocynthis C 30 2h, wie erforderlich*
5. Zu den obengenannten homöopathischen Mitteln kann ergänzend *Folsäure* indiziert sein, wenn die Diarrhöe auf den Besuch bestimmter Länder zurückzuführen ist. Näheres hierzu siehe nachfolgend unter *Tropische Sprue.*
6. Wenn nach siebentägiger Behandlung mit obigem keine deutliche Besserung der Diarrhöe eingetreten ist, mit den Verordnungen 10. bis 14. unter dem Abschnitt *Anhaltende wäßrige Diarrhöe* fortfahren.
7. Wenn die Diarrhöe abgeklungen ist, wird die Erholung oft beschleunigt durch die Gabe des nachfolgenden Mittels über einige Tage bis zu einer Woche. Es sollte noch 48 Stunden über die scheinbare völlige Genesung hinaus gegeben werden, um einen Rückfall zu vermeiden:
   *Cinchona officinalis C 30 6h*

8. Zusätzlich zu obiger Verordnung 7. kann zur Verstärkung der Wirkung folgendes gegeben werden:
   *Crataegus Ø 5 Tropfen 6h*
9. Falls geeignete homöopathische Mittel fehlen, wird das Gewürz Muskatnuß *(Nux moschata)* zur Beherrschung schwerer Fälle von Reisediarrhöe eingesetzt. Eine Prise des feingemahlenen Gewürzes kann 6h direkt auf die Zunge gegeben werden. Muskatnuß ist jedoch in höheren Dosen giftig und soll ohne entsprechenden ärztlichen Rat Kindern, Epileptikern oder Schwangeren nicht gegeben werden.

## Diagnostische Schwierigkeiten

1. Wenn bei Kindern wäßrige Diarrhöe und Fieber auftreten, kann dies durch beinahe jeden Infekt verursacht sein: akute Mittelohrentzündung, Mandelentzündung, Brustinfekte, Harnwegsinfekte usw. Eine allgemeine Untersuchung des Kindes, möglichst durch einen Arzt, ist von äußerster Wichtigkeit. Wenn ein solcher Infekt festgestellt wird, dann muß eine auf diesen Infekt abgestimmte homöopathische Behandlung angewandt werden. Die obengenannten homöopathischen Maßnahmen können hier wirkungslos sein. Die Behandlung dieser Erkrankungen wird in Kapitel 18 besprochen.
2. Bei den Symptomen wäßrige Diarrhöe und Fieber kann auch Malaria (insbesondere Falciparum-Malaria) vorliegen. Malaria wird in Kapitel 20 besprochen. Die obengenannten therapeutischen Maßnahmen sind hier wirkungslos.
3. Bei Fieber und wäßriger Diarrhöe, aber ohne Blut im Stuhl, kann ein leichterer Fall von Bakterienruhr (siehe unten) vorliegen. Die oben angegebene Behandlung genügt eventuell, doch sollte die Möglichkeit nicht außer acht gelassen werden, daß der Patient, auch wenn er scheinbar völlig wiederhergestellt ist,

noch Monate Träger von Shigellen sein und dadurch die Gesundheit anderer gefährden kann.
4. Leichtere Fälle von Cholera (siehe unten) können als kurze, von selbst erlöschende wäßrige Diarrhöe ohne Fieber auftreten. Diese Erkrankung spricht möglicherweise auf die obigen Maßnahmen an, doch kann der Patient noch etwa zehn Tage, teilweise länger nach der Erkrankung symptomloser Träger der Krankheitserreger sein. Während eines Choleraausbruchs sind auch leichtere Fälle einer wäßrige Diarrhöe verdächtig.
5. Diarrhöe kann infolge von Typhus auftreten, wofür eine völlig andere Behandlung angezeigt ist (siehe Kapitel 23).
6. Leichtere Episoden einer wäßrigen Diarrhöe können mit psychologischen Störungen oder einer Überlastung des Magens zusammenhängen. In diesem Fall ist gemäß den in Kapitel 4 und 11 dieses Handbuchs angegebenen Grundsätzen vorzugehen.
7. Eine wäßrige Diarrhöe kann auch die Folge einer Ciguatera-Fischvergiftung sein (siehe Kapitel 11).

### Anhaltende wäßrige Diarrhöe (Lambliasis)

Die meisten Fälle einer wäßrigen Diarrhöe bei Reisenden klingen auch ohne arzneiliche Behandlung innerhalb von vierzehn Tagen ab. Eine wäßrige Diarrhöe, die länger als vierzehn Tage anhält, ist oft auf die Besiedlung des Darms mit dem einzelligen Erreger *Lamblia intestinalis* zurückzuführen. In vielen Fällen geht die anfänglich wäßrige Diarrhöe in die Ausscheidung von voluminösem, übelriechendem, fettigem, hellem Stuhl über, ein Zustand, der Wochen, Monate oder sogar Jahre anhalten kann. Dies hängt mit der Zerstörung der fingerförmigen Ausstülpungen der Darmwand, der sogenannten Darmzotten, zusammen, die für die Resorption der aufgenommenen Nahrung zuständig sind. Eine Lambliasis-Infektion kann daher zu einem

Mangelzustand führen. Beim Patienten können zum Beispiel einige Monate nach einem Urlaub Symptome auftreten, die einem Reizkolon ähneln, begleitet von Gewichtsverlust und gelegentlich Haarausfall aufgrund chronischen Zinkmangels. Diese Erscheinung tritt bei weniger als 10 Prozent der Fälle auf. Die meisten heilen auch unbehandelt innerhalb von drei Monaten. Der Nachweis von Parasitenzysten in einer Stuhlprobe ist theoretisch möglich, in der Praxis jedoch oft äußerst schwierig. Klinisch wird die Infektion mit diesem Organismus meist aus der Krankengeschichte erschlossen. Die Lambliasis ist in tropischen Ländern weit verbreitet, jedoch ist auch in anderen Teilen der Welt wie zum Beispiel in Rußland und in den USA eine Ansteckung möglich. Da die Inkubationszeit etwa 7 bis 21 Tage beträgt, wird die Krankheit oft erst nach der Rückkehr von der Reise manifest.

Weil die Lambliasis symptomatisch zunächst einer kurzfristigen wäßrigen Diarrhöe ähnelt, ist auch die homöopathische Behandlung in dieser Phase ähnlich (siehe oben). Wenn die genannten Maßnahmen jedoch nicht greifen, ist eine andere homöopathische Behandlung indiziert.

10. In vielen Fällen einer wäßrigen Diarrhöe, wenn die oben unter Punkt 1 bis 5 genannten Mittel sieben Tage ohne deutliche Besserung gegeben wurden:
    *Cinchona officinalis C 30 6h*
11. Wenn obiges Mittel versagen sollte:
    *Oleander C 6 6h*
12. Die beiden obigen Mittel kommen auch zur Anfangsbehandlung von Fällen in Frage, bei denen das spätere Stadium der Erkrankung mit dem voluminösen hellen Stuhl vorliegt. Hartnäckige Fälle sprechen entweder auf

*Pulstilla* oder *Sulphur* an, wie dies nachfolgend bei der tropischen Sprue angegeben ist.

13. Bei Lambliasis-Verdacht ist zusätzlich zu den entsprechenden homöopathischen Mitteln nachfolgendes einzunehmen:

    a) *Knoblauch (Allium sativum)*, mehrere rohe frische Zehen täglich oder in Form von Knoblauchkapseln oder Tabletten, die in Apotheken und Drogerien erhältlich sind,

    b) nichtölige Nahrungsmittelergänzungen, insbesondere *Vitamin-B-Komplex* und *Zink* (Erwachsenendosis: *30 mg elementares Zink täglich*). *Vitamin-$B_{12}$-Verwertungsstörungen* liegen in über 50 Prozent der Fälle vor; in diesem Fall ist Vitamin B durch Injektion oder in Form hoher oraler Dosen (Erwachsenendosis: *500 μg täglich*) zu ergänzen. Die Zufuhr von Folsäure, Kalzium und Eisen ist in der Regel nicht erforderlich.

14. In allen Fällen einer anhaltenden Diarrhöe, die nicht auf die vorgeschlagene Behandlung ansprechen, ist ein Arzt aufzusuchen.

## Weitere Hinweise

1. Einige Fälle einer hartnäckigen wäßrigen Diarrhöe sind auf einen sekundären Disaccharidmangel zurückzuführen, das heißt eine erworbene Unfähigkeit, bestimmte Zuckerarten zu verdauen, insbesondere Laktose (Milchzucker). Solche Fälle sind möglicherweise mit den oben angegebenen Behandlungen nicht zu bessern, sprechen aber auf eine milchfreie Diät an. Homöopathische Tabletten und Pulver enthalten meist Milchzucker und sollten nicht verordnet werden. Homöopathische Pillen und Streukügelchen werden dagegen meist mit Rohr-

zucker hergestellt und dürften daher in Fällen einer Milchzuckerunverträglichkeit unproblematisch sein. Im Zweifelsfall auf flüssige Potenzierungen ausweichen. In der Regel kann nach einigen Monaten wieder Milch aufgenommen werden.
2. Eine Schädigung der Dünndarmwand durch Escherichia-coli-Bakterien kann vor allem bei Kindern ein lambliasisähnliches Bild hervorrufen. Die Behandlung erfolgt wie oben angegeben. In diesen Fällen finden sich natürlich keine Lamblien in Stuhlproben.

## Tropische Sprue

Bei dieser geheimnisvollen Erkrankung bestehen gewisse klinische und pathologische Gemeinsamkeiten mit der Lambliasis (siehe oben), mit der sie im Anfangsstadium verwechselt werden kann. Man nimmt allgemein an, daß diese Erkrankung durch die Besiedlung der oberen Darmwege durch coliforme Bakterien bei Menschen mit Mangelzuständen (insbesondere Folsäure, in zweiter Linie Eisen) hervorgerufen wird. Reisende sind nicht ausgenommen! Wie bei einigen Fällen der Lambliasis kommt es zu einer Zerstörung der Darmzotten (siehe oben), wobei jedoch ein erheblich schwererer Malabsorptionszustand und schwere multiple Mangelerscheinungen auftreten. Die tropische Sprue tritt endemisch in Indien, Sri Lanka, im Himalaja, in Südostasien, Fernost, Nordaustralien sowie Süd- und Mittelamerika auf. Sprue-Epidemien brechen noch in Indien aus. In Ostindien fällt die Zeit der Sprue-Epidemien – nicht überraschend – mit der Mückensaison zusammen, die von März bis September dauert, wobei ein Maximum im Juni erreicht wird.

Diese Erkrankung beginnt typischerweise mit explosivem

und wäßrigem Durchfall, Bauchkrämpfen und Erbrechen. In dem Stadium ähnelt sie anderen, üblicheren Formen der Reisediarrhöe. Allmählich nimmt jedoch der Stuhl die für eine Malabsorption typische Form an. Er wird hell, fettig, porridgeartig und ist außerordentlich übelriechend (ähnlich den späteren Phasen der Lambliasis), was durch den Genuß von Fetten verschärft wird. Der Durchfall tritt üblicherweise am Abend oder Morgen auf; es gehen eine Bauchkolik und heftiger Stuhldrang voran, wobei die Symptome sofort nach dem Entleeren des Darms aufhören. Es kommt zu einer ausgeprägten Mattigkeit und einem Gewichtsverlust von gelegentlich bis zu 7 Kilogramm pro Monat. Appetit fehlt; wenn er vorhanden ist, können jedoch nur wenige Bissen gegessen werden. Nach etwa sechs Wochen treten im Mund oft Geschwüre auf, woraufhin sich die Zunge und die Mundschleimhaut schmerzhaft röten und entzünden. Es können Schluckbeschwerden und Erbrechen auftreten. Nach etwa vier Monaten kommt es zu einer Anämie. Die Haut wird rauh, trocken und pigmentiert. Der Patient ist offensichtlich sehr krank. Dies ist das Bild der klassischen tropischen Sprue. Durch ihre Schwere läßt sich diese Erkrankung klar gegenüber den späteren Stufen der Lambliasis abgrenzen. Heute treten jedoch in zunehmendem Maße vor allem bei Reisenden Fälle mit milderen Symptomen auf, die die Diagnose erschweren (oft ist die Zunge nicht entzündet, und es liegt keine Anämie vor). Eine Differenzierung ist jedoch wichtig, da eine festgestellte tropische Sprue ganz anders behandelt werden muß.

In der Anfangsphase des wäßrigen Durchfalls kann homöopathisch in der bereits für die gewöhnlich wäßrige Diarrhöe beschriebenen Form behandelt werden, von der sie in dieser Phase klinisch nicht zu unterscheiden ist. Die Behandlung kann jedoch versagen, wenn nicht gleichzeitig *Folsäure* (ein B-Vitamin) gegeben wird (Injektion oder oral; Erwachsenendosis: *15 mg täglich*). Es spricht also sehr viel für die routinemäßige Gabe von Folsäure in allen Fällen einer wäßrigen Diarrhöe in Ländern, in denen tropische Sprue endemisch auftritt (siehe oben). Schwangere sind besonders anfällig für einen Mangel an Folsäure und sollten sie routinemäßig einnehmen (nach dem ersten Schwangerschaftsdrittel), wenn sie diese Gegenden besuchen (*0,5 mg täglich*). Im ersten Schwangerschaftsdrittel liefern *Hefetabletten zweimal täglich 3 Stück nach den Mahlzeiten* eine sichere und nützliche Menge Folsäure (100 g Trockenhefe enthalten 2,4 mg Folsäure). Eisenmangel ist bei Schwangeren durch die Zufuhr von zusätzlichem Eisen und *Vitamin C* (nach dem ersten Schwangerschaftsdrittel) ebenfalls zu beheben. Weitere Gruppen, die zu Folsäuremangel tendieren und daher ähnlich gefährdet sind, sind Frauen, die die »Pille« einnehmen oder andere Formen einer Therapie mit weiblichen Hormonen machen, Ältere, Menschen, die regelmäßig Alkohol trinken (auch wenn sie an sich keine Alkoholiker sind), und Patienten, die bestimmte Arzneimittel einnehmen, insbesondere Aspirin, Cholestyramin, Phenytoin, Primidon, Pyrimethamin (Malariamittel) und Triamteren. Diese Patientengruppen sollten ebenfalls vorbeugend Folsäure oral einnehmen (Erwachsenendosis: *0,5 mg täglich*); wer Phenytoin einnimmt, sollte jedoch seinen Arzt befragen, da zusätzliche Folsäure dessen Wirkung aufheben kann.

Festgestellte Fälle von tropischer Sprue, wenn der Stuhl in die übelriechende, porridgeähnliche Phase übergegangen ist, müssen sowohl ernährungsseitig wie auch homöopathisch in folgender Weise therapiert werden:

1. Dem Patienten ist stets Folsäure zu geben! In Fällen einer tropischen Sprue, die weniger als ein Jahr alt sind, tritt eine dramatische Besserung ein. Der Appetit kehrt zurück, der Patient nimmt wieder zu, der Mund normalisiert sich, und die Anämie geht zurück, sofern kein Eisenmangel vorliegt. Anschließend bessert sich nach einer anfänglichen Verschlimmerung auch die Diarrhöe. Hierin liegt ein erheblicher Unterschied zur Lambliasis, die sich durch Zufuhr von Folsäure nicht bessert (siehe oben). Folsäure kann entweder gespritzt oder oral gegeben werden (Erwachsenendosis: *10–20 mg täglich, je nach Schwere des Falls*). Da jedoch schwere neurologische Schäden entstehen können, wenn Folsäure bei einem unbehandelten Vitamin-$B_{12}$-Mangel gegeben wird, einem weiteren bei tropischer Sprue häufigen Mangelzustand, empfiehlt es sich, gleichzeitig *Vitamin $B_{12}$* zuzuführen. Es kann gespritzt oder oral in hohen Dosen (500 µg täglich) gegeben werden. Wenn die Blässe und die Müdigkeit trotz dieser Maßnahmen anhalten, ist an einen Eisenmangel zu denken, insbesondere bei Frauen, und es sollte Eisen mit Vitamin C zur Verbesserung der Resorption gegeben werden (zum Beispiel *Eisenfumarat 200 mg dreimal täglich, sowie Vitamin C 200 mg dreimal täglich, beides jeweils nach dem Essen*). Die anfängliche Besserung ist beeindruckend, doch kommt es häufig zu Rückfällen, wenn nicht gleichzeitig medikamentös behandelt wird. Eine kombinierte ernährungsmäßige und homöopathische Behandlung ist daher von äußerster Wichtigkeit. Nachfolgend die homöopathische Therapie.
2. Eine häufig angezeigte Verordnung, die über mehrere Monate beizubehalten ist:

    *Pulsatilla C 6 12h*

    (Potenzen über C 12 vermeiden)

3. Wenn obiges Mittel Rückfälle nicht verhindern kann, insbesondere in Fällen, in denen *morgendliche Diarrhöe* vorliegt, folgendes Mittel einsetzen, das über mehrere Monate einzunehmen ist:
    *Sulfur C 6 12h*
    (keine Potenzen über C 9 verwenden)
4. Gleichzeitig mit obigem zur Verstärkung der Wirkung folgendes geben:
    *Crataegus Ø 5 Tropfen 6h*
    (die Dosis für Kinder verringern)
5. Die Rückkehr des Reisenden in ein gemäßigtes Klima bringt oft eine spontane Besserung mit sich, sofern die Erkrankung nicht älter als ein Jahr ist. Diesem Patientenkreis sollte die Rückkehr in ein heißes Klima ohne die Gabe von *Folsäure* (Erwachsenendosis: *5 mg täglich*) nicht gestattet werden. Bei Patienten, die mit einjähriger Krankheitsdauer in die Heimat zurückkehren, können häufige Rückfälle auftreten, die paradoxerweise in die Zeit des Winters und des Frühjahrs fallen, nicht in den Sommer. Für solche Fälle ist eine spezielle homöopathische Behandlung erforderlich, am besten durch den homöopathischen Arzt.

## Diagnostische Schwierigkeiten

Lambliasis und tropische Sprue sind nicht die einzigen Fälle einer hartnäckigen (chronischen) Fettdiarrhöe, die für den Reisenden von Bedeutung sind. Weitere Formen, die völlig anders behandelt werden müssen, sind unter anderem:
1. Glutenempfindlichkeit (Zöliakie beim Erwachsenen), die sich in den Tropen entwickeln kann. Hier muß der Patient auf Weizen, Gerste und Roggen verzichten.

2. Tuberkulose der Lymphdrüsen des Bauchraums.
3. Bauchlymphom (bösartige Geschwulst).
4. Chronische Pankreatitis (vor allem bei den Bewohnern von Afrika, Indonesien und Südindien).
5. Strongyloidiasis, eine Nematodeninfektion (siehe kleingedruckte Anmerkung zu »Larva migrans« in Kapitel 16).
6. Mit *Capillaria philippinensis*, einer Nematode, die den Dünndarm befällt, infiziert man sich durch den Genuß von rohem Süßwasserfisch. Der Erreger tritt auf den Philippinen, in Thailand, Ägypten und im Iran auf.
7. Alphakettenkrankheit, die vor allem im östlichen Mittelmeerraum und auf der arabischen Halbinsel auftritt.
8. Pellagra (verursacht durch Mangel am B-Vitamin, Nikotinsäure und anderen Substanzen).

## Anhaltende Diarrhöe mit Fieber und Verfall

In den Tropen weist das gemeinsame Auftreten dieser drei Symptome stark auf Tuberkulose, Aids oder (in Endemiegebieten) eine viszerale Leishmaniase hin (siehe Kapitel 26).

## Ruhr (blutige Diarrhöe, Dysenterie)

Blutiger Durchfall tritt weit seltener auf als wäßriger. Hierauf entfallen höchstens 15 Prozent der Gesamtzahl der Reisediarrhöefälle. Ruhr kann als kurzdauernde Erkrankung auftreten, die durch Bakterien verursacht ist, oder als chronische Erkrankung, der meist ein Befall mit Parasiten zugrunde liegt. Die häufigste Form der ersteren ist die Bakterienruhr (Shigellose), der letzteren Amöbenruhr. Tabelle 10.1 zeigt die Hauptunterschiede zwischen diesen beiden

Erkrankungen und hilft Ihnen bei der Diagnose. Wenn bei der Diagnosestellung gewisse Schwierigkeiten auftreten, ist zu beachten, daß die Anwesenheit bzw. Abwesenheit von Fieber ein Schlüssel bei der Differenzierung zwischen den beiden Erkrankungen ist.

**Tabelle 10.1**

| Bakterienruhr | Amöbenruhr |
|---|---|
| Kurzfristig (unter 21 Tage). | Längerfristig (über 21 Tage). |
| Plötzlicher Beginn. | Entwickelt sich meist langsam. |
| **Meist Fieber.** | **Meist kein Fieber.** |
| Anfängliches Erbrechen. | Kein Erbrechen. |
| Wenig, aber häufiger Stuhl. | Oft reichlich Stuhl. |
| Stühle wie Rote-Johannisbeer-Marmelade oder wie rosafarbener Froschlaich. | Kot mit Blut und Schleim vermischt. |
| Stuhl geruchlos. | Stuhl übelriechend. |
| Schwere rektale Krämpfe. | Meist keine rektalen Krämpfe. |
| Kurze Inkubationszeit. | Lange Inkubationszeit. |
| Oft epidemisch (örtlich und zeitlich begrenzt). | Endemisch (Dauerverseuchung). |
| Komplikationen: Arthritis, Augenbeschwerden. | Komplikationen: Leber- und sonstige »Abszesse«, Perforation der Eingeweide, Amöbiasis der Haut. |

## Bakterienruhr (Shigellose)

Diese Erkrankung wird durch Shigellen verursacht. Bakterienruhr tritt in gemäßigtem und tropischem Klima und gelegentlich auch bei uns auf. Die schweren Verlaufsformen sind allerdings normalerweise auf die Tropen und Ostasien beschränkt. In warmen Ländern sind die meisten Fälle im Frühsommer zu beobachten, bei uns dagegen im Winter. Die Krankheit kann über Nahrungsmittel und Wasser übertragen werden. Wichtige Überträger sind Fliegen. Bakteriologisch lassen sich die Organismen in frischem Stuhlschleim leicht nachweisen. Die homöopathischen vorbeugenden Maßnahmen wurden oben und in Kapitel 3 erörtert.

Die Inkubationszeit schwankt, beträgt jedoch in der Regel etwa drei Tage. In schweren Fällen kommt es zu plötzlichem Fieberanstieg und Bauchschmerzen (Koliken). Zu Beginn tritt häufiger Stuhlgang auf; Schleim oder Blut fehlen. Später erscheint im Kot mit Blut durchzogener Schleim. Dann kommt es rasch zum häufigen Ausscheiden von blutigem Schleim, bis zu sechzigmal täglich. Diese Stühle sind geruchlos, enthalten sehr wenig Kot und ähneln je nach der vorhandenen Blutmenge Roter-Johannisbeer-Marmelade oder rosafarbenem Froschlaich. Es treten beständig schwere Koliken und schmerzhafte rektale Krämpfe auf, die bis zu dreißig Minuten nach der Darmentleerung anhalten können. Auch das Wasserlassen ist schmerzhaft. Zu Beginn der Erkrankung kann Erbrechen auftreten, das zum Glück im weiteren Verlauf nicht anhält, so daß eine gute orale Rehydrierung möglich ist. Unbehandelt klingt die Erkrankung meist innerhalb von 14 bis 21 Tagen ab; das Blut verschwindet, und der Stuhl normalisiert sich allmählich wieder. Gelegentlich kann die Krankheit jedoch in einen chronischen Verlauf übergehen, wobei monatelang blutiger und schleimiger Stuhl ausgeschieden wird.

In milden Fällen tritt wenig oder kein Fieber auf, wobei der Darm täglich bis zu achtmal entleert wird und nur wenig Blut und Schleim beigemischt ist. In diesen Fällen klingt die Krankheit spontan nach zwei bis drei Tagen ab. Die Diagnose auch milder Fälle ist jedoch sehr wichtig, da beim Ausbruch einer Bakterienruhr etwa 10 Prozent der Patienten noch vier Monate nach der Erkrankung Krankheitsträger sind; sie sind zwar symptomfrei, stellen aber über ihren Kot ein Infektionsrisiko für andere dar.

Zu den Komplikationen zählen Augenentzündung (leichte Konjunktivitis oder, seltener, Iritis), entzündliche Arthritis in der Rekonvaleszenzphase (insbesondere das Knie und der Knöchel), Hämorrhoiden oder Anusvorfall durch das Pressen, insbesondere bei schlecht ernährten Menschen, und (selten) Perforation des Darms.

Die orale Rehydrierung gelingt in den meisten Fällen zufriedenstellend, jedoch ist gelegentlich intravenöse Flüssigkeitszufuhr erforderlich. Zusätzlich kommt die nachfolgende homöopathische Behandlung in Betracht:

1. In der Anfangsphase, solange Blut fehlt, kann die Behandlung mit den oben für die kurzfristige wäßrige Diarrhöe beschriebenen Maßnahmen erfolgen, von denen sie klinisch möglicherweise nicht zu unterscheiden ist.
2. Wenn Blut im Stuhl aufgetreten ist, die nachfolgende kombinierte Behandlung anwenden und täglich wiederholen, bis eine deutliche Besserung eintritt:
    *a) Ipecacuanha C 6, eine Dosis jeden Morgen*
    *b) Petroleum C 30, eine Dosis jeden Abend*
    (Wenn die empfohlenen Potenzen nicht verfügbar

sind, eine andere Potenz im Bereich zwischen C 6 und C 30 geben.)
3. Wenn obige Verordnung nicht anschlägt, folgendes geben:
   *Mercurius corrosivus C 6 6h*
4. In Verbindung mit (2) oder (3) kann zur Verstärkung der Wirkung folgendes gegeben werden:
   *Crataegus Ø 5 Tropfen 6h*
   (die Dosis für Kinder verringern)
5. In Verbindung mit einem der obigen Mittel bei schweren Koliken oder rektalen Krämpfen folgendes hinzufügen:
   *Colocynthis C 30 2h, wie erforderlich*
6. Zur Unterstützung der Genesung nach dem Abklingen der Diarrhöe reichlich Knoblauch und folgendes geben:
   *Cinchona officinalis C 30 6h*
   (sowie einige Wochen *Crataegus Ø 5 Tropfen 6h* geben)
7. Bei hartnäckigen Fällen (länger als 21 Tage) reichlich Knoblauch und eventuell folgendes geben:
   *Sulfur C 6 12h*
   (keine Potenzen über C 9 geben)
8. Bei Hämorrhoiden oder Anusvorfall nach einem Shigellose-Anfall:
   *Podophyllum C 6 12h*
9. Bei Konjunktivitis (leichter Entzündung und leichtem Wundsein der Augen):
   *Euphrasia C 6 6h*
10. Bei Iritis (starke Schmerzen und Entzündung des Auges mit Druckempfindlichkeit und verkleinerter Pupille) sofort ärztliche Hilfe aufsuchen und inzwischen folgendes geben:
    *Rhus toxicodendron C 30 12h*

11. Bei arthritischen Komplikationen:
    *Eupatorium perfoliatum C 30 12h*

## Weitere Ursachen für akute blutige Diarrhöe mit Fieber

Bakterielle Infektion mit *Campylobacter jejuni* (hauptsächlich eine Kinderkrankheit in Entwicklungsländern), mit Salmonellen und einigen Stämmen von *Escherichia coli* kann ein Krankheitsbild hervorrufen, das mit dem der Shigellose klinisch identisch ist. Die homöopathische Behandlung entspricht derjenigen der Shigellose.

## Amöbenruhr

Diese Erkrankung wird von dem amöbischen Parasiten *Entamoeba histolytica* hervorgerufen. Dieses Protozoon tritt in gemäßigtem Klima wie zum Beispiel in Nordeuropa und in den USA auf, vor allem aber in den Tropen und Subtropen. In vielen warmen Ländern ist ein großer Prozentsatz der Bevölkerung symptomenloser Träger dieses Erregers, der im Stuhl in Form sphärischer mikroskopischer Amöbenzysten ausgeschieden wird, dessen Aufnahme bei anderen Menschen krankheitsauslösend wirken kann. Amöbenzysten im Wasser werden durch Kochen zerstört, während Chlorierung relativ wirkungslos ist. Es zeigt sich heute, daß es viele Stämme von *Entamoeba histolytica* gibt, von denen nur wenige Erkrankungen auslösen können (pathogene Stämme). Zur Unterscheidung der verschiedenen Typen sind umfangreiche mikrobiologische Untersuchungen erforderlich. Die Zyste ist die inaktive Phase des Organismus, die nach der Aufnahme in die aktive Trophozoitenform übergeht. Pathogene Trophozoiten können je nach der Widerstandskraft des Wirts zu einer Ulzeration (Geschwürbildung) der Darmschleimhaut führen, wodurch eine Amöbenruhr entsteht. Die Gewinnung dieser aktiven pathogenen Trophozoiten aus frischen Stuhlproben ist für die Bestätigung der letzteren Diagnose wichtig. Das bloße Vorhandensein der zystischen Form bei blutigem Durchfall bestätigt diese Diagnose nicht. Der Begriff *Amöbiasis* besagt zunächst nur, daß der Betroffene Träger pathogener Formen von *Entamoeba histolytica* ist, ob die Krankheit manifest ist oder nicht; er bezieht sich daher auf Erkrankte wie auf Träger gleichermaßen. In vielen Gegenden, in denen aufwendige klinische Tests nicht möglich sind, muß sich die Diagnose der Amöbenruhr ausschließlich auf das klinische Bild stützen, das im folgenden betrachtet werden soll (siehe auch Tabelle 10.1).

Die Inkubationszeit reicht von einer Woche bis zu mehreren Jahren, dürfte jedoch in den meisten Fällen einige Monate betragen. Die Erkrankung kann also noch lange Zeit nach der Rückkehr von einer Auslandsreise ausbrechen. Bei einer normal ernährten, bisher gesunden Person setzt die Erkrankung langsam ein und verläuft oft so milde, daß das Befinden des Patienten nur wenig beeinträchtigt ist. Drei- bis viermal täglich wird loser Stuhl entleert, der mit Blut und Schleim durchzogen ist. Durchfallperioden wechseln oft mit Verstopfungsperioden ab. Im allgemeinen tritt kein Fieber auf. Auch Bauchkoliken oder rektale Krämpfe fehlen.

Am anderen Ende der Skala liegt die schwere Amöbenruhr. Diese tritt vor allem bei schlecht ernährten Menschen auf, bei Patienten, die Steroide einnehmen, bei Schwangeren, bei Kindern in der Rekonvaleszenz nach Masern und bei Menschen mit strapaziöser Lebensweise, wie zum Beispiel Soldaten und Forschern. Die Krankheit kann sehr plötzlich einsetzen, wobei täglich bis zu zwanzig dünnflüssige, blutige, übelriechende Stühle entleert werden; hinzu kommen Fieber, Schwäche, Austrocknung, Bauchschmerzen und rektale Krämpfe. Der Darm kann so sehr geschwächt sein, daß er bei einer unsorgfältigen Bauchuntersuchung reißen kann. Schluckauf gilt als ominöses Zeichen. Unbehandelt führt die Krankheit in solchen Fällen in bis zu 70 Prozent der Erkrankungen zum Tode.

Zwischen diesen beiden Extremen gibt es viele Erkrankungen mit mehr oder weniger auffälliger Symptomatik. Wenn möglich, sollte stets der Arzt aufgesucht werden. In einigen Fällen geht die Krankheit in eine chronische Phase über, für die abwechselnde Diarrhöe und Verstopfung im Verlaufe vieler Monate oder sogar Jahre typisch sind, die von Phasen normalen Stuhlgangs unterbrochen werden. In diesen Fällen kann die Diarrhöe durch unbedachtes Essen, Erschöpfung oder eine Erkältung ausgelöst werden.

Mögliche Komplikationen der Amöbiasis sind:

1. Perforation des Darms, die einen chirurgischen Eingriff notwendig macht. Es kann zu schweren Bauchschmerzen, Versteifung der Bauchwandmuskulatur, zu Erbrechen oder Schluckauf kommen.
2. Durch die Erosion eines Blutgefäßes kann es zu schweren Blutungen kommen. In diesem Fall ist eine Bluttransfusion notwendig.
3. Im Darm können sich große Massen (sogenannte *Amöbome*) bilden und zu einer Blockierung des Darms führen. Es kommt zu einer Blähung des Bauchs und zu Verstopfung. Amöbome können mit bösartigen Tumoren und einer Eingeweidetuberkulose verwechselt werden. Medi-

kamentöse Behandlung ist im allgemeinen einem chirurgischen Eingriff vorzuziehen.
4. Eindringen pathogener Amöben in die Haut kann zu schweren Ulzerationen (Geschwürbildungen) im Bereich des Anus und der Genitalien führen.
5. Amöbischer Leber»abszeß«. Hierbei handelt es sich um keinen Abszeß im üblichen Sinne, da keine Eiterfüllung vorliegt. Er entsteht durch die Verflüssigung eines Leberbereichs durch Amöben und enthält Material, das einer Anchovispaste ähnelt. Bei manchen Patienten war bisher keine Ruhr aufgetreten, und der Leber»abszeß« entsteht erst Jahre nach dem Besuch ferner Gegenden. In der Regel tritt er jedoch bei Menschen auf, die lange Zeit in den Tropen gelebt haben und bei denen bereits Ruhr aufgetreten war. Zu den Symptomen gehören: Druckgefühl an der rechten Bauchseite unter den Rippen, Schmerzen in diesem Bereich, die durch Husten oder Atmen stärker werden und sich bis zur rechten Schulter ausbreiten können, Fieber mit Schweißausbrüchen, die periodisch auftreten (und mit Malaria verwechselt werden) können, Appetitmangel und Gewichtsverlust, Empfindlichkeit der Leber bei der Untersuchung (die nicht immer besteht), Husten. Zur Sicherung der Diagnose können spezielle Untersuchungen notwendig sein, die jedoch in abgelegenen und armen Gegenden meist nicht möglich sind. Diagnostisch ist eine Verwechslung mit einem Trematodenabszeß oder einer Hydatidenzyste (siehe Kapitel 27) möglich. Medikamentöse, nicht chirurgische Behandlung ist indiziert.
6. Ähnliche »Abszesse« treten selten auf in Lunge, Milz oder Gehirn.
7. Rektaler Ulkus. Ulzerationen im oder in der Nähe des Rektums können zu rektalen Krämpfen und zu einer

starken Ausscheidung von Schleim führen, ein Zustand, der chronisch sein kann.

Wenden wir uns nun der homöopathischen Behandlung der Amöbenruhr zu.

1. In allen Fällen (einschließlich Leber»abszeß« und chronischer Ruhr) ist unabhängig vom Krankheitsbild das nachfolgende Mittel zu verordnen, das gemeinsam mit den sonstigen indizierten Mitteln zu geben ist:
   *Entamoeba histolytica Nosode C 30 12h*
2. In leichten Fällen einer Amöbenruhr ohne oder mit nur geringen Bauchschmerzen und ohne rektale Krämpfe, wobei der Patient nicht bettlägerig ist, kommt folgendes in Betracht:
   *Phosphorus C 6 12h*
3. In schweren Fällen einer Amöbenruhr mit vielen blutigen Stühlen, Bauchkrämpfen und schweren rektalen Krämpfen folgendes geben:
   *Mercurius corrosivus C 6 6h*
4. In schweren Fällen einer Amöbenruhr, wenn der Patient zusammengebrochen, schwindelig und verwirrt ist, folgendes geben:
   *Baptisia C 30 6h*
5. Bei hartnäckigen (chronischen) Fällen einer Amöbenruhr mit wechselnder Diarrhöe und Verstopfung, die Monate oder Jahre anhält, sind andere Mittel angezeigt, deren Auswahl zum Teil von der Beurteilung der allgemeinen Merkmale des Patienten abhängt (man kann auch regelmäßig Knoblauch geben):
   a) *Sulfur* ist vor allem bei robusten, warmen Menschen mit einer Neigung zu Hauterkrankungen angezeigt. Der Patient fühlt sich bei warmem Wetter oder in war-

men Räumen allgemein schlechter. Die Diarrhöe tritt meist am Morgen auf, wobei der Stuhldrang den Patienten aus dem Bett treibt. Während der Verstopfungsphase ist der Stuhl hart, die Ausscheidung schmerzhaft, wobei sich Hämorrhoiden verschlimmern, die wund sind oder jucken. Folgendes geben:
*Sulfur C 6 12h*
(keine Potenzen über C 9 geben)
b) *Nux vomica* ist vor allem bei leicht frierenden, reizbaren, überkritischen Menschen angezeigt, die oft einen sitzenden Beruf haben. Zu den bisherigen Beschwerden zählen oft Verdauungsstörungen durch unregelmäßige Mahlzeiten und Schwindel nach dem Essen. Während der Diarrhöephase können rektale Krämpfe auftreten, die durch den Stuhlgang kurzfristig gelindert werden, wiewohl sie in einigen Fällen auch die Ursache für eine beständige Schmerzhaftigkeit des Rektums sind. Während der Verstopfungsphase besteht häufiger vergeblicher Stuhldrang; die Ausscheidung ist unvollständig, wobei man das Gefühl hat, daß ein Teil des Stuhls nicht ausgeschieden werden konnte. Folgendes geben:
*Nux vomica C 6 12h*
c) *Sepia* ist vor allem bei fröstelnden Menschen mit einer gelblichen Haut angezeigt. Ihre Abneigung gegen Kälte und Vorliebe für Wärme ist oft extrem ausgeprägt. Ihre Reizbarkeit richtet sich häufig gegen die engsten Angehörigen, selten gegen Freunde. Körperliche Betätigung bringt ihnen in aller Regel Besserung, und sie sitzen nicht gerne. Während der Verstopfungsphase besteht tagelang kaum Stuhldrang, dann aber Schmerzen im Rektum während und lange nach der Entleerung des Darms. Man hat möglicherweise das

Gefühl, daß sich ein Ball, ein Gewicht oder ein Klumpen im Rektum befände. Die Verstopfungsphasen dauern oft länger als die Diarrhöephasen, wobei der Durchfall durch Milchgetränke verschlimmert wird. Folgendes geben:

*Sepia C 6 12h*

(keine Potenzen über C 12 geben)

6. Die Behandlung des amöbischen Leber»abszesses« ist, wenn irgend möglich, dem Arzt zu überlassen. In Frage kommende Mittel sind:
   a) Bei Schmerzen rechtsseitig im Oberbauch oder im unteren Bauchraum, die durch Husten oder Atmen schlimmer werden:

   *Bryonia C 6 6h*

   b) Bei Appetitmangel, starkem Gewichtsverlust und empfindlicher Leber:

   *Lycopodium C 6 12h*

   c) Wenn der Schmerz zur rechten Schulter zieht oder bei Dauerschmerz unter dem rechten Schulterblatt, insbesondere in Fällen, in denen Diarrhöe und Verstopfung abwechseln:

   *Chelidonium majus C 6 6h*

   d) In Verbindung mit einer der obigen Verordnungen oder als Alleinmittel folgendes geben:

   *Carduus marianus Ø 6 Tropfen 6h*

7. Bei rektalem Geschwür mit starkem Abgang von Schleim und rektalen Krämpfen folgendes geben:

   *Aloe C 6 6h*

## Balantidienruhr (Balantidiose)

Hierbei handelt es sich um eine Infektion, die durch das Protozoon *Balantidium coli* hervorgerufen wird. Dieser Organismus tritt in warmem wie in gemäßigtem Klima auf und wird gelegentlich durch Kontakt mit Schweinen übertragen. Viele Fälle sind symptomlos, doch tritt manchmal ein klinisches Bild auf, das demjenigen der Amöbenruhr praktisch gleich ist, wobei jedoch die Wahrscheinlichkeit einer Darmperforation häufiger ist. Die Sicherung der Balantidiose-Diagnose erfolgt durch Nachweis des Erregers in einer Stuhlprobe. Die homöopathische Behandlung ist jedoch ähnlich der für die Amöbiase angegebenen.

## Ulzeröse Kolitis

Diese nicht durch Parasiten bedingte Erkrankung ist im Westen häufiger und tritt in den Tropen seltener auf. Die Krankheit ähnelt in ihrem Erscheinungsbild sehr der Amöbenruhr, gegenüber der sie manchmal schwierig abzugrenzen ist. Die Seltenheit dieser Erkrankung in den Tropen läßt sich mit Hilfe der homöopathischen Theorie gut erklären: Die Amöbenruhr verhält sich auch in ihren schwächeren Formen »homöopathisch« zu der Erkrankung ulzeröse Kolitis. Mit anderen Worten, die Ähnlichkeit ist so groß, daß auf der Grundlage des Prinzips »Gleiches (Ähnliches) verhütet Gleiches (Ähnliches)« die Disposition für die letztere Erkrankung ausgeschlossen wird. Auf der Grundlage dieser interessanten Beobachtungen habe ich in einigen Fällen einer ulzerösen Kolitis eine signifikante Besserung durch die Gabe einer Nosode *Entamoeba histolytica* erzielt.

## Sonstige Ursachen einer anhaltenden blutigen Diarrhöe

Hierzu gehören unter anderem folgende Erkrankungen, die anders zu behandeln sind als die obengenannten:
1. Bilharziose, eine durch Saugwürmer verursachte Infektion (siehe Kapitel 21);

2. schwere Bandwurminfektion (meist in Südostasien),
3. Trichuriasis (mit schwerer Infektion), eine durch Peitschenwürmer hervorgerufene Erkrankung (siehe Kapitel 27),
4. Dickdarmkrebs.

## Cholera

Diese Erkrankung wird durch das Bakterium *Vibrio cholerae* hervorgerufen. Sie ist durch schlechte sanitäre Bedingungen und Hygiene verursacht und kann überall in der Welt auftreten, wo solche Bedingungen herrschen. Besonders gefährdet sind Reisende, die Indien, Bengalen, Südostasien, den Nahen Osten, Afrika, Osteuropa, Südamerika und den westlichen Pazifik besuchen. In diesen Gegenden sind viele Menschen symptomlose Träger der Erkrankung. Die Frage der Schutzimpfung wurde in Kapitel 3 besprochen; nachfolgend hierzu ein weiteres Verfahren.

Die Erkrankung wird durch die Aufnahme von Choleraorganismen, die Menschen mit aktiver Erkrankung und Träger in ihrem Stuhl ausscheiden, mit der Nahrung oder mit Wasser hervorgerufen. Da der Erreger an sich durch die Magensäure leicht zerstört wird, begünstigen die Aufnahme großer Mengen von Wasser, die Einnahme von Mitteln gegen Magensäure und zurückliegende Magengeschwüroperationen die Infektion. Die Inkubationszeit kann zwischen wenigen Stunden und bis zu sieben Tagen liegen, beträgt jedoch typischerweise etwa 48 Stunden. Die Krankheit bricht plötzlich mit explosiver Diarrhöe aus. Wenn der Kot entleert ist, werden voluminöse Stühle von »reiswasserähnlichem« Aussehen in beeindruckenden Mengen ausgeschieden, in denen der Erreger leicht nachgewiesen werden kann. Die Ausscheidung dieser Flüssigkeit geschieht schmerzlos und ohne Anstrengung, wobei der Erkrankte täglich bis zu zwanzig Liter verlieren kann. Erbrechen, oft explosionsartiges, aber ohne Übelkeit, ist typisch und tritt in 80 Prozent der Fälle auf, wodurch die orale Rehydrierung erheblich erschwert wird. Es treten schwere Muskelkrämpfe auf, zunächst an den Beinen, die sich über den ganzen Körper ausbreiten. Fieber fehlt meist, außer bei Kindern, und die Körpertemperatur kann subnormal sein. Ohne Rehydrierung stellt sich beim Patienten zunehmender Durst mit auffälligen Dehydrierungsanzeichen ein, zum Beispiel eingesunkenen Augen, faltiger Haut und verringerter Harnausscheidung. Der Atem riecht nach Azeton. Es folgen Nierenversagen und Schock. Die Lippen werden blau, die Extremitäten kalt, und eine zunehmende Lethargie weicht einem tiefen Koma, dem schließlich der Tod folgt. Dies ist das Bild einer schweren Cholera. Zum Glück bleibt die Mehrzahl der Menschen, die mit dem Choleraerreger infiziert werden, entweder symptomlos oder durchläuft nur eine milde Durchfallerkrankung. Weniger als ein Siebtel der infizierten Menschen entwickeln die Symptome einer schweren Cholera. Nach der Infektion mit oder ohne Symptome bleiben die meisten Menschen etwa zehn Tage lang Wirt des Organismus und können dadurch die Erkrankung auf andere übertragen. Manche Menschen bleiben jedoch auf Dauer Träger und bilden ein erhebliches Risiko.

Die Todesursache bei einer schweren Cholera ist letztlich der Wasser- und Mineralstoffverlust. Wenn beides in ausreichender Menge zugeführt wird, tritt eine vollständige Genesung ein. Wenn der Patient auf eine »Choleraliege« gebettet wird, ein Feldbett mit einem Ausschnitt in der Mitte, durch das der Stuhl entleert und in einem Eimer gesammelt wird, läßt sich der Flüssigkeitsverlust messen und damit die für die Rehydrierung benötigte Menge bestimmen. Die heutige Grundbehandlung für eine schwere Cholera besteht daher in der Flüssigkeitszufuhr durch intravenöse Infusion, wobei die Ringer-Laktat-Lösung das Mittel der Wahl ist. Bei weniger schweren Cholerafällen und solchen, die sich nach der intravenösen Therapie bessern, kann die Rehydrierungsflüssigkeit oral (etwa alle 15 Minuten) oder über einen Magenschlauch zugeführt werden. Es kann eine der am Anfang dieses Kapitels erwähnten Rehydrierungsflüssigkeiten gegeben werden, jedoch ist das nachfolgende Rezept geeigneter, da es ausreichende Mengen Kalium enthält: *In 1 Liter sauberem Wasser 20 g Traubenzucker, 1,5 g Kaliumchlorid, 2,5 g Natron und 3,5 g Natriumchlorid (Kochsalz) auflösen.*

Gleichzeitig mit der Rehydrierungstherapie sollten homöopathische Mittel zur Beschleunigung der Genesung gegeben werden. In vielen abgelegenen und armen Gegenden, wo keine intravenöse Therapie möglich ist, ist die Kombination von homöopathischer Behandlung und oraler Rehydrierung die einzige Chance. Die Wirkung der homöopathischen Therapie bei der Behandlung der großen europäischen Epidemien der ersten Hälfte des 19. Jahrhunderts war so schlagend, daß sie von allen Seiten anerkannt wurde. Im Jahre 1832 schrieb Dr. F. F. Quin, ein Schüler von Dr. Samuel Hahnemann, dem Begründer der homöopathischen Medizin, ein Buch mit dem Titel *Du Traitement Homéopathique du Choléra*, in dem er die erhebliche Senkung der Sterblichkeit durch homöopathische Behandlung im Gegensatz zu dem völligen Scheitern der schulmedizinischen Verfahren jener Zeit dokumentierte. Betrachten wir nun die homöopathische Behandlung in den Einzelheiten:

1. Sehr leichte Fälle sind von einer kurzfristigen wäßrigen Diarrhöe (siehe oben) nicht zu unterscheiden und sind in ähnlicher Weise zu behandeln, wobei *Arsenicum album* das Schlüsselmittel ist.
2. Sofort beim Einsetzen einer schweren Cholera ist folgendes indiziert:

   *Camphora Ø (9%), 2 Tropfen auf Zucker alle 5 bis 15 Minuten, je nach der Reaktion des Patienten, eine Stunde lang.*

Diese Tinktur muß getrennt von allen anderen homöopathischen Mitteln aufbewahrt werden, da sie deren therapeutische Wirkung aufheben kann; aus demselben Grund sollten Sie sie nicht auf die Hände bekommen. Bei Menschen unter 40 Kilogramm Gewicht ist die Dosis auf *1 Tropfen* zu verringern. Diese Verordnung könnte für Kinder unter 6 Monaten gefährlich sein und sollte außer in dramatischen Umständen nicht gegeben werden (siehe nachfolgende Verordnung [3]). Die heute angegebene Stärke der Tinktur von 9 Prozent (9 g/100 ml) entspricht der von Dr. Quin empfohlenen Stärke »1:6« und darf nicht überschritten werden. Die höchstzulässige Dosierung für einen durchschnittlichen Erwachsenen beträgt *24 Tropfen innerhalb einer Stunde*. Letzteres entspricht einer Kampfer-Gesamtdosis von etwa 54 mg. Mit Ausnahme von Kleinkindern, die bekanntermaßen sogar für die Einatmung von Kampfer in sehr kleinen Mengen empfindlich sind, beträgt die bekannte tödliche aufgenommene Mindestdosis dieser Substanz etwa 1000 mg. Es besteht aber eine große Sicherheitsspanne.

3. Danach ist das folgende Mittel mit der Häufigkeit, wie es der Fortschritt des Kranken nahelegt, über einen gewissen Zeitraum zu geben:

   *Veratrum album C 6 alle 10 bis 30 Minuten*

Dieses Mittel ist nachdrücklich indiziert, wenn der Patient sehr kalt ist und zugedeckt werden möchte.

4. Wenn Muskelkrämpfe im Vordergrund stehen, ist folgendes Mittel zu geben:

*Cuprum metallicum C 30 alle 10 bis 30 Minuten*

Da die therapeutische Wirkung von Veratrum album ebenfalls notwendig ist, ist es besser, letzteres und Cuprum metallicum im Wechsel zu geben, zum Beispiel:

- *Ver.alb. C 6 15 Minuten Pause Cup.met. C 30 15 Minuten Pause*
- *Ver.alb. C 6 15 Minuten Pause Cup.met. C 30 usw.*

5. In den letzten Phasen einer schweren Cholera, wenn der Patient unter Schock steht und fast kein Puls mehr vorhanden ist, folgendes geben:

*Carbo vegetabilis C 30 alle 10 Minuten*

### Genus epidemicus cholerae

Ein Mittel oder mehrere Mittel, die in der Mehrzahl der Fälle während einer Epidemie therapeutischen Wert haben, können zur Vorbeugung gegen diese Krankheit bei anderen eingesetzt werden. Dies ist ein feststehender homöopathischer Lehrsatz, der sich in der Vergangenheit als sehr fruchtbar erwiesen hat. Ein solches Mittel bzw. solche Mittel bilden den sogenannten *Genus epidemicus*. Der Genus einer schweren Cholera ist in der Regel durch die Mittel *Veratrum album* und *Cuprum metallicum* definiert. Sie können daher zur Vorbeugung gegen Cholera eingesetzt werden, insbesondere beim schweren Typ. Dabei muß selbstverständlich gleichzeitig auf eine sorgfältige Hygiene geachtet werden. *Veratrum album C 6* und *Cuprum metallicum C 6* sind getrennt und im Wechsel in Abständen von drei Tagen zu geben, zum Beispiel:

    *1. Tag: Ver.alb. C 6 Einzeldosis*
    *4. Tag: Cup.met. C 6 Einzeldosis*
    *7. Tag: Ver.alb. C 6 Einzeldosis*
    *10. Tag: Cup.met. C 6 Einzeldosis* usw.

Dies ist möglicherweise die Methode der Wahl für Reisende in Gebiete, in denen eine Choleraepidemie ausgebrochen ist, oder für Pflegepersonal auf Cholerastationen. In weniger gefährlichen Umständen genügt das in Kapitel 3 beschriebene homöopathische Verfahren, wobei gleichzeitig auf eine strenge Nahrungs-, Wasser- und persönliche Hygiene zu achten ist. Es muß jedoch betont werden, daß bezüglich beider Verfahren im Augenblick kein statistischer Wirksamkeitsnachweis besteht.

## Darmgifte erzeugendes Staphylococcus aureus

Die Verunreinigung vorgegarter Speisen oder Milch mit diesem Bakterium kann zur Erzeugung eines schädlichen Gifts führen. Etwa zwei bis sechs Stunden nach der Aufnahme des Gifts kommt es zu plötzlichem Erbrechen, gefolgt von voluminöser wäßriger Diarrhöe. In einigen Fällen kann die Diarrhöe fast so stark sein wie bei einer schweren Cholera, und die Behandlung sollte in ähnlicher Weise erfolgen. Diese Erkrankung führt gelegentlich auch zum Tode.

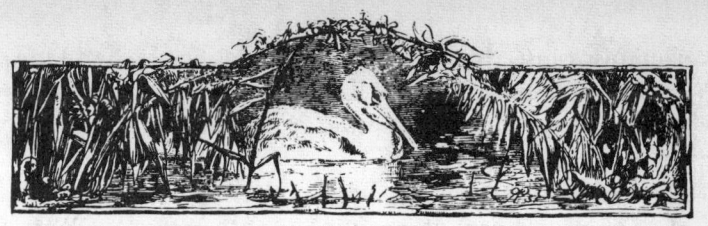

# 11 Der unmäßige Reisende

Das Reisevergnügen wird oftmals durch Übermaß beim Essen und Trinken oder durch beides getrübt. Dies ist das Thema des folgenden Kapitels, in dem auch potentiell giftige Speisen und Getränke besprochen werden, zu deren Genuß sich der Reisende verleiten lassen könnte, wobei er jedoch mit seiner Gesundheit und möglicherweise seinem Leben spielt.

## Verbreitete Unmäßigkeit beim Essen und Trinken

Da im Ausland alkoholische Getränke oft billiger sind, neigen viele dazu, hier ihre Grenzen zu überschreiten. Zu den unmittelbaren schädlichen Folgen einer solchen Unmäßigkeit, dem Rausch, gehören Unstetigkeit, übertriebene Fröhlichkeit, Enthemmung, Antipathie, Aggressivität, Schluckauf, Übelkeit, Erbrechen, Schlafwandeln, Gefühllosigkeit und Schnarchen. Zu den Spätfolgen, dem Kater, zählen Kopfschmerzen, trockener Mund, fader Geschmack im Mund, Schnupfen, Sodbrennen, Verdauungsbeschwerden, Verstopfung (meist), Durchfall (seltener), Blähungen, Reizbarkeit, Niedergeschlagenheit, Reuegefühl, Gedächtnisverlust, Blässe, Schwitzen und Schwäche. Eine schwere Alkoholvergiftung kann sogar zum Tod führen. Bei manchen Menschen entwickelt sich eine Erkrankung der Bauchspeicheldrüse.

Alkohol kann sehr lange nach dem Genuß im Körper verbleiben, und je nach der genossenen Menge ist Abstinenz über viele Stunden erforderlich, damit der Alkoholspiegel wieder unter die gesetzlich zulässige Grenze für das Führen von Kraftfahrzeugen sinkt. Es gibt heute Taschenrechner, mit deren Hilfe man berechnen kann, wann man sich wieder hinter das Steuer setzen darf. Dabei ist zu beachten, daß in manchen Ländern (zum Beispiel Schweiz, Skandinavien) eine Null-Promille-Grenze gilt.

Inwieweit sich ein Kater manifestiert, hängt direkt von der genossenen Menge, dem Alkoholgehalt des Getränks, dem Zuckergehalt und beim Wein von der Tiefe der Farbe und seiner Reife bzw. Unreife ab; letzteres spielt auch bei Branntweinen und Whisky eine Rolle. Nicht handelsübliche Weine und Branntweine sind in ihrer Wirkung besonders gefährlich, weil sie oft Verunreinigungen enthalten, die bei »Selbstgebranntem« erheblich toxisch sein können. Manche Arten alkoholischer Getränke sollen besonders bösartige Eigenschaften besitzen: der Kopfschmerz von schwerem Rotwein und Portwein, die Depression des Gins und die Aggressivität des Whiskys. Bestimmte Mischungen (wie zum Beispiel Apfelmost und Bier) scheinen unverträglich zu sein, wodurch besonders unangenehme Symptome entstehen; man sollte es daher vermeiden, solche Getränke zu mischen. Die schädlichen Wirkungen des Alkohols sind hauptsächlich auf die deprimierende Wirkung auf das Gehirn, die Wirkungen auf die Leber und die Hervorrufung einer Dehydrierung durch eine erhöhte Wasserausscheidung über die Nieren zurückzuführen. Alkohol kann dem

Fetus schaden und sollte während der Schwangerschaft, wenn überhaupt, nur in kleinsten Mengen genossen werden.

Die schädlichen Wirkungen des Alkohols können durch Essen vor und während des Trinkens verringert werden, da dadurch der Übertritt ins Blut verlangsamt wird. Die Römer sollen angeblich in ihren Garnisonen Nußbäume gepflanzt haben, weil man glaubte, daß Walnüsse die berauschende Wirkung des Weins milderten. Dies dürfte auf deren Ölgehalt zurückzuführen sein, der die Verdauungskontraktionen des Magens verlangsamt und dadurch die Alkoholresorption verzögert. Diese Wirkung erreicht man jedoch auch mit allen anderen Nüssen, zum Beispiel Para-, Erd- oder Macadamianüssen (in Australien und auf Hawaii vorkommend; Anm. d. Übers.). Nüsse enthalten auch Vitamin B, das eine schützende Wirkung für die Leber hat (siehe unten). Jede Belastung der Leber mit einem Übermaß an Alkohol führt zu einer gewissen Schädigung der Leberzellen. Wenn solche Exzesse nicht zu häufig sind (höchstens einmal wöchentlich), dann haben die Leberzellen, die eine enorme Erneuerungskraft besitzen, genügend Zeit, um bis zur nächsten Attacke ihre normale Funktion wiederherzustellen. Häufiger und schwerer Alkoholgenuß, wie er bei Menschen im Ausland häufig vorkommt, führt jedoch zu einer fortschreitenden Störung der Leber, die in manchen Fällen zur Entstehung einer sogenannten Zirrhose mit vorzeitigem Tod führt. Der regelmäßige Genuß von Vitamin-B-reichen Nahrungsmitteln hat eine hohe Schutzwirkung für die Leberzellen. Geeignete Nahrungsmittel sind Vollkornprodukte (dunkles Brot, ungeschälter Reis), Leber, Nüsse und Hefe. Das homöopathische Mittel *Nux vomica* ist hilfreich bei kleineren alkoholbedingten Leberstörungen; das Mittel *Carduus marianus* kommt bei der Behandlung schwererer Funktionsstörungen in Frage (siehe unten).

Da die alkoholbedingte Dehydrierung für viele der Katersymptome verantwortlich ist, sollte man eine Entwässerung unbedingt vermeiden. Die Sitte, beim Essen zum Wein Mineralwasser zu trinken, und das in Nordamerika übliche Mischen des Whiskys mit reichlich Wasser wirkt diesem Problem weitgehend entgegen. Auch einige Gläser sauberes Wasser vor dem Zubettgehen sind hilfreich. Menschen mit einer Neigung zu Gicht sollten eine Entwässerung unbedingt vermeiden, sei sie durch Alkohol, ungenügende Flüssigkeitsaufnahme oder starkes Schwitzen bedingt, da dies einen Anfall auslösen kann. Dieser besteht oft in plötzlich einsetzendem unerträglichem Schmerz in einem einzigen Gelenk, meist begleitet von Rötung, Schwellung und starker Berührungsempfindlichkeit. Übermäßiger Genuß von dunklem Fleisch, Kalbfleisch, Schweinefleisch, Schweinefleischprodukten, Salami, Fleischextrakten, Niere, Leber, Bries, Sardinen, Sardellen, Heringen und Anchovis kann ebenfalls einen Anfall auslösen. Andere verbreitete Formen von Arthritis oder Rheumatismus können ebenfalls durch den Genuß von Fleisch verschärft werden, unterscheiden sich jedoch von Gicht dadurch, daß sie häufig durch eine an Sardinen, Sardellen oder Heringen reiche Kost gebessert werden. Gicht ist mittels eines einfachen Bluttests, der einen erhöhten Harnsäurespiegel ergibt (Harnsäure sammelt sich an den Gelenken an und führt zu deren Entzündung), leicht nachweisbar. Aus einem unbekannten Grund scheinen ganze schwarze oder rote Kirschen vorbeugend gegen Gicht zu wirken. Sie können frisch oder aus der Dose sein, jedoch dürfen letztere nicht entsteint sein. Die Durchschnitts»dosis« beträgt acht bis zehn Kirschen täglich. Man kann die Steine ausspucken oder kurz vor dem Essen entfernen.

Nachdem nun so viel die Rede von den schädlichen Wirkungen eines Übermaßes an Alkohol die Rede war, soll auch nicht verschwiegen werden, daß er, in Maßen genossen, eindeutig positive Wirkungen haben kann. Grundsätzlich stimuliert mäßig genossener Alkohol den Appetit und die Verdauung (insbesondere bei bitterem Geschmack), fördert die Entspannung und verbessert die Durchblutung (insbesondere Branntwein). Darüber hinaus scheinen bestimmte Weine spezifische therapeutische Eigenschaften zu besitzen, doch sollten täglich nicht mehr als zwei bis drei Gläser getrunken werden, vorzugsweise zu den Mahlzeiten. Der Reisende kann je nach seinem Gesundheitsproblem »seinen« Wein wählen. Einige Hinweise hierzu gibt Tabelle 11.1.

Jeder überreichliche Essensgenuß ist schlecht, wobei jedoch fettige oder ölige Speisen besonders schädlich sind, vor allem wenn der Reisende an einer Gallenblasenerkrankung leidet. Gelegentlich können schon relativ geringe Mengen von Fett oder Öl zum Einsetzen heftiger Schmerzen und zu einer Entzündung der Gallenblase mit Übelkeit und Blähungen führen. Der Schmerz ist im rechten Oberbauch lokalisiert und kann zur Schulter oder zum Schulterblatt ausstrahlen. Menschen mit diesem Leiden sollten sich möglichst vor einem Übermaß an tierischen Fetten wie pflanzlichen Ölen hüten. Hierzu zählen: fettreiche Käse und Joghurt, Butter, Fettgebackenes, fettes Fleisch (wie zum Beispiel Hammel, Gans und Schwein), Sahne und Sahnesoßen, Salatdressings, ölige Ergänzungsmittel (wie zum Beispiel Lebertran), Fleischpasteten, Vollmilch (lieber Magermilch trinken), Oliven, Nüsse und Avocados (die zu 20 Prozent aus Öl bestehen).

Patienten, die an einer wiederkehrenden Verdauungsstörung infolge einer Entzündung oder Ulzeration des Ma-

**Tabelle 11.1**

| Störung | Empfohlener Wein |
|---|---|
| Anämie (Eisenmangel) | Graves |
| Ängstlichkeit | Roter Médoc |
| Blutdruck, hoher | Weißer Sancerre, weißer Elsässer, Pouilly |
| Cholesterinspiegel, hoher | Muscadet, Côtes de Provence |
| Kolitis | Gaillac |
| Verstopfung | Weißer Anjou, Vouvray |
| Rekonvaleszenz | Roter Médoc, Côtes du Roussillon |
| Diarrhöe (infektbedingt) im späteren Genesungsstadium | Roter Médoc |
| Gallenblasenkrankheiten | Weißer Sancerre, Pouilly |
| Gicht[1] | Weißer Sancerre, Pouilly, Gros Plant, Provence rosé, Saumur |
| Koronarerkrankungen | Trockener Champagner |
| Verdauungsstörungen[2] | Roter Bordeaux, roter Burgunder, Sauternes, Monbazillac |
| Klimakterium | Roter Médoc, roter Côte des Nuits |
| Rheumatismus und Arthritis[1] | Champagner |
| Harnsteine | Weißer Sancerre, Pouilly |

[1] Rotweine und verstärkte Weine wie Portwein und Sherry meiden.
[2] Sehr herbe oder mit Kohlensäure versetzte Weißweine meiden.

gens oder Zwölffingerdarms (oder einer Hiatushernie) leiden, sollten insbesondere folgendes meiden: Kopfsalat, Rettich, Gurke, Tomatenschalen, Obstschalen, Zitrusfrüchte (wie zum Beispiel Orangen), Paranüsse, zähes Fleisch, Gebratenes und Kaffee (der ohnehin niemals gleichzeitig mit homöopathischen Mitteln genossen werden sollte). Gesund für den Magen ist dagegen eine gute Handvoll roher geriebener Kohl (weiß, grün oder rot), dies einmal täglich zwischen den Hauptmahlzeiten, vielleicht mit ein wenig Olivenöldressing.

Unreifes oder halbreifes Obst ist zu meiden, da es Magenschmerzen und Diarrhöe auslösen kann. Ungewaschenes und ungeschältes Obst (das wegen der möglicherweise vorhandenen Erreger ohnehin stets ein Risiko darstellt) kann, in großen Mengen genossen, auch in reifem Zustand Diarrhöe auslösen, da es immer mit natürlichen Hefen besiedelt ist.

Den üblichen dogmatischen Erklärungen in medizinischen Lehrbüchern und Fachzeitschriften zum Trotz bekommt der Mehrheit der Patienten mit einem Reizkolon, bei dem häufig Diarrhöe im Vordergrund steht, faserreiche Kost keineswegs! Dieser Personenkreis sollte auf hohe Menge Kleie, Vollkorn (wie zum Beispiel ungeschälter Reis und Vollkornbrot), Salat, faserreiches Obst (wie zum Beispiel Orangen), Obstschalen (die in warmem Klima gefährlich sind) und Bohnen verzichten. Weiterhin sind fettige oder ölige Speisen auf ein Mindestmaß zu beschränken.

Zuviel Zucker ist insbesondere für hyperaktive Kinder, Diabetiker, zu Soor neigende Frauen und Personen mit klinischer Hypoglykämie (die stets hungrig sind) problematisch.

Wenden wir uns nun dem Einsatz homöopathischer Mittel bei der Behandlung verschiedener Probleme zu, die durch Übermaß beim Essen und Trinken entstehen.

1. Das Schlüsselmittel für die schädlichen Folgen von überreichlichen Mahlzeiten im allgemeinen oder übermäßigen Konsum von Alkohol (vor allem hilfreich bei Kater) ist:
   *Nux vomica C 30 2h*
2. Für die schädlichen Wirkungen fettiger oder öliger Speisen insbesondere:
   *Pulsatilla C 30 2h*
3. Bei Blähungen im Oberbauch und Aufstoßen:
   *Carbo vegetabilis C 30 2h*
4. Bei Blähungen im Unterleib und Wind:
   *Lycopodium C 6 2h*
5. Bei Blähungen im gesamten Bauch und Wind:
   *Cinchona officinalis C 30 2h*
6. Bei hartnäckigem Schluckauf oder Bauchkrämpfen:
   *Magnesia phosphorica C 30 1/2h*

Fälle anhaltender Bauchschmerzen, die auf keine einfachen Behandlungen ansprechen, müssen vom Arzt untersucht werden, um ernsthaftere Erkrankungen auszuschließen bzw. zu bestätigen, wie zum Beispiel akute Appendizitis.

7. Bei plötzlichen Gichtanfällen zu vegetarischer Kost übergehen. Täglich 24 ganze Kirschen geben (die Steine kann man ausspucken), reichlich zusätzliche Flüssigkeit, das schmerzende Gelenk ruhigstellen und folgendes geben:
   a) Innerlich:
   *Urtica urens Ø 5 Tropfen 4h*
   b) Äußerlich folgendes anwenden:
   *Colchicum autumnale Ø 4h auf die Haut über dem Gelenk*
   (letztere Ø darf nicht innerlich eingenommen werden und muß mit einem deutlichen Warnhinweis versehen sein)

8. Zur Wiederherstellung der Leberfunktion nach längeren Alkoholexzessen:
   *Carduus marianus Ø 5 Tropfen 6h*
9. Zur Dämpfung des Verlangens nach Alkohol:
   *Quercus glandium spiritus Ø Tropfen 6h*


## Aki-Vergiftung

Captain Bligh soll 1793 den kleinen Baum *Blighia sapida* von der afrikanischen Westküste nach Jamaika gebracht haben. Seine Früchte, die Aki-Pflaumen, sind in Westindien, insbesondere in Jamaika sehr geschätzt. In Afrika heißen sie Irsin. Die Frucht ist fleischig, gelblichrot, etwa 7,5 Zentimeter lang, 5 Zentimeter dick und von dreieckiger Form. Die reife Frucht spaltet sich längs der Mitte der Seiten und gibt drei glänzende, pechschwarze Samen frei, die auf und teilweise in einer weißen, schwammigen Substanz sitzen. Dieser letztere Teil wird von den Menschen verzehrt, enthält aber ein ziemlich tödliches Gift namens *Hypoglycin*. Der Gehalt an letzterem ist am niedrigsten, wenn die Frucht natürlich am Baum gereift ist, was sich an der spontanen Öffnung der Hülse zeigt. Am höchsten ist der Giftstoffgehalt in der unreifen Frucht. Aber auch die vollreife Frucht ist ohne richtige Zubereitung und Garung möglicherweise gefährlich. Die schwarzen Samen, die ebenfalls giftig sind, müssen entfernt werden, ebenso rosafarbene Häutchen im Fleisch des möglicherweise eßbaren Teils der Frucht. Anschließend muß das Fleisch gekocht und das Wasser weggeschüttet werden, da letzteres erhebliche Mengen an Giftstoff enthält. Aki, das einem Rührei ähnelt, wird mit Speck oder gepökeltem Fisch serviert und ist auch in Dosen erhältlich.

Ich persönlich würde der Frucht in keinerlei Form trauen. Die Giftwirkung besteht in einer starken Senkung des Blutzuckerspiegels. Zunächst setzen plötzlich Bauchschmerzen und Erbrechen ein, woraufhin beides wieder abklingt. Drei bis vier Stunden später kommt es zu schwerem Erbrechen, Krämpfen und Bewußtlosigkeit, der in bis zu 90 Prozent der Fälle innerhalb von anderthalb bis zwölf Stunden der Tod folgt. Wenn Verdacht auf den Genuß giftiger Aki-Pflaumen besteht, wie es vor allem bei kleinen Kindern wahrscheinlich ist, die in der Nähe von Aki-Bäumen gespielt haben, muß der Patient Erbrechen auslösen (einen Finger in den Rachen stecken genügt). Da das Gift durch Alkohol ausgefällt wird, kann man dem Patienten Wein oder Weinbrand zu trinken geben und anschließend Erbrechen auslösen, falls letzteres nicht schon spontan auftritt. Es empfiehlt sich, den Patienten ärztlich überwachen zu lassen. Es sollten alkoholische Magenspülungen durchgeführt und intravenöser Traubenzucker gegeben werden. Man kann möglichst frühzeitig das homöopathische Mittel *Blighia sapida C 30 $^1/_2$h* geben.

## Kassave-Vergiftung

Die Süßkassave *(Manihot palmata)* wird seit jeher im östlichen äquatorialen Südamerika kultiviert. Die Wurzeln dieser Sorte sind süß und können roh verzehrt werden, anscheinend ohne schädliche Folgen (wiewohl auch gegenteilige Auffassungen vertreten werden). Sie wird jedoch weniger selten kultiviert als ihre bittere Verwandte, die nahrhafter und von größerem medizinischen Interesse ist.
Die Bitterkassave *(Manihot utilissima/esculenta)*, bekannter unter dem Namen *Maniok,* stammt ebenfalls aus dem östli-

chen äquatorialen Südamerika. Sie wurde von den Indianern Brasiliens, Guyanas und der heißeren Teile Mexikos schon lange vor der Ankunft der Europäer kultiviert und wird heute in vielen tropischen Ländern bis in Höhenlagen von etwa 1650 Metern angebaut. Es handelt sich um eine ästige, haarlose Staude von etwa 1,3 bis 5 Meter Höhe mit langen Wurzelknollen. Die Wurzel ist, bitter und roh verzehrt, hochgiftig. Wenn sie zu einem Brei zerrieben und der giftige Saft durch Druck (wie zum Beispiel Klopfen) ausgepreßt wird, ist sie nach dem Waschen oder Garen in Wasser eßbar. Das grobe Mehl wird als *Kassave* bezeichnet. Wenn man den ausgepreßten Saft stehenläßt, setzt sich reichlich Stärke ab, der sogenannte brasilianische Arrowroot oder Tapioka. Der gekochte Saft liefert eine Würzsoße, die für die Zubereitung eines Fleischeintopfs verwendet wird, der in Guyana und in Westindien *Pfeffertopf* heißt. Die Brasilianer brauen aus der Wurzel ein berauschendes Getränk namens *Piwarrie*. Außerdem ist Bitterkassave heute in Afrika, Indien, Burma und auf den Philippinen zu finden.

Die Vergiftung entsteht durch eine ungeeignete Zubereitung der Wurzel oder daraus erzeugter Zubereitungen. Der wichtigste giftige Bestandteil ist Phaseolunatin, aus dem Blausäure entsteht. Die Wirkungen einer Blausäurevergiftung hängen von der aufgenommenen Menge und den physiologischen Gegebenheiten ab. Angeblich schützt Zucker vor den Wirkungen dieses Gifts, und es heißt, daß der Zucker in dem mit Blausäure (Zyankali) vergifteten Wein Rasputin 1916 vor dem Tode bewahrte.

Beständige Aufnahme geringer Mengen Blausäure führt zu einer Reihe neurologischer Störungen, die hauptsächlich in Afrika oder Westindien beobachtet werden, wo die Bitterkassave ein Hauptnahrungsmittel ist. Zu den Symptomen einer chronischen Kassavevergiftung gehören Lähmung, Empfindungsverlust, Erblindung und Taubheit. Die Symptome lassen sich auch durch Behandlung oft nur teilweise bessern. Die nachfolgenden Vitamine, deren wichtigstes $B_{12}$ ist, sind in Kombination zu verwenden (die angegebenen Dosen gelten für Erwachsene und sind für Kinder anzupassen):

1. *Vitamin $B_{12}$ (als Hydroxocobalamin) 1000 µg täglich (bei tiefer subkutaner Injektion) über 14 Tage* (Vitamin $B_{12}$ als Zyanocobalamin ist wirkungslos)
2. *Vitamin $B_1$ (Thiamin) 50 mg 12h oral*
3. *Vitamin $B_6$ (Pyridoxin) 50 mg 12h oral*
4. *Kalziumpantothenat 500 mg 12h oral*

Akute Zyanidvergiftung, die durch die Aufnahme größerer Mengen Blausäure ausgelöst wird, ist eine plötzlich ausbrechende Erkrankung, die sich von dem oben beschriebenen, langsam sich entwickelnden Zustand deutlich unterscheidet. In der schwersten Form tritt innerhalb von Sekunden Bewußtlosigkeit und innerhalb von 5 Minuten der Tod ein. Bei leichteren Formen kommt es innerhalb einiger Minuten nach der Aufnahme zu Schwindel, Kopfschmerzen, Taumeln, Vergrößerung der Pupillen, Atemnot und Zittern. Es folgen Bewußtlosigkeit und heftige Krämpfe, wobei oft innerhalb von 15 bis 60 Minuten der Tod eintritt. Wenn der Patient die ersten 60 Minuten übersteht, steigen die Chancen einer Genesung. Die Notfallbehandlung umfaßt folgendes, wobei die benötigten Arzneimittel möglicherweise nicht ohne weiteres erhältlich sind:

1. Brechreiz auslösen, indem man einen Finger in den Rachen steckt.
2. Atemwege frei halten und Mund-zu-Mund-Beatmung durchführen, wenn die Atmung aufhört (siehe Kapitel 18).

3. 15 bis 30 Sekunden pro Minute *Amylnitrit* inhalieren lassen, das in Brechampullen erhältlich ist, bis die intravenöse Therapie eingeleitet werden kann. Die Inhalation von *Ammoniakdämpfen* aus Salmiak oder Riechsalz wurde als Alternative vorgeschlagen, doch sind diese Mittel stark reizend.
4. Intravenös *Vitamin $B_{12}$* (als Hydroxocobalamin, nicht als Zyanocobalamin!) 50 mg/kg Körpergewicht geben. (Geeignete intravenöse Präparate ausreichender Konzentration sind nicht in allen Ländern ohne weiteres erhältlich.)

Die Verordnung von Arzneimitteln bei akuter Kassave-Vergiftung ist selbstverständlich weitgehend Sache des Arztes.

## Lathyrismus

Eine weitere Gruppe von Futter- und Speisepflanzen, die Leguminosen (*Lathyrus sativus* und verwandte Arten), enthält ebenfalls Zyanogene, das heißt Substanzen, die Blausäure erzeugen (siehe oben). Die Pflanzengattung liefert verschiedene Formen von Erbsen (unsere eigenen gewöhnlichen Erbsen sind völlig ungefährlich). Diese Pflanzen dienen in Indien, Äthiopien und Algerien als Nahrungsmittel. Da sie während Hungersnöten und Trockenheit oft die einzig noch verfügbaren Nahrungsmittel sind, treten in solchen schwierigen Zeiten Zyanidvergiftungen gehäuft auf. Die oben beschriebenen akuten Symptome einer Zyanidvergiftung fehlen dabei. Die als *Lathyrismus* bezeichnete Krankheit ist chronischer Art. Harninkontinenz und Impotenz bei Männern sind die ersten Symptome, denen später weitere neurologische Symptome folgen, insbesondere Lähmungen. Die Erkrankung spricht angeblich gut auf eine Ernährungstherapie an, die sich an dem oben bezüglich der chronischen Kassavevergiftung Gesagten orientieren sollte. Das homöopathische Mittel *Lathyrus C6 12h* kann eine wirkungsvolle Unterstützung darstellen.

### Weitere zyanogene Nahrungsmittel

Die Samen (Kerne) einer großen Zahl bekannter Obstsorten enthalten ebenfalls Blausäure. Hierzu zählen Äpfel (Kerne), Kirschen, Pflaumen, Pfirsiche und Aprikosen. In aller Regel wird hiervon zuwenig aufgenommen, als daß eine Erkrankung auftreten könnte. In der Türkei und in Ägypten sind jedoch mehrfach Fälle einer Blausäurevergiftung durch Aprikosenkerne bekanntgeworden.

### Yamsvergiftung

Yams sind die großen, fleischigen, knolligen Wurzeln verschiedener Arten von *Dioscorea*, die in tropischen und subtropischen Ländern als Nahrungsmittel angebaut werden und ein Gewicht von 1 bis 30 Kilogramm (durchschnittlich 1 bis 4 Kilogramm) haben. Yams ist eine Hauptquelle für einen Steroid-Vorläufer, der für die Herstellung der »Pille« verwendet wird. Viele Formen, jedoch keineswegs alle, enthalten gewisse Giftstoffe (insbesondere Sapotoxine), die in vielen Fällen durch Kochen ausreichend zerstört werden. Trotzdem gibt es Fälle von Vergiftungen auch nach dem Kochen der Wurzel! Gefährliche Dioscorea-Arten finden sich in Nigeria, Ostafrika und auf den Philippinen, und es sind Todesfälle bekannt. Sapotoxine können schweren Durchfall und Erbrechen auslösen und nach erfolgter Resorption zu einer Lähmung wichtiger Gehirnzentren und des Herzens führen. Die Symptome können 30 bis 40 Minuten nach einer Yamsmahlzeit auftreten, möglicherweise begleitet von grobschlägigem Tremor. Therapeutisch kann man ein homöopathisches Mittel, *Dioscorea villosa C 30 $^1/_2$h*, oder eventuell ein homöopathisches Mittel aus der lokalen Form des giftigen Yams versuchen, das in derselben Potenz und mit derselben Häufigkeit gegeben wird. Bei bewußtlosen Patienten ist es wichtig, die Atemwege frei zu halten.

## Bohnenkrankheit (Favismus)

Die Einatmung von Pollen der Puffbohne *(Vicia faba)* oder der Verzehr der Bohnen selbst kann einige Tage später zur Entwicklung einer schweren Anämie aufgrund der Zerstörung roter Blutzellen *(hämolytische Anämie)* führen. Dies tritt jedoch nur bei Menschen mit einem bestimmten erblichen Enzymmangel (G-6-PDH-Mangel; siehe auch Seite 26) auf. Dieser genetische Defekt ist bei Bewohnern des Mittelmeerraums (Griechen, Semiten, Italiener) und Schwarzen häufiger. Bei Weißen beträgt die Häufigkeit insgesamt 1 Prozent, bei Schwarzen etwa 15 Prozent. Die akute hämolytische Anämie ist eine plötzlich einsetzende Erkrankung mit Frösteln, Fieber, Bauch- oder Rückenschmerzen, Blässe, Gelbsucht, Schwäche und Zittern. Der Urin ist rot oder schwarz gefärbt. In vielen Fällen tritt ohne besondere Behandlung eine spontane Erholung ein, doch kann in schweren Fällen eine Bluttransfusion notwendig werden. Auf den weiteren Genuß von Puffbohnen muß verzichtet werden, bzw. die Einatmung der Pollen muß vermieden werden. Ein G-6-PDH-Mangel kann mit Hilfe spezieller Tests nachgewiesen werden. Eine akute hämolytische Anämie kann bei entsprechend disponierten Personen auch durch viele andere Stoffe ausgelöst werden, unter anderem bestimmte schulmedizinische Malariabekämpfungsmittel, Eisenkraut (in pflanzlichen Beruhigungsmitteln und Bach-Blüten), Pilze, Vitamin-C-Ergänzungsmittel und Methylenblau *(Methylenum caeruleum)*, das homöopathisch für die Vorbeugung und Behandlung der Bilharziose eingesetzt wird.

## Manzinellenbaumvergiftung

Der Manzinellen- oder Manzanillobaum *(Hippomane mancinella)* ist ein 9 bis 15 Meter hoher Baum, der an der Küste von Nord-, Süd- und Mittelamerika sowie in Westindien vorkommt, vor allem auf Barbados. Gelegentlich ist er auch in Ostafrika zu finden. Es gibt zwei Formen: eine mit stechpalmenähnlichen Blättern, die andere mit lorbeerähnlichen Blättern. Beide Formen sind außerordentlich gefährlich. Die Bäume liefern große Mengen runder Früchte über 2,5 Zentimeter Durchmesser. Die Früchte sind äußerst giftig und werden von unwissenden Reisenden und Kindern verzehrt. Der milchähnliche Saft des Baumes ist wie die Früchte stark ätzend; es ist sogar gefährlich, nur unter dem Baum zu stehen oder zu liegen. Hautkontakt erzeugt einen blasigen Ausschlag, und wenn die Milch in die Augen gelangt, entsteht eine heftige und schmerzhafte Entzündung (Konjunktivitis). Der Saft ist mit reichlich Salzwasser von der Haut oder den Augen zu entfernen. Selbst der Rauch des brennenden Holzes ist hochgiftig. Die orale Aufnahme der Frucht führt zu Blasenbildung und Geschwüren im Mund und auf den Lippen und zu blutiger Diarrhöe mit Schleim (man könnte hier von einer *Manzi-*

*nellenruhr* sprechen). Unbehandelt klingen die Symptome einer Manzinellenvergiftung nach bis zu drei Wochen ab, jedoch sind auch Todesfälle bekannt. In allen Fällen einer Manzinellenvergiftung, von der Haut, Augen oder der Verdauungstrakt betroffen sind, kann man es mit dem homöopathischen Mittel *Mancinella C 6 6h* versuchen oder, falls dieses nicht verfügbar ist, mit *Rhus toxicondendron C 6 6h*.

### Indische Wassersucht

Diese Erkrankung tritt in Indien, Mauritius, Fidschi und Südafrika auf. Sie beruht auf der sporadischen Verunreinigung von Senföl, das für die Zubereitung von Currygerichten verwendet wird, mit dem Öl der Samen des mexikanischen Mohns *(Argemone mexicana)*. Am häufigsten betroffen sind wohlhabende Inderinnen. Zu den Merkmalen der Erkrankung zählen Schwellung der Beine, teilweise auch des übrigen Körpers, Fieber, Diarrhöe und Erbrechen, Schmerzen in Muskeln, Knochen und Gelenken, blutgefüllte Knötchen in der Haut, die leicht bluten, Atemlosigkeit bei Anstrengung, schwacher Puls, Anämie, körperlicher Verfall und extreme Müdigkeit, Sehstörungen wie zum Beispiel Halos um Lichtquellen (epidemisches Glaukom). Die Symptome ähneln denjenigen von Beriberi (schwerer Vitamin-B-Mangel), jedoch gibt es keine Empfindungsausfälle oder Lähmungen. Die Behandlung besteht in den nachfolgenden Maßnahmen, die kombiniert angewandt werden (die für Urtinktur und Ergänzungen angegebenen Dosen sind durchschnittliche Erwachsenendosen):

1. Eiweiß- und kalziumreiche Kost mit zusätzlicher Traubenzuckerzufuhr
2. *Syzygium Ø 3 Tropfen 24h*, das die Insulinproduktion durch die Bauchspeicheldrüse anregt
3. *Vitamin C 500 mg 12h*
4. *Rutin 50 mg 12h*
5. *Vitamin E 200 I.E. 12h*
6. *Argemone mexicana C 6 6h*

## Taumellolchvergiftung (Lolismus)

Taumellolch *(Lolium temulentum)* ist ein einjähriges Gras, das früher auf europäischen Weizenfeldern ein häufiges Unkraut war, heute aber weitgehend ausgerottet ist. Seine giftige Wirkung haben schon Ovid und Gerard (1597) beschrieben. Giftig ist nur das Korn, welches das Gift Temulin enthält, das vermutlich durch Befall mit einem bestimmten Pilz entsteht (diese Theorie ist jedoch umstritten). In neuerer Zeit wurden Lolchvergiftungen in Aden und Äthiopien beobachtet, wofür die Verunreinigung von Weizen mit Lolchkörnern verantwortlich ist. Symptome treten etwa 15 Minuten nach der Aufnahme auf und ähneln Betrunkenheit. Sie umfassen Schwindel, undeutliche Sprache, Taumeln, Zittern und Kopfschmerzen. Wenn nur eine geringe Menge aufgenommen wurde, verschwinden diese Symptome nach einem ausgiebigen Schlaf. Größere Mengen aufgenommenen Gifts rufen weitere Symptome hervor: Ohrgeräusche, Sehstörungen, Übelkeit, heftige Bauchkrämpfe, Diarrhöe und häufiges Wasserlassen. Es können schließlich auch Delirium, Krämpfe, Koma und der Tod eintreten. Man kann das homöopathische Mittel *Lolium temulentum C 30 $1/2$ h* versuchen.

## Djenkolsäurevergiftung

Diese Erkrankung tritt auf Java nach dem Genuß einer Bohne von dem Baum *Pithecollobium lobatum* auf. Diese Bohnen werden angeblich auch in Burma gegessen. Sofern die Bohnen nicht in Wasser mit Natron gekocht werden, das die darin enthaltene Djenkolsäure wirksam beseitigt, wird der Harntrakt mit Kristallen dieser Substanz verstopft. Die Symptome sind Schmerzen im Nierenbereich (im mittleren Rücken), schmerzhafte und schwierige Entleerung von Harn und verringerte oder fehlende Harnausscheidung. Die wirksame medikamentöse Behandlung besteht in der intravenösen Verabreichung einer Natronlösung, das den Harn basisch macht (pH 8). Solange eine solche Behandlung nicht möglich ist, kann man es mit folgender Kombination versuchen:

1. *Solidago Ø 10 Tropfen 4h* (Erwachsenendosis)
2. *Mist.pot.cit. (Kaliumcitratmixtur) 15 ml 4h, sorgfältig mit sauberem Wasser verdünnt (7,5 ml 4h für Kinder von 1 bis 5 Jahren)*

## Castornuß- und Paternostererbsenvergiftung

Aus Castornüssen, den Samen des Rizinusbaums *(Ricinus communis)*, der in den wärmeren Teilen des Erdballs beheimatet ist, werden manchmal Halsketten oder anderer Schmuck hergestellt. Sie sind weiß, braun und schwarz gemustert. Sie werden normalerweise nicht verzehrt, können aber gelegentlich vor allem von Kindern verschluckt werden. Wenn sie ganz geschluckt werden, sind sie unschädlich. Wenn sie jedoch gekaut werden, wird eine giftige Substanz freigesetzt, die Übelkeit, Erbrechen, Bauchkrämpfe, Lähmungen und den Tod herbeiführen kann. Man kann es mit *Ricinus communis* C 30 ½h versuchen. Die Paternostererbse *(Abrus precatorius)* ist ebenfalls als Schmuckstück geschätzt und im Magen gefürchtet. Die Bohne hat eine scharlachrote Farbe mit einer schwarzen Narbe, die die Stelle anzeigt, an der sie am Griffel anhaftete. Sie kommt in Indien, Florida, Hawaii, in der Karibik und im tropischen Amerika vor. Die Wirkungen sind ähnlich derjenigen der Castornuß; da sie jedoch weniger leicht durch spontanes Erbrechen wieder aus dem Körper befördert wird, sind Todesfälle häufiger. Versuchen Sie es mit *Jequirity* C 30 ½h.

## Kartoffelvergiftung

Die gemeine Kartoffel *(Solanum tuberosum)* ist in der ganzen Welt verbreitet, doch wissen eigenartigerweise die wenigsten über ihr toxisches Potential Bescheid. Die harmlose weiße oder cremefarbene Knolle ist sehr gesund, während grüne oder sprossende Knollen sowie die Stengel und Blätter der Pflanze hitzebeständige Alkaloide enthalten, die im Körper unangenehme Symptome auslösen können und in einigen Fällen zum Tode geführt haben. Normales Kochen oder Brühen zerstört das Gift nicht. Wenn Licht auf die Knolle einwirkt, wird diese grün, wobei große Mengen von Gift gebildet und in den grünen Teilen der Kartoffel gespeichert werden. Am gefährlichsten sind grüne »Augen«, Schalen und junge Triebe. Symptome der Kartoffelvergiftung sind Anämie durch Platzen der roten Blutzellen (hämolytische Anämie), roter Urin, Empfindungsverlust, Diarrhöe, Erbrechen und Benommenheit. In schweren Fällen kann man es mit *Solanum tuberosum* C 30 ½h versuchen.

## Schwarzer Nachtschatten

Der Schwarze Nachtschatten *(Solanum nigrum)* ist ein in der ganzen Welt verbreitetes Unkraut. Die Beeren, die reich an Samen sind, sind im reifen Zustand meist schwarz und werden in Äthiopien gerne gegessen. Diese Beeren enthalten ein ähnliches Gift, wie es auch in der grünen Kartoffel vorkommt (siehe oben), doch ist die Menge je nach Klima, Jahreszeit und Boden sehr unterschiedlich. Sie können also harmlos sein, eine leichte Magenverstimmung verursachen oder aber eine schwere und möglicherweise tödliche Erkrankung hervorrufen. Man sollte also besser auf ihren Genuß verzichten. Zur Behandlung eignet sich *Solanum nigrum C 30 $^1/_2$h*.

## Korallenkirschenvergiftung

Ein weiterer Vertreter der Gattung *Solanum*, die Korallenkirsche *(Solanum pseudocapsicum)*, trägt kleine Früchte, die roten Kirschen ähneln und häufig gegessen werden. Sie müssen jedoch als leicht giftig gelten, da im Zusammenhang mit ihrem Genuß eine Verlangsamung des Pulses beobachtet wurde. Sie sind zu meiden.

## Darmbrand (Enteritis necroticans)

Nicht jedes »Luau« ist eine bekömmliche Schlemmerei, und das Gemüse, das Sie zu Ihrem Fleisch bekommen, kann Sie an den Rand des Todes bringen. Darmbrand, auch als *Pig bel* bezeichnet, wurde in Papua-Neuguinea, Indonesien, Thailand, Malaysia und Uganda beobachtet. Die

Sterblichkeit liegt bei bis zu 40 Prozent. Es handelt sich um eine schwere nekrotisierende Entzündung des Dünndarms durch ein Gift, das das Bakterium *Clostridium perfringens* erzeugt, wie es im Darm von Schweinen sowie im Erdboden vorkommt. Normalerweise wird das Gift durch ein bestimmtes Verdauungsenzym (Trypsin) zerstört, das die Bauchspeicheldrüse erzeugt. Jedoch enthalten Süßkartoffeln *(Ipomoea batatas)*, eine häufige Beilage zu Schweinebraten, einen Faktor, der die Wirkung dieses Pankreasenzyms hemmt, so daß das Bakteriengift wirksam werden kann. In bestimmten Teilen der Welt hält man sich besser von Banketten mit Schweinebraten und Süßkartoffeln fern. Die Symptome der Erkrankung treten meist ein bis sieben Tage nach der Mahlzeit in Erscheinung und umfassen Erbrechen, starke Bauchschmerzen und Blähungen und (in einigen Fällen) Abgang blutigen Stuhls. Vielfach sind intravenöse Flüssigkeitszufuhr und Notoperationen erforderlich. Ergänzend hierzu ist *Pyrogenium C 30 4h* zu erwägen.

### Tetrodotoxin-Fischvergiftung

Eine Tetrodotoxinvergiftung kann nach dem Genuß von Pufferfisch, Igelfisch, Mondfisch, Kugelfisch und Krötenfisch auftreten (Tetrodotoxin findet sich auch in gewissen Wassermolchen im südlichen Alaska, Oregon, Kalifornien und anderswo). Das Gift ist vor allem in den Eingeweiden, in Leber, Eierstöcken und der Haut dieser Fische vorhanden. Unerfahrene sollten alle Fische mit lederiger, stacheliger, borstiger oder höckriger Haut meiden. Diese Fische werden üblicherweise in Japan, Kalifornien, Australien, Südamerika und Afrika verzehrt. In Japan gibt es Küchenchefs mit spezieller Lizenz, die Pufferfisch als Delikatesse zubereiten, wobei sie alle toxischen Gewebe sorgfältig entfernen und den Fisch als *Fugu* servieren. Er kommt meist roh zu Tisch, doch würde Kochen ohnehin nichts nützen, weil Tetrodotoxin hitzebeständig ist. Trotz der minuziösen Sorgfalt bei der Zubereitung kommen in Japan alljährlich mehrere Menschen durch den Genuß von Pufferfisch zu Tode. Das Fleisch ist normalerweise ungefährlich, außer kurz vor und nach dem Fortpflanzungszyklus. Tetrodotoxin wirkt hauptsächlich auf das Nervensystem, sekundär auch auf das Herz. Die Symptome, die zehn Minuten bis drei Stunden oder später nach dem Genuß auftreten können, umfassen Empfindungsausfall in Gesicht und Gliedern, Erbrechen, Speichelfluß, Schweißausbruch, Kopfschmerzen, Brustschmerzen und Unruhe. Bei schwerer Vergiftung treten Atemversagen und der Tod ein. Ärztliche Hilfe ist erforderlich. Die Behandlung besteht in folgendem:

1. Durch Einführen des Fingers in den Rachen Brechreiz auslösen.
2. Durch reichliche Flüssigkeitszufuhr die Ausscheidung des Gifts anregen.
3. Künstliche Beatmung ist notwendig, wenn Atemversagen auftritt (Mund-zu-Mund-Beatmung anwenden, bis ein Arzt zur Stelle ist).
4. Aconitum *C 30* $1/4$h geben.
5. Zusätzlich *Tetrodotoxin C 30* $1/2$h geben.

## Muschelvergiftung durch Saxitoxin

Diese Erkrankung ist in den Tropen relativ häufig. Sie ist auf das Vorhandensein von *Saxitoxin* in Muscheln und

Schaltieren zurückzuführen, zum Beispiel Austern, Miesund Venusmuscheln, die dieses Gift durch Filtration aus dem Seewasser aufnehmen. Das Gift steht in einem besonderen Zusammenhang mit der sogenannten *roten Flut*, einer Farbänderung des Meeres aufgrund der Anwesenheit einer großen Zahl bestimmter giftiger Protozoen. Leider sind diese gefährlichen Protozoen oft in einer ausreichenden Menge vorhanden, um Muscheln ungenießbar zu machen, ohne jedoch eine *rote Flut* hervorzurufen. Darüber hinaus kann die Giftaufnahme der Muscheln sich nur über wenige Tage erstrecken, während die Ausscheidung mehrere Wochen dauert. Es ist also ohne weiteres möglich, daß Muscheln, die nicht während einer *roten Flut* gefangen wurden, für den Verzehr zu giftig sind. Da Saxitoxin hitzeempfindlich ist, senkt gewöhnliches Kochen das Risiko einer Vergiftung. Die Vergiftungssymptome nach dem Verzehr solcher Muscheln können innerhalb von einer halben bis zwölf Stunden auftreten und ähneln den für eine Tetrodotoxin-Fischvergiftung (siehe oben) beschriebenen, wobei die Letalität (Verhältnis der Erkrankungen zu den Todesfällen) bei etwa 10 Prozent liegt. Überlebt man die ersten zwölf Stunden nach dem Beginn der Erkrankung, ist dies prognostisch günstig. Die Behandlung ist ähnlich der für Tetrodotoxinvergiftung angegebenen, wobei es möglicherweise vorteilhaft ist, *Tetrodotoxin C 30* durch das homöopathische Mittel *Gonyaulax catenella C 30* zu ersetzen (auch falls ersteres nicht vorhanden ist).

Muscheln können noch in anderer Weise Vergiftungserscheinungen hervorrufen:

1. Bei ungeeigneter Zubereitung können sie, wenn sie mit Bakterien verunreinigt sind, Reisediarrhöe auslösen (siehe Kapitel 10).

2. Bei empfindlichen Menschen kann eine allergische Reaktion wie zum Beispiel Nesselsucht (Urtikaria) auftreten. Hierzu Näheres in Kapitel 16.

Es gibt weitere Arten von Fisch- bzw. Muschelvergiftungen, die hauptsächlich in Japan auftreten. Hierzu zählen: Austernvergiftung, ausgelöst durch das Vorhandensein eines oft tödlichen Giftes von Protozoen; Seeohrvergiftung durch das Vorhandensein eines Gifts aus Seetang, das bei Lichtexposition zu einem Hautausschlag führt (mit *Thuja C 6 12h* behandeln); Wellhornschneckenvergiftung, die zu Lähmung führt (mit *Curare C 30 $^{1}/_{2}$h* behandeln), und Vergiftung mit *Callista brevisiphonata*, einem in Japan vorkommenden Fisch, der aufgrund der Anwesenheit einer histaminähnlichen Substanz eine pseudoallergische Reaktion auslöst (wie Mahimahi-Krankheit behandeln, siehe unten). Seeigel werden manchmal in der Karibik als Delikatesse serviert, müssen aber richtig zubereitet sein. Die Stacheln müssen sorgfältig entfernt werden, da sie beim Eindringen in die Haut giftig sein können, ebenso die Fortpflanzungsorgane, die ein weiteres Gift enthalten, das starken Speichelfluß, Bauchschmerzen, Durchfall und Erbrechen auslöst (es kommt das Mittel *Mercurius solubilis C 6 $^{1}/_{2}$h* in Frage). Seestern wird oft als eßbar bezeichnet, doch sind Vergiftungsfälle bekannt, bei denen Übelkeit und Erbrechen auftraten.

## Ciguatera-Fischvergiftung

Ciguatoxin ist ein giftiges Öl, das vermutlich von Algen stammt. Es verdirbt gelegentlich viele Fischarten zwischen den Breitengraden 35° Nord und 35° Süd und tritt vor allem in der Karibik und im tropischen Pazifik auf. Bisher wurde in über 400 Fischarten Ciguatoxin nachgewiesen, das das gesamte Fleisch ungenießbar macht; besonders betroffen sind Barracuda und Rotbarsche. Ciguatoxin ist hitzebeständig, widersteht gewöhnlichem Kochen, ist geruchlos und geschmacklos. Man sollte unbedingt auf den Rat der einheimischen Fischer achten, die wissen, wo ansonsten eßbarer Fisch giftig ist. Dennoch kann Ciguatoxin auch in Meeresgebieten auftreten, die jahrelang sicher waren, und dies zeigt sich erst, wenn bei einem arglosen Esser Symptome auftreten. Diese Symptome, die 4 bis 30 Stunden nach der Aufnahme auftreten, ähneln weitgehend denen der Tetrodotoxin- oder Saxitoxin-Vergiftung (siehe oben), doch sind weitere Merkmale zu beachten. Hierzu gehören Diarrhöe, Bauchkrämpfe, Schmerzen in Muskeln und Gelenken, Schlaflosigkeit und Juckreiz. Durch das Vorhandensein von Empfindungslosigkeit und Kribbeln ist dieser Zustand leicht von einer bakteriell bedingten Reisekrankheit zu unterscheiden. Zum Glück ist ein tödlicher Ausgang heute im Gegensatz zu früher ein relativ seltenes Ereignis. Wenn der Tod eintritt, ist die Ursache Atemstillstand oder Kreislaufversagen. Die Genesung dauert im allgemeinen eine bis drei Wochen, jedoch kann es auch Monate oder Jahre dauern, bis der Patient völlig wiederhergestellt ist. Es kann eine Sensibilisierung gegenüber Alkohol und Nikotinsäure (Vitamin $B_3$) eintreten, wobei nach Aufnahme dieser Substanzen ein Brennen und eine Rötung der Haut auftreten kann. Es kann sich außerdem eine Allergie gegenüber Meeresfrüchten entwickeln. Die Behandlung einer Ciguatera-Fischvergiftung ist ähnlich derjenigen einer Tetrodotoxin-Fischvergiftung (siehe oben), wobei es sich empfiehlt, das Mittel *Tetrodotoxin C 30* durch *Ciguatoxin C 30* zu ersetzen, falls verfügbar.

## »Mahimahi-Krankheit« (Scombroid-Fischvergiftung)

Diese Vergiftung ist weitaus häufiger als bisher angenommen. Sie ist die unmittelbare Folge einer unzureichenden Kühlung gewisser Fische nach dem Fang. Hierzu zählen Thunfisch, Mahimahi, Amberfisch, Makrelenhecht, Makrele, Bonito und Albacore. Betroffen waren gekochte, rohe, in Konservendosen abgefüllte und geräucherte Zubereitungen dieser Fische, ebenso Saury, die japanische Trockenfischdelikatesse. Alle diese Fische enthalten hohe Konzentrationen der Substanz Histidin in ihrem dunklen Fleisch, die durch Bakterien, die auf ihrer Haut vorkommen, in giftiges Histamin umgewandelt wird, ein Vorgang, der bei sachgemäßer Kühlung nicht auftreten würde. Aussehen, Geruch und Geschmack der Fische sind meist unauffällig, jedoch kann gelegentlich ein ungewöhnlich pfeffriger Geschmack auftreten. Innerhalb von Minuten bis mehrere Stunden nach der Aufnahme treten typischerweise die nachfolgenden Symptome auf: intensive Rötung von Gesicht, Hals und oberem Rumpf, Kopfschmerzen, Blasenbildung im Mund, Schluckbeschwerden. Weitere mögliche Symptome sind Juckreiz, Nesselsucht, Erbrechen, Diarrhöe, Bauchschmerzen und Asthma. Erholung tritt meist innerhalb weniger Stunden ein, doch ist ein Arzt hinzuzuziehen.

Die Therapie besteht in folgendem:

1. Finger in den Rachen stecken und Brechreiz auslösen.
2. *Belladonna C 30* $1/4$*h* geben.
3. In Verbindung mit (2) *Histaminum hydrochloricum C 30* $1/4$*h*.
4. Wenn pfeifendes Atmen (Giemen) hinzukommt, (2) absetzen und statt dessen *Cuprum metallicum C 30* $1/4$*h* zusammen mit (3) geben.

5. Zusätzlich zu den obengenannten Maßnahmen zur Beschleunigung der Ausscheidung der Giftstoffe *Urtica urens Ø 5 Tropfen 2h* (Erwachsenendosis) geben.

## Weitere Formen von Fischvergiftung

Gymnothorax-Vergiftung kann durch den Genuß von Meeraal, Muränen oder Riffmuränen entstehen. Die Giftstoffe sind im Fleisch, in den Fortpflanzungsorganen und anderen Eingeweiden enthalten. Garen hebt die Giftigkeit nur teilweise auf. Vergiftete Personen können Symptome ähnlich der Ciguatera-Vergiftung aufweisen, wobei in derselben Weise zu behandeln ist (siehe oben). In anderen Fällen ähneln die Symptome mehr denjenigen, die bei der Seeigel-Vergiftung (siehe oben) angegeben sind, wobei wiederum in der dort genannten Weise vorzugehen ist. Gegebenenfalls ist Atemspende anzuwenden.
Drückerfisch, Lamprete und Inger können toxische Diarrhöe und Erbrechen auslösen. Hering, Sprotten, Tarpon und Sardinen können dieselben Folgen haben sowie zusätzlich toxische neurologische Symptome. Makrele, Schlangenaal und Ölfisch können heftige Diarrhöe hervorrufen. Seekatze, Seedrachen und Chimären können die Gehirnaktivität dämpfen, während Meerbarbe (Pilotfisch) und Meeräsche Halluzinationen hervorrufen können. Sawara (japanische Makrele), Ishingh (japanischer Seebarsch) und Sandbandfisch können Vitamin-A-Vergiftung verursachen, ebenso Eisbärenleber.

## Chinarestaurant- und andere Restaurantsyndrome

Bis zu 20 Prozent der Bevölkerung sind gegen Natriumglutamat allergisch. Hierbei handelt es sich um einen beliebten »Geschmacksverstärker« in der chinesischen Küche und bei Fertiggerichten im Westen. Die Symptome einer Natriumglutamat-Allergie (Chinarestaurant-Syndrom), die etwa eine Stunde anhalten, sind Rötung, Brennen, Brust-, Gesichts-, Kopfschmerzen, Übelkeit und Erbrechen. *Belladonna C 30 $^1/_4$ h* kann lindernd wirken. Schwerere Komplikationen sind relativ selten. Bei Kindern wurden im Zusammenhang mit Natriumglutamat-Aufnahme Schüttelfrost und epilepsieähnliche Störungen beschrieben. Auch allergischer Katarrh, der etwa einen Tag anhielt, wurde dokumentiert.

Meerrettich, wie er in japanischen Restaurants verwendet wird und der die Standardbeilage zu Tellerfleisch ist, hat schon Ohnmachten verursacht. Chili, der oft in der indischen, mexikanischen und anderen Küchen verwendet wird, kann eine toxische Reizung des Magens und ein Brennen im Anus auslösen. Menschen, die an Magenbeschwerden oder Hämorrhoiden leiden, sollten dieses Gewürz meiden. Ingwer und Kardamom wirken dagegen beruhigend auf den Magen und können relativ reichlich genossen werden.

## Buschtees

Buschtees sind lokale Aufgüsse oder Abkochungen von pflanzlichem Material, die dem arglosen Reisenden Probleme schaffen können. Kavabier *(Yangona)* wird in ganz Polynesien als Festgetränk aus einer Wurzel zubereitet; übermäßiger Genuß kann zu starker Erregung und schwachen Beinen führen. Miraa, Kath, Muiragie oder Cafta *(Catha edulis)* sind verschiedene Namen für einen Strauch in Afrika, dessen Blätter oder Zweige überbrüht, gekaut oder geraucht werden, um eine friedliche Stimmung zu erzeugen, wobei jedoch ein Zustand geistiger Verwirrung eintreten kann. In Westindien kann der Genuß eines Tees aus *Crotalaria fulva* zu schweren Leberstörungen führen. Eine ähnliche Wirkung haben in Indien mit *Crotalaria-* oder *Heliotropium*-Samen verunreinigte Getreidegerichte.

## Weitere Gesundheitsrisiken

Meiden Sie Pilze jeglicher Art, die nicht aus einer zuverlässigen Quelle stammen; viele sind giftig, einige tödlich. Meiden Sie alle Speisen, die verschimmelt aussehen; verschimmelte Erdnüsse in Afrika können Krebs auslösen, während verschimmelter Mais in Bulgarien, Rumänien und dem Gebiet des ehemaligen Jugoslawien schwere Leberstörungen hervorrufen kann. Das im Kochgeschirr in Afrika vorhandene Blei kann zu einer chronischen Vergiftung führen, wobei dieses Element besonders in lokalen Biersorten in hohen Dosen enthalten ist. Ein hoher Quecksilbergehalt wurde bei Fisch in einigen Seen Nordamerikas festgestellt. Vergiftungserscheinungen können beim Genuß roher oder nicht durchgegarter roter Bohnen auftreten, wie sie für Chili con carne verwendet werden. In Somalia gab es schwere Vergiftungsfälle nach dem Genuß roher Seeanemonen (siehe Kapitel 15).

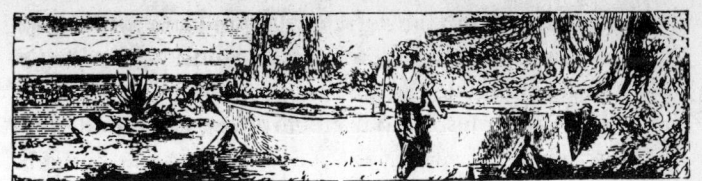

# 12 Schädliche Wirkungen von Sonne und Hitze

In diesem Kapitel werden innere und äußere Beeinträchtigungen der Gesundheit durch Sonne und Hitze besprochen – wie sie auftreten, wie man vorbeugen und wie man sie behandeln kann.

## Innere Erkrankungen

### Hitzeödem

Bei manchen Menschen, insbesondere Frauen, führt ein heißes Klima zu einer Anschwellung der Knöchel und Füße, so daß normale Fußbekleidung plötzlich beengt. Dieser unangenehme Zustand klingt auch unbehandelt allmählich ab, je mehr man sich akklimatisiert. Wie schon in Kapitel 5 besprochen, kann eine Schwellung der Knöchel und Füße bereits durch längere Unbeweglichkeit während der Flug-, Bus- oder Bahnreise auftreten, wobei der anschließende Aufenthalt in einem tropischen oder subtropischen Klima das Problem verschärft. Man kann solchen Beschwerden vorbeugen, indem man 24 Stunden vor der Abreise die nachfolgende Verordnung befolgt, die auch für die Behandlung des einmal eingetretenen Zustands hilfreich ist.

*Urtica urens Ø 5 Tropfen 6h*

## Salz- und Wasserentzug

Schwitzen ist ein wichtiger Mechanismus, durch den der Körper in einer heißen Umgebung seine normale Innentemperatur aufrechterhält. Die Verdunstung von Schweiß, die Wärme aus dem Körper ableitet, ist bei niedriger Luftfeuchtigkeit und Wind effektiver. Hohe Luftfeuchtigkeit und Windstille verringern die Wirksamkeit des Schwitzens erheblich. In der Wüste ist eine Kühlung leichter möglich als im Dschungel. Die Anpassung an ein heißes Klima kann mehrere Wochen dauern, was bedeutet, daß sie auf Kurzreisen nicht erreicht wird. Diese Anpassung besteht in einer erhöhten Transpirationsfähigkeit, der Zurückhaltung von Salz und einer gesteigerten körperlichen Belastbarkeit. Bei einem abrupten Übergang in eine heiße Witterung nimmt die Schweißproduktion im Laufe von etwa sechs Wochen beständig zu. Die anfängliche durchschnittliche Höchstmenge von etwa 1,5 Litern pro Stunde steigert sich innerhalb von zehn Tagen auf etwa 3 Liter und innerhalb von sechs Wochen auf etwa 3,5 Liter. Wer in der Hitze anstrengende Sportarten wie zum Beispiel Tennis betreibt, sollte diese hohen Werte beachten. Im Rahmen der Akklimatisierung geht die Salzkonzentration im Schweiß zurück. Die anfänglichen Salzverluste können bis zu 25 Gramm am Tag betragen und innerhalb von sechs Wochen auf ganze 3 Gramm zurückgehen.

Die Wasser- und Salzverluste müssen in geeigneter Weise ausgeglichen werden. Andernfalls kann es zu Hitzeschäden (siehe unten) kommen. Austrocknung erhöht per se das Risiko von Gicht (siehe Kapitel 11), Verstopfung (siehe Kapitel 9), Candida (siehe Kapitel 8), Harnwegsinfekten (siehe Kapitel 8) und Nierensteinen (siehe unten). Bezüglich der Wasserzufuhr ist es eine Tatsache, daß die Durstempfindung bei den meisten Menschen nicht exakt vom Zustand des Wasserhaushalts des Körpers abhängt, und dieses Problem wird beim Wechsel von einem gemäßigten in ein heißes Klima akut. Es kommt nicht selten vor, daß Menschen unter Austrocknung leiden und hiervon nichts bemerken, bis sich schwerere Folgen zeigen. Die Homöopathie hat individuelle Schwankungen des Durstempfindens seit dem 19. Jahrhundert dokumentiert. Während ein geringer Prozentsatz von Menschen, insbesondere Kinder, stets übermäßig durstig und daher weniger leicht für eine Austrocknung bei Hitze anfällig ist, besteht bei der Mehrzahl der Menschen ein mangelhafter Durstmechanismus, vor allem beim sogenannten Pulsatilla-Typ. Man kann mit einigem Erfolg homöopathische Konstitutionsmittel einsetzen, um das Durstgefühl zu korrigieren, insbesondere bei Kindern, doch gehört eine solche Behandlung in die Hand des homöopathischen Arztes bzw. Heilpraktikers. Trotzdem dürfte es kaum möglich sein, den Durstmechanismus zu perfektionieren. Die Mehrzahl der Menschen muß sich daher auf ihren Verstand, nicht ihr Empfinden verlassen, um einen ausreichenden Flüssigkeitsgehalt des Körpers sicherzustellen. Hierfür achtet man am besten auf die Farbe des Urins: Er sollte ein hellgelbes Aussehen haben; eine dunkelbraune Farbe weist auf Austrocknung hin. Ergänzend hierzu können Menschen, die in heißem Klima anstrengende Tätigkeiten verrichten, sich vor und nach einer solchen Tätigkeit wiegen. Jedes Kilogramm Gewichtsverlust steht für den Verlust von einem Liter Wasser, das in vernünftiger Weise so schnell wie möglich ersetzt werden muß. Diese Rehydrierung kann sich über einen Zeitraum von bis zu 24 Stunden erstrecken. Ein Erwachsener sollte täglich mindestens einen Liter Harn ausscheiden.

Auf den menschlichen Appetit auf Salz ist noch weniger Verlaß als auf das Durstempfinden. Manche Menschen, insbesondere der *Natrium-muriaticum-* und der *Phosphorus*-Typ, haben ein starkes Verlangen nach Salz, selbst wenn der Körper reichlich damit versorgt ist. Sie werden auch in heißem Klima genügend Salz aufnehmen, sofern man ihnen nicht eingeredet hat, daß ihnen der Genuß großer Mengen Salz schadet. Bei vielen anderen Menschen ist dagegen die Salzaufnahme unzureichend. Die heute so verbreitete Mode salzarmer Kost mag für ein kühles Klima in Ordnung sein; in tropischem oder subtropischem Klima kann sie dagegen verheerende Folgen haben. Wie schon gesagt, kann der tägliche Bedarf bis zu 25 Gramm betragen. Man kann Salztabletten einnehmen, die jedoch Magenbeschwerden auslösen können. Die Hinzufügung von $\frac{1}{2}$ Teelöffel Salz je Liter aufgenommener Flüssigkeit (Wasser, Limonade, Suppe, Tee usw.) oder Kochflüssigkeit schützt weitgehend vor Salzmangel, ohne daß der Geschmack hierdurch wesentlich verändert wird. Auch alle aromatischen Getränke sollten nachgesalzen werden. Harntreibende Mittel, die in der Regel bei Flüssigkeitsansammlungen und hohem Blutdruck verordnet werden, begünstigen einen Salz- und Wassermangel. Patienten, die solche Medikamente einnehmen, sollten vor Reisen in warme Klimazonen ihren Arzt befragen.

## Hitzeschäden

Es lassen sich vier Formen von Hitzeschäden unterscheiden:

1. Hitzekrämpfe,
2. Sonnenstich,
3. Hitzeerschöpfung,
4. Hitzschlag.

Diese Formen von Hitzeschäden werden weiter unten mit den jeweiligen Behandlungsmaßnahmen im einzelnen besprochen. Für ihre Entstehung ist folgendes verantwortlich:

1. **Salz- und Wassermangel** (siehe oben),
2. große Hitze (insbesondere *feuchte* Hitze),
3. übermäßige Sonneneinwirkung,
4. mangelnde körperliche Fitneß,
5. Überanstrengung in Sonne oder Hitze,
6. konstitutionelle Prädisposition. Bestimmte Konstitutionstypen (zum Beispiel der homöopathische *Sulfur*- und *Pulsatilla*-Typ) haben unter heißem Klima mehr zu leiden als andere (wie zum Beispiel der homöopathische *Silicea*-Typ).
7. Belastungen der Gesundheit wie Fettleibigkeit, Schwangerschaft, Herzleiden, Diabetes, Schilddrüsenüberfunktion (Menschen mit einer Schilddrüsenunterfunktion leiden weit weniger unter Hitze), Nierenkrankheiten. Ärztlicher Rat ist vor Reisen in heiße Länder einzuholen.

Maßnahmen, die das Risiko von *Hitzeschäden* mindern, sind:

1. **Ausreichende Salz- und Wasserzufuhr** (siehe oben),
2. künstliche Akklimatisierung vor der Reise. Der tägliche Besuch einer Sauna eine bis zwei Wochen vor der Reise verbessert die Transpirationsfähigkeit (und damit die Kühlungsfähigkeit) des Körpers und die Zurückbehaltung von Salz. Saunabäder sind jedoch unter entsprechender Anleitung zu nehmen, insbesondere wenn der Reisende unter einer nicht nur unerheblichen Gesundheitsstörung leidet.
3. Ein Trainingsprogramm (zum Beispiel Krafttraining, Radfahren, Schwimmen, Fitneßtraining) mindestens zwei Wochen vor der Abreise.
4. In den ersten Tagen sind in heißem Klima starke Anstrengungen zu vermeiden. Der Grad der körperlichen Anstrengung muß allmählich gesteigert werden.
5. Alkoholgenuß ist zu unterlassen oder stark einzuschränken, da Alkohol die Entwässerung durch eine Steigerung des Wasserdurchsatzes durch die Nieren erheblich begünstigt (siehe auch Kapitel 11).
6. Ausreichend Ruhe, insbesondere nach den Mahlzeiten und nach Anstrengungen, sowie ausreichend Schlaf sind anzuraten.
7. Soviel wie möglich im Schatten bleiben und nicht in der Sonne einschlafen.
8. Geeignete Kleidung tragen. Sie sollte luftig, dicht gewebt, locker und vorzugsweise weiß sein. Ideal ist Baumwolle. Die Kleider sind möglichst regelmäßig zu wechseln. Kopf und Nacken müssen mit luftiger, möglichst weißer Kopfbekleidung geschützt werden (zum Beispiel Burnus, Käppi, Sombrero, Sonnenhut). Die Fußbekleidung sollte vollständig aus Leder sein. Segeltuch- oder offene Schuhe (beispielsweise Sandalen) können getragen werden, soweit nicht die Gefahr von Bissen oder Stichen giftiger

Tiere besteht. Vom Barfußgehen ist in manchen Gegenden aus demselben Grund abzuraten; außerdem besteht hier das Risiko bestimmter Infektionen (etwa Hakenwurmerkrankungen). In heißen und feuchten Gebieten, zum Beispiel im Dschungel, hat man möglicherweise das Bedürfnis, möglichst unbekleidet zu gehen, doch bringt dies das Risiko von Insektenstichen und damit verbundenen Erkrankungen, etwa Malaria, mit sich.
9. Verwendung schweißtreibender Gewürze. Bestimmte Gewürze verbessern die Fähigkeit, zu schwitzen und damit den Körper zu kühlen. Hierzu gehören Pfefferschoten, Ingwer, Paprika, Cayennepfeffer und schwarzer Pfeffer (siehe auch Kapitel 11). Mäßiger Genuß ist in heißen Klimata allgemein zu empfehlen (zum Beispiel in Currygerichten).
10. Homöopathische Konstitutionsbehandlung, die ein Heilpraktiker bzw. homöopathischer Arzt verordnet, kann die Hitzebelastung bei entsprechend disponierten Menschen verringern. Eine solche Behandlung sollte möglichst vor Antritt der Reise durchgeführt werden.

Es gibt einen fünften Typus von Hitzeschäden, die sogenannte *anhidrotische Hitzeerschöpfung*, die in Verbindung mit dem sogenannten Schweißdrüsenfriesel, auch *roter Hund* genannt, auftritt. Näheres hierzu weiter unten in diesem Kapitel.

### Hitzekrämpfe

Hierbei handelt es sich um schmerzhafte Krämpfe der Muskulatur des Bauchs oder der Glieder, die infolge von Anstrengungen in heißem Klima auftreten. Daneben können unwillkürliche Muskelzuckungen auftreten. Die folgende Kombinationsbehandlung ist indiziert:

1. *Einen gestrichenen Teelöffel Salz in einem halben Liter Wasser stündlich sechs Stunden oder länger geben.* Dies ist der wichtigste Teil der Therapie.
2. Die betroffenen Muskeln sanft massieren.
3. Eines der nachfolgenden homöopathischen Mittel geben:
    a) *Cuprum metallicum C 30 1h*
    b) *Magnesium phosphoricum C 30 1h*

## Sonnenstich

Hierbei handelt es sich um einen pochenden Kopfschmerz aufgrund übermäßiger Sonnen- oder Hitzeeinwirkung. Sonnenstich ist meist eine schwere Erkrankung. Wie folgt behandeln:

1. Salz und Wasser wie oben unter *Hitzekrämpfe* beschrieben verabreichen.
2. Eines der beiden nachfolgenden homöopathischen Mittel geben:
    a) *Belladonna C 30 2h*
    b) *Glonoinum C 30 2h*

## Hitzeerschöpfung

Die Symptome dieser Erkrankung sind Verwirrung, Schwäche, Schwindel, Ohnmacht, Koordinationsschwierigkeiten, Kopfschmerzen, Muskelkrämpfe, Hyperventilation, Sehstörungen, Übelkeit und Erbrechen sowie fliegender, schwacher Puls. Eine Lebensmittelvergiftung mit Diarrhöe und/oder Erbrechen kann der Erkrankung vorangehen bzw. diese auslösen (siehe Kapitel 10 und 11), wie überhaupt jede Erkrankung, die mit Übelkeit, Erbrechen, Durchfall oder Schweißausbruch (zum Beispiel Malaria) verbunden ist. Die Haut ist kühl, blaß und feucht. Die oral gemessene Temperatur ist meist normal oder leicht subnormal. Der Unterschied zwischen Hitzeerschöpfung und Hitzschlag ist in Tabelle 12.1 dargestellt; Hitzschlag ist klinisch das entschieden schwerwiegendere Bild.

Die Kombinationsbehandlung von Hitzschlag ist wie folgt, wobei Maßnahmen 1 und 2 von äußerster Wichtigkeit sind!

1. Den Patienten an einem schattigen Ort hinlegen, die Beine hochlagern.

**Tabelle 12.1**

| Hitzeerschöpfung | Hitzschlag |
|---|---|
| Blasse, kühle, feuchte Haut | Rote, heiße, trockene Haut |
| Kein Fieber | Hohes Fieber |
| Schwäche | Sehr krank oder bewußtlos |
| Schwerer Zustand | **Medizinischer Notfall** |

2. Salz und Wasser geben, wie oben unter *Hitzekrämpfe* beschrieben.
3. Die Beine leicht vom Knöchel zum Knie massieren.
4. Eines der beiden nachfolgenden homöopathischen Mittel geben:
   a) *Carbo vegetabilis C 30* $1/4$h *(zerdrückt/flüssige Form)*
   b) *Bach Rescue Remedy* $1/4$h

5. Bei schweren Krämpfen eines der unter Hitzekrämpfe genannten homöopathischen Mittel in derselben Dosierung geben.
6. Es ist ein Arzt zu verständigen, falls der Patient nicht rasch auf die obigen Maßnahmen anspricht (siehe folgenden Abschnitt).

## Diagnostische Schwierigkeiten

In den Tropen ist eine Verwechslung zwischen den Symptomen der Hitzeerschöpfung und denjenigen von Malaria (siehe Kapitel 20), einigen Typen von Lebensmittelvergiftungen und chemischen Vergiftungen (siehe Kapitel 10 und 11) möglich, die sämtlich ein sehr ähnliches klinisches Bild zeigen können. Falls der Patient nicht rasch auf die obengenannten Maßnahmen anspricht, ist ärztliche Hilfe hinzuzuziehen, damit eine andere Behandlung entsprechend der richtigen Diagnose durchgeführt werden kann.

## Hitzschlag

Dies ist eine seltene, aber schwere Erkrankung, die *sofort* ärztlich zu behandeln ist. Sie beruht auf einem Versagen der Wärmeregulierungsmechanismen des Körpers. Die Merkmale eines manifesten Hitzschlags sind in Tabelle 12.1 dargestellt. Anzeichen eines drohenden Hitzschlags sind:

1. **Verminderung oder Aufhören der Schweißbildung,**
2. häufiges Wasserlassen,
3. Schwäche, Kopfschmerzen, Schwindel, Übelkeit und Muskelkrämpfe (diese Merkmale sind denjenigen der oben

beschriebenen Hitzeerschöpfung sehr ähnlich; es wird jedoch weniger Schweiß gebildet),
4. Ansteigen der Körpertemperatur.

Ohne geeignete Behandlung gehen diese Anfangssymptome nach einigen Stunden abrupt in einen manifesten Hitzschlag über:

1. Erbrechen, Schmerzen in der Brust, Muskelzuckungen, Ängstlichkeit, manchmal geistige Verwirrung.
2. Die Haut wird heiß und trocken, das Gesicht rot.
3. Schneller Anstieg der Temperatur, die 43,3 °C erreichen kann.
4. Delirium, anschließend Koma.
5. Sinkende Harnausscheidung.
6. Krämpfe und explosionsartiges Erbrechen sind schwere Krankheitszeichen, wobei Temperaturen über 42,2 °C in der Regel zu irreversiblen Gehirnschädigungen führen.
7. Die anfänglich verengten Pupillen weiten sich.
8. Die Letalität beträgt bis zu 50 Prozent und ist besonders hoch bei sehr jungen oder alten Menschen, bei Patienten mit Herz- oder Nierenerkrankungen und chronischen Alkoholikern.

### Die wichtigste therapeutische Maßnahme: die Senkung der Körpertemperatur

1. Bewußtlose oder halb bewußtlose Patienten sind an einem kühlen Ort waagerecht zu lagern und von allen Kleidern zu befreien. Die Atemwege müssen durch Seitenlagerung des Patienten und Anheben des Kinns frei gehalten werden.

2. Die Abkühlung darf nicht zu rasch erfolgen und geschieht am sichersten durch häufiges Abreiben der ganzen Haut mit Wasser oder Alkohol (oder Zudecken des Patienten mit einem feuchten Leintuch) und kräftigem Zufächeln von Luft. Eine schnelle Abkühlung kann durch ein kühles *(nicht kaltes!)* Bad erreicht werden, jedoch ist zu starkes Abkühlen hier relativ gefährlich und sollte nur in sehr schweren Fällen angewandt werden. Alle zehn Minuten ist die rektale Temperatur zu messen, und das Kühlen muß beendet werden, wenn eine Temperatur von 39,4 °C erreicht ist. Danach den nackten Patienten mit einem Leintuch zudecken.
3. Durch Massage der Extremitäten in Richtung des Herzens den Kreislauf unterstützen.
4. In Verbindung mit den obigen Maßnahmen können die nachfolgenden homöopathischen Mittel im Wechsel alle zehn bis fünfzehn Minuten gegeben werden, bis eine deutliche Besserung eintritt:
    a) *Belladonna C 30 (zerdrückt/flüssige Potenzierung)*
    b) *Carbo vegetabilis C 30 (zerdrückt/flüssige Potenzierung)*
5. Erholung wird durch einen schnellen Rückgang der Körpertemperatur und Wiedereinsetzen des Schwitzens angezeigt, wobei letzteres ein besonders günstiges Zeichen ist.
6. Die Zufuhr von Salz und Wasser ist gegenüber der Senkung der Körpertemperatur von zweitrangiger Bedeutung. Sofern keine intravenösen Lösungen verfügbar sind, ist damit zu warten, bis der Patient das Bewußtsein wiedererlangt hat. Die orale Flüssigkeitszufuhr sollte wie oben unter *Hitzekrämpfe* dargestellt erfolgen.

Die völlige Wiederherstellung kann bis zu einem Monat in Anspruch nehmen, wobei Rückfälle häufig sind. Wenn möglich sollte der Patient in ein kühleres Klima verbracht werden. Oft besteht noch lange nach einem Hitzschlag eine verringerte Widerstandsfähigkeit gegen ein heißes Klima; Besserung ist hier durch Einnahme eines homöopathischen Konstitutionsmittels möglich, das von einem homöopathischen Arzt bzw. Heilpraktiker verordnet werden muß.

### Diagnostische Schwierigkeiten

Möglicherweise ist es schwierig, zwischen Hitzschlag, kardialer Malaria (siehe Kapitel 20), Gehirnhaut- und Lungenentzündung zu differenzieren. Da Hitzschlag ein medizinischer Notfall ist, muß zunächst die oben angegebene Behandlung durchgeführt werden, auch wenn noch keine klare Diagnose besteht. In Malariagebieten ist in allen Fällen eines Verdachts auf Hitzschlag gleichzeitig eine Malariabehandlung einzuleiten.

### Nierensteine

Die Entstehung von Nierensteinen wird bei entsprechend disponierten Menschen durch Austrocknung begünstigt. Mit einer homöopathischen Konstitutionsbehandlung durch einen homöopathischen Arzt bzw. Heilpraktiker möglichst *vor* der Abreise in ein heißes Klima und reichlicher Aufnahme von Flüssigkeit kann man solchen Beschwerden weitgehend vorbeugen. Das klassische Symptom für solche Steine ist die Nierenkolik. Es treten plötzlich heftige Schmerzen in einer Lende auf, die oft über die Seite des Rumpfs zur Leiste ausstrahlen und von einem starken Schweißausbruch begleitet sind. In den meisten Fällen wandert der Stein den Harnweg abwärts und wird ausgeschieden (oft mit Beschwerden und einiger Anstrengung), woraufhin der Schmerz spontan verschwindet. Eine Nierenkolik läßt sich von einer schweren Harnwegsinfektion durch das plötzliche Einsetzen ohne Ankündigung, das fehlende Fieber und die fehlende brennende Empfindung beim Wasserlassen unterscheiden. Es kann eine homöopathische Behandlung durchgeführt werden, um die Schmerzen zu verringern und die Ausscheidung des Steins zu erleichtern:

1. Reichlich Flüssigkeit zu sich nehmen.
2. Bei rechtsseitiger Nierenkolik:
    *Ocimum canum C 30 1/4h*
3. Bei linksseitiger Nierenkolik:
    *Berberis vulgaris C 30 1/4h*
4. Gleichzeitig mit einem der obengenannten Mittel kann folgendes gegeben werden:
    *Calcarea renalis C 6 4h*

## Äußere Erkrankungen

Es sind nun noch diejenigen durch Sonne und Hitze bedingten Erkrankungen zu besprechen, deren Erscheinungen hauptsächlich auf der Haut sichtbar werden:

1. *Urticaria solaris,*
2. Miliaria,
3. Sonnenbrand, vorzeitige Alterung der Haut und Hautkrebs.

Weitere Hauterkrankungen, die in tropischem oder subtropischem Klima auftreten und auf Pilz-, Bakterien- oder Parasiteninfekte zurückgehen, werden an anderer Stelle in diesem Handbuch behandelt (siehe Kapitel 16, 17 und 22).

## Urticaria solaris (Sonnen-Nesselsucht)

Diese Erkrankung wird oft mit der Miliaria verwechselt, jedoch ist eine echte *Urticaria solaris* ein deutlich davon zu unterscheidender Zustand, der nachfolgend beschrieben wird. *Urticaria solaris* ist ein juckender Quaddelausschlag an Hautbereichen, die dem Sonnenlicht ausgesetzt waren, das heißt an unbedeckten Körperteilen. Es ist eine Form der Lichtempfindlichkeit (abnormale Reaktion gegenüber Sonnenlicht) und ähnelt der Wirkung von Brennesseln auf der Haut. Vorbeugend kann man die nachfolgende Verordnung anwenden, vorzugsweise 24 Stunden vor dem Wechsel in ein sonniges Klima; die Behandlung sollte für die Dauer des Aufenthaltes in diesem Klima fortgesetzt werden:
*Urtica urens Ø 5 Tropfen 6h*
(die Dosis für Kinder verringern)

Die Verwendung einer hypoallergenen Sonnencreme mit hohem Lichtschutzfaktor auf ungeschützten Körperteilen wirkt ebenfalls vorbeugend (siehe unten).

Eine bestehende *Urticaria solaris* kann wie folgt behandelt werden:

1. innerlich:
   *a) Urtica urens C 6 2h*
   *b) Apis mellifica C 6 2h*

2. Äußerlich kann in Verbindung mit einem der obengenannten Mittel die nachfolgende Lotion stündlich oder alle zwei Stunden aufgetragen werden:
   *Viola tricolor Ø 10 Tropfen in 50 ml Wasser*

## Lichtdermatosen

Bei sensibilisierten Menschen kann die Einnahme bestimmter Arzneimittel oder Kontakt mit (bzw. Aufnahme von) bestimmten Chemikalien oder Pflanzen bei Sonnenlichtexposition Hautreaktionen auslösen. Zu den einschlägigen Substanzen zählen Antiseptika (Bithionol, Hexachlorophen, halogenierte Salicylanilide), chlorierte Kohlenwasserstoffe, Steinkohlenteer und Derivate (unter anderem Benzol, Kreosotum und Pech), Färbemittel (unter anderen Eosin, Fluoreszein und Methylenblau), Salze von Gold und Silber, pflanzliche Öle (Engelwurz, Bergamotte, Zeder, Limone, Linde, Orange, Sandelholz, Vanillin), optische Aufheller, Sonnenschutzmittel (6-Methylkumarin, Glycerin-p-Paraaminobenzoesäure), Pflanzen (Chrysanthemen, Raute, Engelwurz, Flechten, Pastinake, wilde Möhre), Arzneimittel (Chlorpromazin, Tetrazykline, Nalidixinsäure, Psoralene, Diphenhydramin, Sulfonamide, Phenothiazine, Captopril, Diaphenylsulfon, Furosemid, Naproxen). Die Art des ausgelösten Hautausschlags ist unterschiedlich: Er kann wie Nesselsucht, wie ein Ekzem oder wie ein Sonnenbrand aussehen. Diese Sonnenlichtempfindlichkeit kann lange über das Vorhandensein des schädigenden chemischen Stoffs im Körper hinaus anhalten. Eine solche durch Arzneimittel, Chemikalien oder Pflanzen ausgelöste Lichtempfindlichkeit erfordert gegebenenfalls eine komplexere Behandlung als oben für *Urticaria solaris* angegeben; das heißt, es ist ein erfahrener homöopathischer Arzt oder Heilpraktiker zu befragen.

## Miliaria rubra

Im Gegensatz zur oben beschriebenen *Urticaria solaris* zeigt sich der Ausschlag der *Miliaria rubra* hauptsächlich in den bedeckten Bereichen des Körpers. Er ist weitgehend auf anhaltende Durchnässung der Haut durch Schweiß unter der Kleidung verursacht. Mitbeteiligt können übermäßige Verwendung gewöhnlicher Seife, Baden in Salzwasser und Vitamin-C-Mangel sein. Das Grundproblem bei *Miliaria rubra* ist die Verstopfung der Schweißdrüsen, während die Schweißdrüsen selbst weiterhin Schweiß produzieren, der aber nicht auf die Hautoberfläche gelangen kann. Dieser Ausschlag hat zwei typische Phasen:

1. eine akute Phase, die etwa zehn Tage anhält und zahllose stark juckende, kleine Bläschen mit einem roten Hof zeigt.
2. Daran anschließend folgt eine chronische Phase, die mehrere Wochen dauern kann. Der Ausschlag hat das Aussehen einer Gänsehaut ohne Rötung oder Juckreiz, und die befallene Haut ist vollkommen trocken. Der »Gänsehaut«-Ausschlag zeigt sich gelegentlich nur während oder nach körperlicher Anstrengung und kann bei Ruhe völlig verschwinden.

Es besteht die Gefahr von Sekundärinfektionen mit der Entwicklung eitergefüllter Blasen (Pusteln), und nach einem Ausbruch von *Miliaria rubra* kann sich ein Ekzem anschließen.
Vorbeugend hiergegen kann eine Kombination von folgendem wirken:

1. Vermeidung übermäßiger Wärmeeinwirkung.
2. Die Kleidung sollte leicht, luftig und sauber sein.
3. Regelmäßiges Baden in salzfreiem Wasser.
4. Meiden gewöhnlicher Seife (Seifen auf Glycerinbasis sind vorzuziehen).
5. Folgendes einnehmen:
   *Vitamin C 15 mg pro kg Körpergewicht täglich*
6. Folgendes einnehmen:
   *Urtica urens Ø 5 Tropfen 6h*
   (die Dosis für Kinder verringern)
7. Regelmäßiges Auftragen der folgenden Salbe auf die bedeckten Körperbereiche hält die Haut geschmeidig und beugt einer Verstopfung der Poren vor:

   | | |
   |---|---|
   | *Cerae lanette* | 3% |
   | *Adipis lanae* | 5% |
   | *Paraffini liquidi levis* | 2% |
   | *Calendulae Ø* | 5% |
   | *Conservatoris* | qs |
   | *Aquae Rosae Triplicis* | ad 100% |

Die Behandlung manifester *Miliaria rubra* besteht in folgendem:

1. Den Patienten in eine kühlere Umgebung verbringen, wenn möglich.
2. Zur Vorbeugung gegen Infektionen die befallenen Hautpartien regelmäßig mit *Rosenwasser (dreifach)* reinigen.
3. Zur Milderung des Juckreizes kann dem Rosenwasser folgendes hinzugefügt werden:
   *Viola tricolor Ø 10 Tropfen auf 50 ml*
4. Innerlich möglichst beide nachfolgenden Mittel geben:
   a) *Thuja C 6 12h*
   (keine Potenzen über C 6 verwenden)

b) *Urtica urens Ø 5 Tropfen 6h*
   (die Dosis für Kinder verringern)
5. Bei auftretenden Infektionen mit Bildung von Pusteln Verordnung 4a absetzen und die beiden nachfolgenden Mittel im vierstündlichen Wechsel geben:
   a) *Rhus toxicodendron C 6*
   b) *Antimonium tartaricum C 6*

## Anhidrotische Hitzeerschöpfung

Hierbei handelt es sich um eine Störung der Wärmeregulierung aufgrund der Blockierung von Schweißdrüsen, in der Regel durch *Miliaria rubra* (siehe oben), und diese Erkrankung ist die häufigste Hitzeerkrankung von Soldaten in feuchtem und trockenem tropischem Klima. Akuter Sonnenbrand (siehe unten) und einige chronische Hautkrankheiten (wie zum Beispiel schweres Ekzem) können ebenfalls zu einer Verstopfung der Schweißdrüsen führen und eine anhidrotische Hitzeerschöpfung auslösen. Merkmale der letzteren sind verringerte Belastbarkeit bei heißem Wetter mit Erschöpfung, Stirnkopfschmerz, Schwindel und Zittern; fliegender Puls und sehr schnelle Atmung, starkes Schwitzen an Stirn und Gesicht (möglicherweise kompensatorisch), während an den bedeckten Körperteilen die Schweißbildung fehlt oder verringert ist (der Ausschlag der fortgeschrittenen *Miliaria rubra* tritt gelegentlich nur während und nach körperlicher Anstrengung auf); die rektal gemessene Temperatur kann bis 38,9 °C erreichen; es wird mehr Urin als normal ausgeschieden, und Ruhe, vor allem an einem kühlen Ort, bessert die Symptome. Die Erkrankung kann sich zu einem Hitzschlag (siehe oben) entwickeln. Solche Patienten sollten körperliche Anstrengung meiden, und es ist eine Behandlung der zugrunde liegenden Hauterkrankung einzuleiten. Wenn *Miliaria rubra* ursächlich ist (wie in der Regel), sind die oben beschriebenen Maßnahmen anzuwenden. Zusätzlich kann die Wiederherstellung der Schweißbildung in den Miliaria-Bereichen durch Einleitung einer Abschuppung (Schälen) der Haut durch wiederholte Anwendung von zehnprozentiger Salicylsäure in 70 Prozent Äthylalkohol gefördert werden (zunächst in einem kleinen Hautbereich eine Probe machen, um eventuelle Reaktionen abzuwarten). Nach der Abschuppung ist eine Lanolinsalbe wie oben für die Vorbeugung gegen Miliaria angegeben anzuwenden. Wenn Sonnenbrand für die anhidrotische Hitzeerschöpfung verantwortlich ist, muß die Haut wie im folgenden beschrieben behandelt werden.

## Sonnenbrand, vorzeitiges Altern der Haut und Hautkrebs

Die Wirkung ultravioletten Lichts auf die Haut ist intensiver, wenn die Haut feucht oder ölig ist, und wird je nach der erblichen Pigmentierung abgeschwächt. Diese Wirkungen lassen sich in frühe und späte Veränderungen untergliedern:

1. Frühe Veränderungen:
   a) Bräunung (Ablagerung von Pigment),
   b) Verdickung der Haut (eine weitere Schutzreaktion),
   c) **Sonnenbrand** (schmerzhafte Rötung der Haut mit Blasenbildung, in schweren Fällen nässend).
2. Spätveränderungen, die hauptsächlich bei Menschen auftreten, die längere Zeit intensiver Ultraviolettstrahlung ausgesetzt waren:
   a) Vorzeitiges Altern der Haut (Austrocknung, Faltenbildung, Dünnwerden, gelbliche Verfärbung, Mitesser, Pickel, durchscheinende Äderchen),
   b) Hautkrebs. Jahre nach einer intensiven UV-Bestrahlung der Haut können bösartige oder potentiell bösartige Hautläsionen auftreten. Sie können die Form

erhabener Knoten haben, die zum Bluten neigen, oder roter und schuppender Flecken, die nicht verschwinden und (langsam) wachsen. Zum Glück breiten sie sich hauptsächlich lokal aus und lassen sich chirurgisch meist einfach behandeln. Das maligne Melanom dagegen ist gefährlich. Es handelt sich im Prinzip um eine verrückt spielende Warze, die eher flach als erhaben wuchert. Pigmentierte Warzen, die plötzlich zu wachsen oder zu bluten beginnen oder sich dunkler verfärben, sind immer verdächtig. Da sich bösartige Melanome sehr schnell auf den ganzen Körper ausbreiten, ist umgehende chirurgische Behandlung erforderlich.

Ungeachtet der psychologischen positiven Wirkungen der UV-Strahlung und ihrer Fähigkeit, bei unterernährten Kindern der Entstehung von Rachitis vorzubeugen, ist sie im Prinzip für die Haut schädlich. Eine »gesunde Bräune« sollte man sich daher in einer vernünftigen und verantwortungsbewußten Weise holen. Zu diesem Zweck ist auf folgendes zu achten:

1. Am ersten Tag nicht länger als zwanzig Minuten in der Sonne bleiben.
2. An jedem weiteren Tag zehn Minuten länger in die Sonne gehen.
3. Sonnencremes mit Lichtschutzfaktor verwenden. Diese absorbieren oder reflektieren das ultraviolette Licht und sind in Apotheken und Drogerien erhältlich. Die besten dieser Cremes sind hypoallergen, und einige sind in kosmetischer Hinsicht besser als andere. Der angegebene Lichtschutzfaktor gibt einen ungefähren Hinweis auf die Wirksamkeit gegen UV-Strahlung. Ein LF von 15 gibt

einen sehr hohen Schutz an, während ein LF von 2 nur einen geringen Schutz bietet. Wenn man während seines Aufenthaltes gefahrlos braun werden will, sollte man allmählich von hohen Lichtschutzfaktoren zu niedrigen übergehen. Dabei ist immer zu berücksichtigen, daß diese Cremes regelmäßig, zum Beispiel stündlich, aufzutragen sind sowie ebenfalls nach jedem Schwimmen oder jeder körperlichen Anstrengung. Bedenken Sie auch, daß Gesäß und Brüste einen höheren Lichtschutzfaktor erfordern als andere Hautbereiche, die ständig dem Licht ausgesetzt sind.

4. Die UV-Strahlung ist mittags am höchsten.
5. Die UV-Strahlung wird mit zunehmender Nähe zum Äquator intensiver.
6. Die UV-Strahlung ist im Gebirge höher (Skifahrer und Bergsteiger: Achtung!).
7. Die Wirkung der UV-Strahlung wird durch Reflexion an hellem Sand, Wasser, Metall oder Schnee verstärkt.
8. Leichte Bewölkung, vereinzelte Wolken an einem ansonsten blauen Himmel und Dunst verringern die UV-Intensität nur wenig.
9. UV-Strahlung durchdringt Wasser, und die Wassertemperatur gibt keinen Hinweis auf ihre Intensität (Schwimmer: Achtung!).
10. Wenn man die Haut nach dem Schwimmen nicht abtrocknet, verstärkt dies die Wirkung der ultravioletten Strahlung.
11. Ölige Präparate steigern die Wirkung der ultravioletten Strahlung (weshalb man auch ölige Präparate zur Intensivierung der Bräunung verwendet).
12. Vitamin E bietet einen gewissen Schutz gegen UV-Schäden, insbesondere hinsichtlich Sonnenbrand und vorzeitigen Alterns der Haut. Am besten wendet man es als

Creme (nicht als Öl!) täglich nach dem Sonnenbaden an allen der Sonne ausgesetzten Bereichen an. Eine einfache Rezeptur lautet:
   Unguenti emulsificantis aquosi 30 g
   d-α-Tocopherylacetati 600 I.E.
13. Vorbereitung der Haut im Sonnenstudio oder unter UV-Licht nützt vor Reisen in sonnenreiche Gegenden relativ wenig.
14. Einschlafen unter freiem Himmel kann dazu führen, daß man seine Sonnendosis für den betreffenden Tag (und möglicherweise für den ganzen Urlaub!) überschreitet.

Wenn trotz dieser vorbeugenden Maßnahmen einmal Sonnenbrand auftritt, ist dieser wie folgt zu behandeln:

1. Die folgende Salbe alle vier Stunden anwenden:
   | | |
   |---|---|
   | Hyperici Ø | 10 gtt |
   | Urticae urentis | Ø 10gtt |
   | d-α-Tocopherylacetati | 600 I.E. |
   | Unguenti emulsificantis aquosi | 30 g |
2. Wenn Obiges nicht verfügbar ist, können kalter Tee oder einfacher Joghurt äußerlich als Notbehelf angewandt werden.
3. Zusätzlich zu äußeren Anwendungen folgendes Mittel innerlich anwenden:
   Belladonna C 30 2h
4. Darüber hinaus ist die Zufuhr folgender Substanzen, die gleichzeitig gegeben werden können, hilfreich:
   a) Vitamin E (d–α-Tocopherylacetati) 600 I.E. 24h
   b) Vitamin C 500 mg 12h
   c) Zink 15 mg (elementar) 24h
   (diese Dosen für Kinder reduzieren)

## Pflanzliche Behandlung von Sonnenkrebs

Eine Mitteilung aus Australien schlägt die Verwendung von gepreßtem Saft von *Symphytum officinale* (Beinwell) für die Behandlung des Frühstadiums von Hautkrebs durch Sonneneinstrahlung vor, der in Form roter Flecken auftritt. Der Saft wird direkt mittels Pflaster, das dreimal täglich gewechselt wird, auf die Läsion aufgetragen. Auch für die direkte Anwendung von unverdünntem *Oleum Melaleucae alternifoliorum* mehrmals täglich wurde eine Wirksamkeit angegeben.

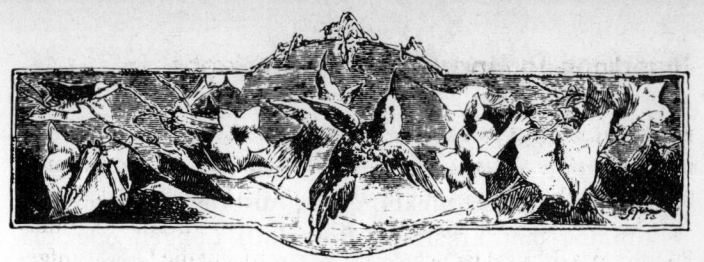

# 13 Kalte Gegenden und große Höhen

Dieses Kapitel wendet sich an Skifahrer, Bergsteiger, Forscher, Segler und alle anderen Reisenden, die sich in besonders kalten Gegenden aufhalten.
Es soll dabei daran erinnert werden, daß es auch in der Wüste nachts sehr kalt sein kann. In kaltem Klima muß man warm, trocken und in Bewegung bleiben. Beachten Sie auch, daß der Wind die Kühlwirkung der Umgebungstemperatur verstärken kann. Bei einem Schneesturm kann eine Temperatur von –40 °C eine effektive Kühlwirkung haben, die einer Umgebungstemperatur von –72 °C entspricht! Bei einer solchen Temperatur gefriert ungeschütztes Fleisch innerhalb von zwanzig Sekunden, und man ist möglicherweise nicht mehr in der Lage, mehr als einhundert Meter zu Fuß zurückzulegen. Wenn Sie mit dem Auto in Gegenden unterwegs sind, in denen solche extremen Bedingungen auftreten können, sollten Sie stets Decken und Kerzen dabeihaben. Die Wärme einer einzigen Kerze im Fahrgastraum eines Autos kann Ihr Leben retten. Verlassen Sie Ihr Fahrzeug nicht, bis entweder Hilfe kommt oder der Wind aufhört.

## Unterkühlung, Untertemperatur

Die Einwirkung von kalter Luft oder kaltem Wasser auf den Körper kann Muskelschmerzen hervorrufen oder eine im Anzug befindliche Infektion zum Ausbruch bringen. Unterkühlung kann Erkältung, Bronchitis, Lungen- oder Blasenentzündung auslösen. Durch Zittern versucht der Körper, zusätzliche Wärme zu erzeugen; wenn dies nicht gelingt, sinkt die Körpertemperatur (Hypothermie). Bei dem Betreffenden treten Schwindel, Verwirrung, Desorientierung, Delirium und schließlich Koma (Bewußtlosigkeit) ein. Persönlichkeitsveränderungen und Bewußtseinstrübungen in kaltem Klima können auf eine Untertemperatur hinweisen. Die rektale Messung der Temperatur (unter 35 °C) bestätigt den Verdacht und hilft, eine Unterkühlung von einer akuten Höhenkrankheit (siehe unten) zu unterscheiden. Wenn Personen aus kaltem Wasser gerettet werden, ist auch die Möglichkeit der Einatmung von Wasser (Ertrinken) zu berücksichtigen. Bis zum Eintreffen ärztlicher Hilfe sind in allen Fällen eines Verdachts auf Unterkühlung die nachfolgenden Maßnahmen zu ergreifen:

1. Vor Umwelteinflüssen schützen (in ein Zelt, eine Hütte oder in einen anderen geschützten Raum verbringen).
2. Alle nassen Kleider ausziehen.
3. Mit Decken zudecken (ohne entsprechende Fachkenntnisse keine äußeren Wärmequellen wie zum Beispiel Heizdecken oder Wärmeflaschen anwenden, da dies zu Herzversagen oder Schock führen kann).
4. Falls der Patient bei Bewußtsein ist, warme Getränke geben.
5. Falls der Patient nicht bei Bewußtsein ist, seitlich mit überstrecktem Nacken lagern, um die Atemwege frei zu

halten und das Risiko einer Inhalationspneumonie zu verringern.
6. Falls bei Bewußtsein, folgendes geben:
   *Aconitum C 30* ¼h
7. Falls nicht bei Bewußtsein, das folgende Mittel im *viertelstündlichen Wechsel mit Aconitum C 30* geben:
   *Carbo vegetabilis C 30*
   (bewußtlosen Patienten Arzneimittel in zerriebener oder flüssiger Form geben!)

Wenn trotz sorgfältiger Schutzmaßnahmen, zum Beispiel warmer, winddichter Kleidung, die Möglichkeit einer Frosteinwirkung nicht auszuschließen ist, kann folgendes regelmäßig eingenommen werden, um die Widerstandskraft des Körpers gegenüber Kälte zu verbessern:
*Aconitum C 30* 4h

### Erfrierungen

Hierbei handelt es sich um eine Schädigung weichen Gewebes durch Frosteinwirkung. In leichten Fällen bestehen die Symptome in Juckreiz, Prickeln und Empfindungsausfall. Oberflächliche Erfrierungen können durch Entfernen nasser Kleider, Erwärmen des betroffenen Körperteils mit einer warmen Hand oder unter der Achselhöhle und Zudecken mit trockenen Kleidern behandelt werden. Beim Auftauen tritt eine brennende Empfindung auf. Bei schweren Fällen kann schnelles Auftauen in bewegtem lauwarmem Wasser (höchstens 42 °C) bis zu 30 Minuten angezeigt sein, sofern der erfrorene Körperteil vor anschließenden mechanischen Verletzungen oder einem erneuten Erfrieren geschützt werden kann. Wenn man mit einem wiederholten Erfrieren rechnen muß, ist es besser, auf ein schnelles Auftauen vorläufig zu verzichten, da die nochmalige Kälteeinwirkung das Gewebe erheblich stärker schädigt. Es ist dann das kleinere Übel, auf einem erfrorenen Fuß zu gehen, als dieses Risiko tragen. Zusätzlich folgendes geben:

1. *Agaricus muscarius C 6 1h*
2. Wenn die Haut geschwollen ist oder Blasen zeigt, die folgende Salbe zwei- bis dreimal täglich sparsam auf den betroffenen Bereich auftragen:
   *Cremor Calendulae (Calendulasalbe) 5 %*

### Frostbeulen (Perniones)

Hierbei handelt es sich um gerötete, juckende, schmerzende Hautbereiche an Fingern oder Zehen, die durch Kälteeinwirkung entstehen, wobei jedoch das Gewebe nicht erfroren ist. Paradoxerweise werden die Beschwerden durch die Anwendung äußerer Wärme meist verschlimmert. Wie folgt behandeln:

1. Die betroffene Gliedmaße hochlagern und in einer warmen Umgebung allmählich warm werden lassen.
2. Die betroffene Gliedmaße nicht reiben und keine äußere Wärme anwenden.
3. Eines der nachfolgenden inneren Mittel geben:
   *a) Rhus toxicodendron C 30 6h*
   *b) Agaricus muscarius C 30 6h*
4. Zusätzlich zu einem der obengenannten Mittel kann das nachfolgende äußerliche Mittel vorsichtig mit einem weichen Pinsel oder einem Wattetupfer auf die Frostbeule aufgetragen werden (es trocknet sofort):
   *Tamus Ø 12h*

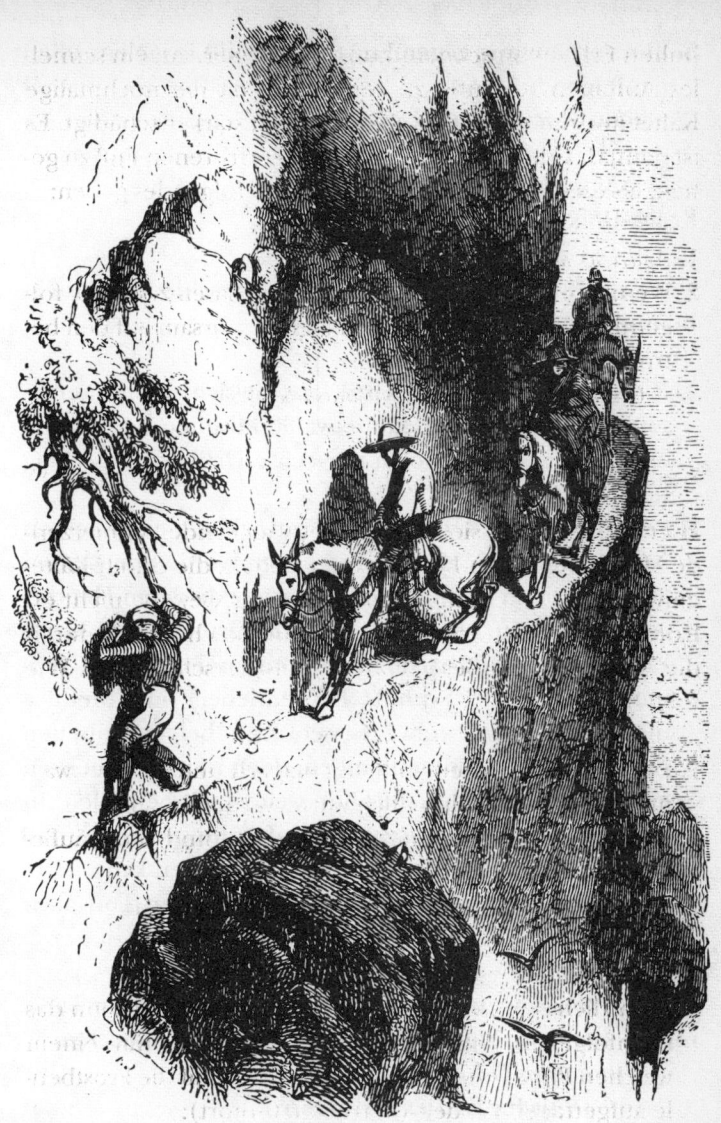
*Ein Saumpfad*

5. Zur Vorbeugung gegen Frostbeulen hilft in vielen Fällen das folgende Mittel:

    *Rhus toxicodendron C 30 12h*

### Kälte-Urtikaria

Der Begriff *Kälte-Urtikaria* umfaßt zwei verschiedene Krankheitsbilder:

1. Familiär bedingte Kälte-Urtikaria, die sich als brennende Empfindung auf der Haut etwa 30 Minuten nach Kälteeinwirkung äußert, wobei der echte Urtikaria-Ausschlag fehlt (Quaddeln),
2. erworbene Kälte-Urtikaria mit Entwicklung einer echten Nesselsucht nach Einwirkung kalter Winde oder kalten Wassers, die in der Regel an den unbekleideten Hautbereichen auftritt, aber auch generalisiert auftreten kann. Erworbene Kälte-Urtikaria kann mit anderen Krankheiten (zum Beispiel Syphilis, Drüsenfieber) oder Medikamenteneinnahme (etwa Griseofulvin bei chronischen Pilzinfekten) zusammenhängen, doch ist in den meisten Fällen die Ursache nicht ohne weiteres festzustellen. In einigen Fällen ist die Reaktion auf Kälte so schwer, daß ein Schock mit tödlichem Ausgang auftreten kann. Urtikaria ist in der Tat schon ursächlich für den Tod nach Schwimmen in kaltem Wasser gewesen.

Zur Vorbeugung und Behandlung beider Formen kann man es mit dem folgenden innerlichen Mittel versuchen:

   *Urtica urens Ø 5 Tropfen 6h*
   (die Dosis für Kinder verringern)

## Akute Höhenkrankheit

Eine Erkrankung, die durch eine ungenügende Anpassung an den verringerten Sauerstoffgehalt der Luft in großen Höhen (meist über 2000 Metern) verursacht ist. Die Anfangssymptome sind Kopfschmerzen, Schwäche, Schläfrigkeit, Blässe, Übelkeit und Erbrechen, Atembeschwerden sowie blaue Lippen und blaue Haut (Zyanose). Im weiteren Verlauf treten Rötung des Gesichts, Konzentrationsschwäche, Reizbarkeit, Schwindel, Ohrgeräusche (Tinnitus), Schlaflosigkeit, zunehmende Schwäche, Atemnot, Kopfschmerzen, Zittern und Gewichtsverlust auf. Die Verträglichkeit von Höhenluft ist bei den einzelnen Menschen höchst unterschiedlich; besonders gefährdet sind Menschen, bei denen bisher schon Herz- oder Lungenerkrankungen aufgetreten sind. In vielen Fällen verschwinden jedoch die Symptome innerhalb von 48 Stunden. Schwerere Verlaufsformen entstehen in der Regel in Höhen über 3000 Metern, die oft denjenigen einer schweren Lungenentzündung ähneln und mit Verwirrung, möglicherweise Bewußtlosigkeit, Fieber, blauer Haut, Pulsjagen, Giemen (pfeifendem Atem) und Rasselgeräusch (Rhonchus) in der Brust einhergehen. Die nachfolgenden Maßnahmen werden sich bei der Bekämpfung einer akuten Höhenkrankheit als hilfreich erweisen:

1. Vermeiden starker körperlicher Anstrengung, von Alkohol und Nikotin,
2. Vermeidung einer Austrocknung, reichlich zusätzliche nichtalkoholische Flüssigkeiten trinken,
3. das *Bergsteigermittel* geben, das die Anpassung an große Höhen beschleunigt (am besten vor dem Aufstieg einnehmen):

*Coca C 30 6h*
(zur Zeit in der Bundesrepublik nicht, aber in fast allen europäischen Ländern erhältlich [Gefahr des Drogenmißbrauchs])
4. In schweren Fällen ist die Gabe von Sauerstoff indiziert, und der Patient muß in tiefere Lagen verbracht werden. Eine um mindestens 500 Meter tiefere Höhenlage ist notwendig und kann lebensrettend sein.

Falls *Coca* versagt, kommt *Cactus grandiflorus D3 bis C 30 $\frac{1}{2}$ bis 6h* für die Vorbeugung und Behandlung akuter Höhenkrankheit in Frage (die tieferen Potenzen, die unter ärztlicher Aufsicht gegeben werden müssen, können in einigen Fällen wirksamer sein).

## Chronische Höhenkrankheit (Monge-Krankheit)

Dies ist eine relativ seltene Erkrankung von Bewohnern hochgelegener Gegenden und beruht auf einer mangelnden Kompensation des niedrigen Sauerstoffdrucks. Merkmale sind Lethargie, bläuliche Haut, Niedergeschlagenheit und Trommelschlegelfingerbildung. Auf Meereshöhe verschwinden die Symptome normalerweise; wer bleiben muß, kann folgendes einnehmen (siehe oben):
*Coca C 30 12h*

## Höhenangst

Folgendes einnehmen:
*Argentum nitricum C 30–200 4h*

## Schneeblindheit

Hierbei handelt es sich um eine schmerzhafte Entzündung der Augen und eine Lichtempfindlichkeit aufgrund der gleißenden Helligkeit des Schnees, der einen großen Teil der ultravioletten Strahlung zurückwirft. Tragen einer geeigneten Schutzbrille beugt dieser Erkrankung vor. Behandlung siehe Kapitel 19.

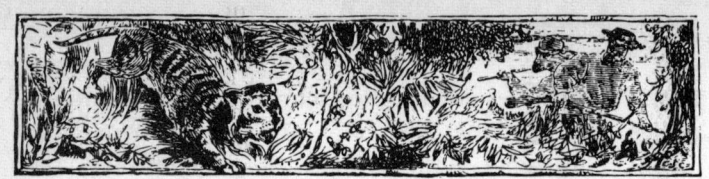

# 14 Bisse und Stiche von Insekten, Zecken und Milben

Schwerwiegender als die unmittelbare Wirkung von Insekten-, Zecken- oder Milbenbissen und -stichen ist die Rolle dieser Tiere als Überträger von Infektionskrankheiten. Viele dieser Gliederfüßer (Arthropoden) sind Überträger (»Vektoren«) pathogener Organismen von tierischen oder menschlichen Reservoiren auf den Menschen. Dabei übertragen bestimmte Tiere meist ganz bestimmte Krankheiten (zum Beispiel verbreiten nur bestimmte Arten von Moskitos Malaria). Selbst Insekten, die nicht beißen, beispielsweise die gewöhnliche Hausfliege und die Küchenschabe, können an der Ausbreitung von Infektionskrankheiten beteiligt sein, indem sie Keime auf Nahrungsmittel und Getränke übertragen. Flöhe übertragen Krankheiten nicht nur durch Bisse, sondern können beim Verschlucken auch parasitische Wurminfektionen hervorrufen.

Die von Gliederfüßern verbreiteten Krankheiten können nach den folgenden Erregern gegliedert werden:

1. Bakterien (B),
2. Spirochäten (S; schraubenförmige Mikroorganismen),

3. Viren (V),
4. Protozoen (P; einzellige Krankheitserreger),
5. Rickettsien (R; ähneln Bakterien, müssen aber wie Viren in Körperzellen leben),
6. parasitische Würmer (W).

Nachfolgend eine Übersicht über die arthropodischen Überträger, ihre geographische Verbreitung und die von ihnen übertragenen Krankheiten:

## Von Moskitos übertragene Krankheiten

*Gelbfieber* (V) Mittel- und Südamerika, Afrika.
*Dengue* (V) Afrika, Amerika, Pazifikgebiet, Südostasien.
*Rifttalfieber* (V) Süd- und Ostafrika, Ägypten.
*Ost-Enzephalitis* (V) USA, Kanada, Mexiko, Kuba, Panama, Dominikanische Republik.
*Kalifornische Enzephalitis* (V) USA, vor allem Mittlerer Westen.
*Venezuelan Equine Encephalitis* (V) Nördliches Südamerika, Florida, Trinidad, Panama.
*St.-Louis-Enzephalitis* (V) Westliche und mittlere USA, Florida.
*Japanische B-Enzephalitis* (V) Südostasien, Indien.
*Malaria* (P) Tropen und Subtropen mit einigen Ausnahmen.
*Filariosen* (W) Tropisches Afrika, Asien, Australien, Südamerika, Pazifikinseln.
Moskitos übertragen in der Regel keine Bakterien, Spirochäten oder Rickettsien. An der Stelle eines Moskitostichs kann jedoch eine sekundäre bakterielle Infektion mit Eiterbildung auftreten, insbesondere in warmen Klimazonen.

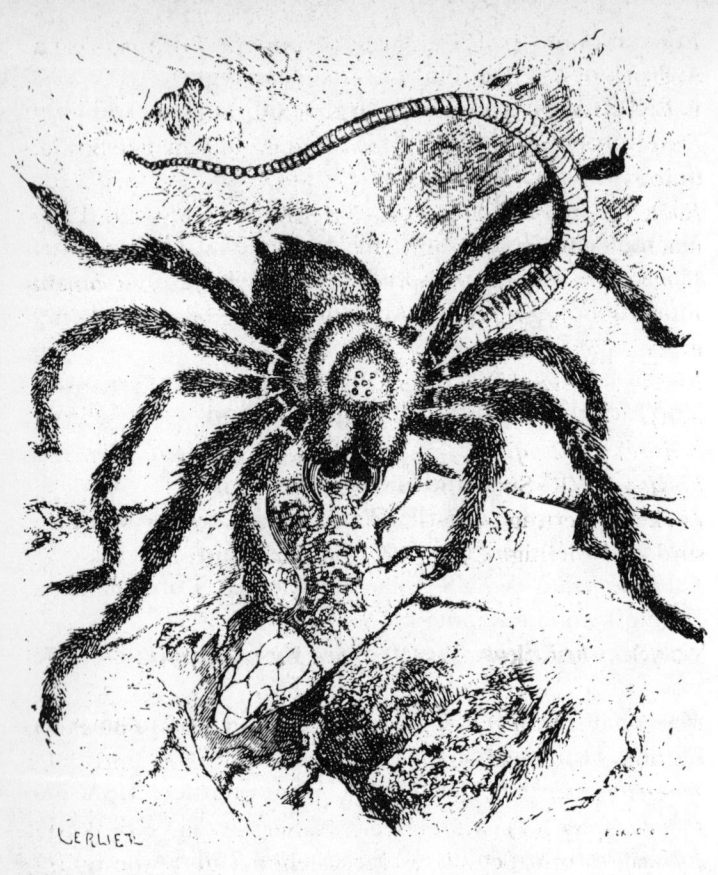

## Von Zecken übertragene Krankheiten

*Tularämie* (B) USA, Kanada, Japan, Europa, Türkei.
*Rückfallfieber, von Zecken übertragenes* (S) Afrika, amerikanischer Kontinent, Mittelmeer, Nordafrika, Naher Osten, südliche ehemalige Sowjetunion.

*Lyme-Arthritis* (S) USA, Großbritannien, Europa, Asien, Australien.
*Colorado-Zeckenfieber* (V) Westliche USA.
*Russische Frühjahr-Sommer-Enzephalitis* (V) Ehemalige Sowjetunion.
*Rocky-Mountain-Fleckfieber* (R) USA, Kanada, Mexiko, Panama, Kolumbien, Brasilien.
*Boutonneuse-Fieber* (einschließlich *Kenia-Fleckfieber, südafrikanisches Zeckenfieber* und *indisches Zeckenfleckfieber*) (R) Mittelmeer, Afrika, Indien.
*North-Queensland-Zeckenfleckfieber* (R) Queensland (Australien).
*Sibirisches Zeckenfleckfieber* (R) Sibirien, Mongolei.
*Ehrlichiosis* (R) Südöstliche USA.
Zecken übertragen also keine Protozoen oder Würmer, sind aber wichtige Überträger von Rickettsien.

## Von Sandmücken übertragene Krankheiten

*Carrion-Krankheit (Oroyafieber, Verruga peruviana)* (B) Peru, Kolumbien, Ecuador, in Höhen zwischen 500 und 3000 Metern.
*Papatacifieber* (V) Mittelmeer, Naher Osten, Krimküste, Asowsches und Schwarzes Meer, ehemalige Sowjetunion, Indien.
*Kala-Azar* (B) Mittelmeer, Nordafrika, Naher Osten, Zentralasien, China, Mittel- und Südamerika, Indien, tropisches Afrika.
*Hautleishmaniose (Orientbeule, Aleppobeule)* (P) Tropen und Subtropen, Mittelmeer, Naher Osten, Nordafrika, asiatischer Teil der ehemaligen Sowjetunion.
*Brasilianische Leishmaniose* (P) Lateinamerika.

Sandmücken sind in vielen Ländern Überträger schwerer Krankheiten.

## Von anderen Gliederfüßern übertragene Krankheiten

*Beulenpest (Rattenflöhe)* (B) Weltweit.
*Katarrhalische Konjunktivitis* (B) Tropische und gemäßigte Zonen, insbesondere Ägypten.
*Frambösie* (S) Tropen.
*Rückfallfieber, von Läusen übertragenes (Menschenläuse)* (S) Europa, Afrika, Asien.
*Hepatitis B* (V) Weltweit.
*Schlafkrankheit (Tsetsefliegen)* (P) West- und Ostafrika.
*Chagas-Krankheit (amerikanische Trypanosomiasis; Raubwanze)* (P) Süd- und Mittelamerika, Mexiko.
*Epidemisches Fleckfieber (Menschenlaus)* (R) Alle Kontinente mit Ausnahme von Australien.
*Ratten-Flecktyphus (Rattenflöhe)* (R) Alle Kontinente.
*Tsutsugamushi-Krankheit (Milben)* (R) Ost- und Südasien, Westliche Pazifikinseln, Australien.
*Rickettsienpocken (Milben)* (R) Nordöstliche USA.
*Loa-loa-Krankheit (Mangrovefliegen)* (W) Tropisches Afrika, insbesondere Kongobecken.
*Onchozerkose (Knotenfilariose; Simulium)* (W) Afrika, Mexiko, Mittel- und Südamerika.
*Ozzard-Filariose (Mücken)* (W) Lateinamerika.
*Acanthocheilonemiasis (Mücken)* (W) Lateinamerika, Afrika.
*Hundebandwurmkrankheit (Flöhe, Verschlucken von)* (W) Europa, Asien, USA, Afrika, Pazifikinseln.
*Hymenolepiasis (Flöhe und Küchenschaben, Verschlucken von)* (W) Indien, ehemalige Sowjetunion, Japan, Italien, USA.
Nicht zu übersehen ist auch die Rolle der Stubenfliege bei

der Übertragung von Typhus, Bazillen- und Amöbenruhr, Cholera und bei Lebensmittelvergiftungen.

## Vorbeugung gegen Insekten-, Zecken- und Milbenbisse

Die Vorbeugung gliedert sich in folgende Teilbereiche:

1. Vermeidung von Bissen,
2. Änderung des Körpergeruchs:
    a) durch Einnahme geeigneter Mittel,
    b) durch die Verwendung äußerer Abwehrmittel,
3. Verwendung pflanzlicher Insektizide oder einheimischer Abwehrmittel und von insektentötenden Vorrichtungen.

## Vermeidung von Bissen

Weil kein Verfahren zur Vertreibung oder Vernichtung von Gliederfüßern und kein Verfahren zur Immunisierung gegen die von ihnen übertragenen Krankheiten hundertprozentig wirksam sein kann, ist nach wie vor die beste Abwehrmaßnahme, sich nicht beißen zu lassen.

1. Geeignete Kleidung tragen. In Moskito-Gebieten nachts lange Hosen und Oberbekleidung mit langen Ärmeln tragen. Die Kleidung sollte dicht gewebt und so dick sein, daß keine beißenden Insekten durchdringen können (zum Beispiel Jeansstoff). Hohe Stiefel, in denen man die Hose gut feststeckt, schützen Knöchel und Beine insbesondere vor Moskitos und Zecken. Dunkelblaue Kleidung zieht die *Tsetsefliege* an und ist in Tsetse-Gebieten zu meiden.

2. Zum Schutz während der Nacht ein Moskitonetz verwenden.
3. Sich von stark verseuchten Gebieten fernhalten. Diesbezüglich an Ort und Stelle Auskünfte einholen. Zecken bevorzugen Wald, Gebüsch und hohes Gras, sind aber in Afrika auch auf Toiletten, auf Marktplätzen, in Viehställen und Schweinemästereien zu finden. Moskitos und Mücken lieben Wasser. Erkundigen Sie sich danach, in welcher Jahreszeit die verschiedenen Gliederfüßer verstärkt auftreten. Der Sommer ist in der Regel die schlimmste Zeit hinsichtlich Moskitos und Zecken.
4. Bezüglich Sandmücken siehe auch Kapitel 22.

### Innere Veränderung des Körpergeruchs

Viele Gliederfüßer werden vom Geruch ihrer Opfer angelockt. Manche Menschen scheinen für diese Geschöpfe attraktiver zu sein als andere. Neuankömmlinge sind allgemein stärker betroffen als andere, die schon länger in der Gegend leben, was bedeutet, daß der Körper in einer Schutzreaktion im Laufe einiger Jahre seinen Geruch verändert. Die nachfolgenden Mittel können eingenommen werden, um den Körpergeruch in geeigneter Weise zu beeinflussen:

1. Reichlich Knoblauch verzehren, dessen Geruch über die Hautporen verströmt wird. Knoblauch soll besonders wirksam gegen Zecken sein.
2. *Vitamin $B_1$ (Thiamin) 50 mg 12h*
   (die Dosis für Kinder verringern)
3. *Caladium C 6 12h*

Anmerkung: Man kann alle drei obengenannten Maßnahmen gleichzeitig anwenden und über mehrere Monate durchführen. Gleichzeitig mit *Caladium* kann man das Mittel *Ledum* einnehmen, das im folgenden im Zusammenhang mit der Vorbeugung gegen übermäßige Insektenbißreaktionen besprochen wird (siehe Seite 207).

## Äußerliche Veränderung des Körpergeruchs

Neben den im Handel befindlichen chemischen Stoffen können verschiedene Pflanzen oder Pflanzenextrakte als Abwehrmittel gegen Insekten, Milben oder Zecken eingesetzt werden. Diese sind großzügig auf der Kleidung einschließlich der Socken zu verteilen. Darüber hinaus ist Anwendung auf der Haut, insbesondere im Bereich der Knöchel, Gelenke und Ohren sinnvoll. Da bei jedem Abwehrmittel, sei es chemisch oder pflanzlich, allergische Reaktionen auftreten können, empfiehlt es sich, das Mittel zunächst nur probeweise auf einen begrenzten Hautbereich aufzutragen. Menschen mit Ekzem müssen besondere Vorsicht walten lassen.

Die Cherokee-Indianer bevorzugten den Wurzelstock der Goldwurzel *(Hydrastis canadensis)*, die sie zerstampften und mit Bärenfett zu einer Paste verrieben. Mit dieser hellgelben Mischung bestrichen sie ihren Körper, um Insekten fernzuhalten (ein Verfahren, das dem modernen Reisenden weniger zusagen dürfte). Die Schwarzfußindianer bereiteten ein Abwehrmittel aus den getrockneten Blüten der strahlenlosen Kamille *(Matricaria matricarioides)*. Weitere pflanzliche Abwehrmittel der nordamerikanischen Indianer waren ein Öl, das aus zerdrückten Wacholderbeeren *(Juniperus spp.)* zubereitet wurde, der blutrote Saft der Blutwurz *(Sanguinaria canadensis)* und der aromatische Saft des Amerikanischen Polei (Frauenminze; *Hedeoma pulegioides*), wobei letzterer vor allem für die Abwehr von Trombicula-Larven verwendet wurde. Die ersten amerikanischen Forschungsreisenden benutzten oft den Saft gekauter Tabakblätter *(Nicotiana tabacum)*.

Man kann eines der obengenannten Mittel oder alle zusammen einsetzen, die allerdings am einfachsten in Form von Ölen oder Urtinkturen in homöopathischen Apotheken besorgt werden können. Für den Durchschnittsreisenden empfiehlt sich jedoch wegen der allgemein anerkannten Wirksamkeit insbesondere gegenüber Moskitos vor allem *Citronellaöl (Oleum Citronellae/Oleum Melissae Indicum)*. Es handelt sich um ein hell- bis dunkelgelbes Öl mit einem angenehmen, zitronenartigen Geschmack, das aus bestimmten Arten tropischer Gräser destilliert wird (*Cymbopogon nardus* oder *Cymbopogon winterianus*). Die Hauptbestandteile sind Citronellal und Geraniol. Es gibt zwei Haupttypen von Citronellaöl mit unterschiedlichem Geruch: Ceylonöl (Citronellal 10%, Geraniol 30 bis 35%) und Javaöl (Citronellal 35%, Geraniol 35 bis 40%). Javaöl ist zwar stärker als Ceylonöl, doch können beide als Abwehrmittel benutzt werden; zu diesem Zweck verdünnt man sie am besten mit achtzigprozentigem Alkohol (1 ml Öl auf 4 ml Alkohol). Dieses Präparat kann man reichlich auf die Kleidung (nicht unbedingt Ihren Sonntagsstaat) und auf die Haut (sofern keine Überempfindlichkeit besteht) auftragen. Citronellaöl muß häufiger aufgetragen werden als seine chemischen Konkurrenten, und zwar etwa alle vier bis sechs Stunden (eine gute Faustregel für alle pflanzlichen Abwehrmittel).

Ein alternatives Hautmittel in Cremeform, das dieses Öl enthält, ist nachfolgend angegeben (aufgrund des Kamp-

fergehalts empfiehlt es sich, es erst bei Kindern ab sechs
Monaten anzuwenden):

| | |
|---|---|
| *Olei citronellae* | 18,25 % |
| *Olei cedri (Olei Juniperi Virginianae)* | 1 % |
| *Camphorae* | 1 % |
| *Paraffini duri* | 17,25 % |
| *Paraffini mollis albi (Vaselini albi)* | 45 % |
| *Aquae et Emulsificatoris* | ad 100 % |

Diese Creme hält sechs Stunden lang Moskitos ab und
schützt auch sehr gut gegen Sandmücken. Da sie jedoch
Kampfer enthält, darf sie nicht zusammen mit homöopathischen Mitteln aufbewahrt werden, damit diese nicht ihre
Wirksamkeit verlieren. Desgleichen müssen von den Händen alle Spuren der Creme entfernt werden, bevor man
homöopathische Mittel einnimmt. Diese Maßnahme empfiehlt sich überhaupt beim Umgang mit allen aromatischen
Substanzen.

Eine weitere Moskitocreme hat als Grundlage Pyrethrum,
ein relativ sicheres und natürlich vorkommendes Insektizid
aus den Blütenköpfen von *Chrysanthemum cinerariaefolium*
(Kenia, ehemaliges Jugoslawien). Bei Säugetieren ist die
Aufnahme durch die Haut und die Toxizität minimal, jedoch können bei empfindlichen Menschen, insbesondere
solchen mit einer Allergie gegenüber den Pollen von Ambrosiagewächsen, allergische Hautreaktionen auftreten.
Die Creme hat folgende Zusammensetzung:

| | |
|---|---|
| *Extracti pyrethri (40% Pyrethrine)* | 5 ml |
| *Spiritus (95%)* | 10 ml |
| *Tragacanthi* | 6 g |
| *Glycerini* | 6 g |
| *Aquae* | ad 200 g |

Bei Zecken können die obigen Präparate versagen. Es scheint jedoch, daß dieses Ungeziefer ebenso wie Flöhe von Eukalyptusöl *(Oleum eucalypti)* abgehalten wird. Es handelt sich um ein farbloses oder blaßgelbes Öl von kampferähnlichem Geruch, das durch Destillation der frischen Blätter verschiedener Arten von Eukalyptus gewonnen wird. Es wirkt bei oraler Aufnahme sehr stark giftig und muß mit einem Warnhinweis versehen werden. Durch Auflösung in siebzigprozentigem Alkohol (1 ml Öl auf 5 ml Alkohol) eignet es sich für die Anwendung an der Kleidung und auf der Haut. Eukalyptusöl mit Zitronenaroma *(Oleum eucalypti citriodorae)* wird aus den Blättern von *Eucalyptus citriodora* (Australien, Brasilien) gewonnen und enthält etwa 70 Prozent des obenerwähnten Citronellals. Möglicherweise leistet dieses Öl bessere Dienste, wenn sowohl Moskitos als auch Zecken abgewehrt werden müssen.

Gegen Trombiculalarven (von denen einige die Tsutsugamushikrankheit [Milbenfleckfieber] übertragen) gilt das Einstäuben der Kleidung mit Schwefelblüte als brauchbarer Schutz.

## Pflanzliche Insektizide und einheimische Abwehrmittel

Vor allem in tropischem Klima wird sich die Notwendigkeit ergeben, sich in Wohnräumen, Zelten oder Lagern vor Insekten zu schützen. Man kann insektentötende Geräte, Abwehrmittel oder Insektizide verwenden. Unter Insektiziden verstehe ich hier alle chemischen oder pflanzlichen Mittel, die Insekten und andere Gliederfüßer wie Zecken und Milben töten. Das schon erwähnte Pyrethrum ist ein echtes Insektizid, kann aber auch für die Kontrolle einheimischer

Zecken eingesetzt werden. Die meisten pflanzlichen Insektizide sind Kontaktgifte, das heißt, sie wirken durch das Integument des Gliederfüßers. Sie haben außerdem in der Umwelt eine kurze Lebensdauer und verursachen im allgemeinen keine langfristigen ökologischen Schäden. Einige sind für Menschen und andere Säugetiere weitgehend unschädlich, wie zum Beispiel Pyrethrum und Derris, jedoch ist letzteres stark fischgiftig und darf nicht in Fischgewässer gelangen. Pyrethrum kann man (bei einer zuverlässigen Quelle) in Form von »Moskitorollen« kaufen, die man am Tage oder nachts im Zelt bzw. Zimmer langsam brennen läßt (der Rauch ist für Säugetiere ungefährlich). Derrispulver ist bei biologischen Gärtnern als unspezifisch und kurzfristig wirkendes Insektizid bekannt. Es wird aus den getrockneten Wurzeln von *Derris elliptica*, *Derris malaccensis* oder anderen Derrisarten hergestellt (Tropen der Alten Welt). Der wirksame Stoff ist Rotenon. Wie viele andere Insektizide kann es eine allergische Dermatitis auslösen, und man sollte es möglichst nicht einatmen.

In der ganzen Welt gibt es eine große Vielzahl pflanzlicher Abwehrmittel und Insektizide, von denen der Reisende Gebrauch machen kann, sei es aus Umweltschutzgründen oder aus schlichter Notwendigkeit. Nachfolgend sind einige davon nach geographischen Räumen gegliedert aufgeführt.

## Amerika

*Annona cherimola*. Tropisch. Das Samenharz wird gegen Läuse verwendet.
*Annona squamosa*. Vorkommen und Verwendung wie oben.
*Croton texensis*. Neumexiko. Indianisches Insektizid.

*Erigeron canadensis.* Nord- und Südamerika (auch in Europa). Floh-Abwehrmittel. Wird auch zum Abtöten von Flöhen und Stechmücken verbrannt.
*Eupatorium capillifolium.* Östliches Nordamerika. Abwehrmittel.
*Eupatorium compositifolium.* Vorkommen und Verwendung wie oben.
*Funastrum clausum.* Tropisch. Der Milchsaft wirkt stark insektizid.
*Ipomoea quamoclit.* Tropisch. Sameninsektizid.
*Jacaranda filicifolia.* Panama, Abwehrmittel.
*Jacquemontia tamnifolia.* Tropisch. Sameninsektizid.
*Liquidambar styraciflua.* Östliches Nordamerika. Der Balsam wird zum Ausräuchern verwendet.
*Lonchocarpus nicou.* Südamerika. Wurzeln wirken insektizid (Rotenon).
*Lonchocarpus urucu.* Verbreitung und Verwendung wie oben.
*Lonchocarpus utilis.* Verbreitung und Verwendung wie oben.
*Mammea americana.* Tropisch. Wurzeln, Blätter und Blüten wirken insektizid.
*Mucuna spp.* Tropisch. Samen wirken abwehrend.
*Nicotiana rustica.* Nordamerika. Blätter wirken insektizid (Nikotin).
*Nicotiana tabacum.* Verbreitung und Verwendung wie oben.
*Patrisia pyrifera.* Tropisches Südamerika, insektizid.
*Schoenocaulon officinale.* Mittelamerika. Samen wirken insektizid.
*Simarouba versicolor.* Brasilien, Rinde wirkt insektizid.
*Trachelospermum stans.* Mexiko. Kakerlakengift.

## Afrika

*Calotropis procera.* Weit verbreitet. Insektizid.
*Clausena anisata.* Tropisch. Moskito-Abwehrmittel.
*Dolichos pseudopachyrrhizus.* Tropisch. Insektizid.
*Euphorbia tirucalli.* Weit verbreitet. Abwehrend und abtötend gegen Moskitos. Wird auch in Indien verwendet. Der Milchsaft ist stark reizend.
*Urginia altissima.* Tropisches und südliches Amerika. Die Somalier verwenden die aus der Zwiebel zubereitete Flüssigkeit zum Abtöten von Rinderbremsen und Dasselfliegen.

## Asien

*Adina cordifolia.* Indien. Saft wirkt insektizid.
*Anabis aphylla.* Naher Osten. Insektizid.
*Chrysanthemum coccineum.* Iran bis Südrußland. Insektizid.
*Chrysanthemum marschallii.* Iran. Blütenköpfe wirken insektizid.
*Cynanchium arnottianum.* Indien. Insektizid.
*Gardenia lucida.* Burma. Das Harz hält Fliegen fern.
*Liquidambar orientalis.* China. Balsam wird zum Ausräuchern benutzt.
*Melia azedarach.* Westasien. Fruchtpulver insektizid.
*Stemona burkelii.* Tropisch. Insektizid.
*Stemona collinsae.* Verbreitung und Verwendung wie oben.
*Stemona sessilifolia.* Verbreitung und Verwendung wie oben.
*Stemona tuberosa.* Verbreitung und Verwendung wie oben.
*Tripterygium wilfordii.* China. Wurzel wirkt insektizid.

## Europa

*Chrysanthemum parthenium.* Mediterran. Blütenköpfe insektizid.
*Cistus ladaniferus.* Mediterran. Insektizider Gummi.
*Delphinium consolida.* Südeuropa (und Naher Osten). Samenextrakt insektizid.
*Delphinium staphysagria.* Verbreitung und Verwendung wie oben.
*Thymus vulgaris.* Weit verbreitet. Wehrt Fliegen ab.

Anmerkung: Zur Insektenvernichtung werden diese Pflanzen in der Regel in Form von stäubenden Pulvern oder flüssiger Extrakte zum Sprühen verwendet. Einatmen und Kontakt mit Haut oder Augen stets vermeiden. Vor dem Sammeln, der Zubereitung oder Verwendung dieser Substanzen stets an Ort und Stelle sachkundigen Rat einholen.

## Vorrichtungen zur Insektenbekämpfung

Solche Vorrichtungen sind zwar nützlich, wirken aber unspezifisch. Nur drei davon sind wirklich effektiv:

1. Fliegenfänger (Klebestreifen). Überall erhältlich. Leicht und bequem zu transportieren. Nur in geschlossenen Räumen brauchbar.
2. Mückenlampen. Erzeugen ein hellblaues Licht, das Mücken und andere Insekten anzieht. Ein unter Spannung stehendes Gitter um die Lampe verbrennt das Insekt auf der Stelle, wodurch ein lautes Knackgeräusch entsteht. Kann im Haus und im Freien verwendet werden, doch braucht man eine Stromquelle.
3. Die Fliegenklappe.

## Lokale Wirkungen von Insekten-, Zecken- und Milbenbissen

Die Reaktion auf einen Biß hängt nicht nur von der Art des Gliederfüßers ab, sondern auch von der Empfindlichkeit des Gebissenen. In manchen Fällen kann der Biß zunächst schmerzlos sein (zum Beispiel alaskische und kanadische Kriebelmücken, Milben), jedoch folgen schwere Reaktionen in Form von Schmerzen, Schwellung, Blasenbildung und nässendem Ekzem (Kriebelmücken) oder einfach eine reizende Dermatitis (Milben). Bei einigen Menschen tritt eine Störung des Allgemeinbefindens mit einer Fieberreaktion auf. Es können sekundäre bakterielle Infekte mit Eiterbildung entstehen. Aus der Sicht des Reisenden ist starker Juckreiz das schlimmste Symptom. Es muß darauf hingewiesen werden, daß Moskitos und andere Mücken sehr wohl durch dünne und locker gewebte Kleidung stechen können.

Wie die Natur des Angreifers die Art der Reaktion bestimmt, so bestimmt die Empfindlichkeit des Opfers deren Ausmaß. Viele Menschen reagieren sehr heftig auf Stiche. Diese Empfindlichkeit kann man jedoch mit homöopathischen Mitteln senken. Für eine konstitutionelle Desensibilisierung muß man zum homöopathischen Arzt oder Heilpraktiker gehen. In sehr vielen Fällen hilft jedoch schon die nachfolgende Verordnung, die während der Dauer der Reise (und vorzugsweise drei Tage vor der Abreise beginnend) eingenommen wird, bei der Verringerung der Empfindlichkeit:

*Ledum C 30 12h*

## Die Behandlung von Insektenstichen

Alle reizenden Stiche sind zu behandeln, und zwar nicht nur um den Juckreiz zu stillen, sondern auch um einer sekundären bakteriellen Infektion durch Kratzen vorzubeugen. Leider verringert eine solche Behandlung das Risiko einer durch den Stich übertragenen Erkrankung nicht.

Es gibt zahlreiche äußerliche pflanzliche Behandlungen. In tropischen Gebieten wird zur Behandlung von Moskitostichen Touloucouna-Öl verwendet, das aus den Samen von *Carapa procera* gewonnen wird. Andiroba-Öl von *Carapa guineensis*, das zu einer Salbe verarbeitet wird, wird im tropischen Amerika und in Westafrika erfolgreich für die Behandlung von Insektenstichen verwendet. In Mexiko werden die Blätter von *Cassia emarginata* benutzt. Im östlichen Nordamerika wird traditionell der Saft der Stinkenden Hundskamille *(Eupatorium capillifolium)* verwendet. Die Indianer der westlichen Ebenen der USA benutzten den Sonnenhut *(Echinacea angustifolia)* als Allgemeinmittel gegen Bisse und Stiche. Die nordamerikanischen Indianer verwenden auch Frauenminze *(Hedeoma pulegioides)* zur Behandlung von Rattenmilbenbissen. Letztere wurden auch mit dem Balsam von *Liquidambar styraciflua* (Nordamerika) und *Liquidambar orientalis* (China) behandelt.

Homöopathisch können Bisse äußerlich und innerlich behandelt werden:

1. Äußerlich die folgende Mischung alle ein bis zwei Stunden anwenden:
    *Rumicis crispi*     Ø
    *Urticae urentis*    Ø
    *Ledi*               Ø aa 3,3 ml

2. Folgendes einnehmen (ein hervorragendes Allgemeinmittel für Stiche und Bisse):
   *Ledum C 30 4h*
3. Alternativ können Mittel eingenommen werden, die aus dem betreffenden Insekt hergestellt sind, zum Beispiel *Pulex irritans C 6 6h* für Flohbisse und *Cimex C 6 6h* für Wanzenbisse. Damit dieses Verfahren erfolgreich angewandt werden kann, ist ein gewisses entomologisches (insektenkundliches) Wissen notwendig. Für die meisten Patienten dürfte obige Verordnung 2 völlig ausreichend sein.
4. Wenn sich eine Wasserblase entwickelt, statt dessen folgendes einnehmen:
   *Cantharis C 30 2h*
5. Wenn Sekundärinfekte auftreten, was sich an der Bildung von Eiter ablesen läßt, sind die obigen äußerlichen und innerlichen Verordnungen abzusetzen; statt dessen folgendes einnehmen:
   *Gunpowder C 6 6h*
6. Sekundärinfekte nach Bissen regelmäßig mit *Rosenwasser (dreifach)* reinigen und damit feuchte Umschläge machen.

### Die Behandlung einer Milbendermatitis

Milben können einen stark juckenden Hautausschlag (Dermatitis) auslösen. Anfänglich sind die oben für die Behandlung von Insektenbissen und -stichen angegebenen innerlichen und äußerlichen Maßnahmen anzuwenden. Falls jedoch die Dermatitis nicht abklingt, eines der nachfolgenden Mittel einnehmen:
   *1. Sulfur C 6 12h*
   (keine höheren Potenzen und nicht öfter als angegeben einnehmen)
   *2. Bovista C 6 6h*

## Die Behandlung von Zeckenbissen

Zecken beißen normalerweise nicht sofort. Oft kann man sie unter den Kleidern krabbeln fühlen, bevor sie zubeißen. In Zeckengebieten sind regelmäßiges Absuchen des Körpers und Achtsamkeit auf ungewöhnliche Empfindungen auf der Haut sehr anzuraten. Der Biß der Zecke selbst bleibt häufig unbemerkt, und die Tiere werden oft erst beim Entkleiden entdeckt. Zecken lassen sich Zeit bei ihrer Mahlzeit und können sehr lange an der Bißstelle verbleiben. Die Anatomie einer Zecke besteht aus zwei Hauptteilen: dem mit Widerhaken versehenen Stechrüssel und dem Leib, der sich mit Blut füllt. Für das Entfernen von Zecken gelten zwei wichtige Regeln:

1. Der Leib darf nicht vom Kopf getrennt werden, da letzterer in der Haut verbleibt und Eiterbildung auslösen kann. Auf keinen Fall sollte man die Zecke einfach von der Haut abreißen.
2. Da die Absonderungen von Zecken krankheitserregend sein können, die Zecke nicht mit bloßen Händen anfassen oder andernfalls die Hände anschließend sorgfältig reinigen.

Am sichersten entfernt man eine Zecke dadurch, daß man sie zum Loslassen veranlaßt. Dies kann in unterschiedlicher Weise geschehen:

1. Jodtinktur auf den Zeckenkörper auftragen,
2. echtes Terpentin auf den Zeckenkörper auftragen,
3. eine Wärmequelle (zum Beispiel glimmendes Streichholz, Hanfseil oder eine Zigarre) in die Nähe der Zecke halten. Nicht ausbrennen!

Wenn es gutgeht, fällt die Zecke ab. Wenn nicht, vorsichtig mit einer Pinzette ziehen. Die Zecke untersuchen, ob die Beißwerkzeuge vorhanden sind, und Jodtinktur auf die Bißstelle auftragen. Wenn eine Irritation zurückbleibt, wie für Insektenbisse angegeben behandeln (siehe oben). Wenn die Beißwerkzeuge in der Haut verbleiben, herausdrücken (oder chirurgisch entfernen lassen) und Jodtinktur auf die Wunde auftragen.

### Giftige Zecken

Zecken können Infektionskrankheiten übertragen, sind aber nicht direkt giftig. Eine bemerkenswerte Ausnahme ist jedoch *Ornithodoros coriaceus*. Dies ist der »Pajaroello« Mexikos und Kaliforniens. An manchen Orten ist der Biß mehr gefürchtet als derjenige einer Klapperschlange. Behandlung erfolgt eher wie für Schlangen- oder Spinnenbisse (siehe Kapitel 15) angegeben mit einem aus der Zecke selbst zubereiteten Mittel.

### Zeckenlähme

Hierbei handelt es sich um einen Lähmungszustand, den der Biß weiblicher Holz- und Hundezecken und möglicherweise anderer Zecken wie der *»Lone-Star-Zecke«* zur Folge hat. Die Erkrankung wird wahrscheinlich durch ein Gift in den Speicheldrüsen der Zecke ausgelöst. Die Krankheit tritt meist dann auf, wenn sich die Zecke am Kopf, im Nacken oder über der Wirbelsäule festgesetzt hat. Sie kann diagnostisch mit Poliomyelitis oder Nervenendneuritis verwechselt werden. Es hat Todesfälle gegeben, doch tritt in aller Regel innerhalb weniger Stunden nach dem Entfernen der Zecke rasche Besserung und innerhalb weniger Tage vollständige Wiederherstellung ein.

## Lyme-Krankheit

Diese nach der Stadt Old Lyme in Connecticut (USA) benannte Krankheit wird von einer Spirochäte (schraubenförmiges Bakterium) hervorgerufen, *Borrelia burgdorferi*. Die Krankheit wird von Zecken *(Ixodes spp.)* übertragen und ist heute in den ganzen USA verbreitet. Sie tritt auch in Europa, Asien und Australien auf, jedoch ist in letzterem Fall der Überträger unbekannt. Die Klärung des Übertragungsmechanismus ist von immer größerer Dringlichkeit, da die Zahl der gemeldeten Fälle ständig zunimmt. Die Krankheit tritt meist nach Wanderungen in Wäldern oder Parks auf, in denen sich die Zecke bevorzugt aufhält. Man kann beim Verlauf der Krankheit drei Phasen unterscheiden, wobei jedoch zu beachten ist, daß sich diese Phasen erheblich überschneiden können:

1. *Phase 1.* Innerhalb von drei bis dreißig Tagen nach dem Zeckenbiß tritt in 80 Prozent der Fälle ein charakteristischer Hautausschlag auf, das sogenannte *Erythema chronicum migrans* (Wanderröte). Hierbei handelt es sich um einen flachen oder leicht erhabenen roten Ausschlag an der Stelle des Zeckenbisses (meist an Leistenbeuge, Oberschenkel oder Achselhöhle), der sich mehrere Tage lang mit einer zentralen Aufhellung ausweitet und schließlich einen Ring von 5 bis 50 Millimeter Durchmesser bildet. Bei etwa 50 Prozent der Patienten entwickelt sich ein grippeähnlicher Zustand mit Fieber und Muskelschmerzen.

2. Wochen bis Monate später kann die Erkrankung in *Phase 2* mit der Entwicklung neurologischer Zeichen (15 Prozent) übergehen, zum Beispiel Fazialislähmung oder Herzrhythmusstörungen (8 Prozent). Es kann ein Hautausschlag ähnlich dem primären Ausschlag auftreten, der jedoch in der Regel kleiner ist und nicht an die Stelle des Zeckenbisses gebunden ist.
3. Monate bis Jahre später kann *Stufe 3* auftreten, deren Merkmal eine chronische Arthritis ist (60 Prozent).

Da es von größter Wichtigkeit ist, daß diese Krankheit schon im Anfangsstadium behandelt wird (bevor sie in die schwere zweite Phase übergeht), ist stets ein Arzt aufzusuchen, wenn man ein ungewöhnliches ringförmiges Exanthem beobachtet, vor allem wenn grippeähnliche Symptome hinzutreten.

Angesichts der potentiellen Schwere dieser Erkrankung sollte jeder, der im bekannten Verbreitungsgebiet der Zecke gebissen wird, so schnell wie möglich das nachfolgend genannte Mittel einnehmen und die Einnahme etwa einen Monat fortsetzen:

*Borrelia burgdorferi Nosode C 30 12h*

Wenn hierdurch keine Besserung eintritt und sich die obengenannten Symptome einstellen, ist unverzüglich ein Arzt aufzusuchen.

### Hinweis für Ärzte und Heilpraktiker

Ich schlage vor, die Mittel *Sepia* (primär) und *Tellurium* (sekundär) hinsichtlich ihrer möglichen homöopathischen Wirkung in Phase 1 der Lyme-Krankheit zu untersuchen. *Causticum* hilft möglicherweise in Phase 2.

## Hautflüglerstiche

Die Ordnung der Hautflügler (Hymenopteren) umfaßt Bienen, Wespen, Hornissen, Schlupfwespen und Ameisen. Sie ist von besonderer medizinischer Bedeutung, da viele ihrer Vertreter einen Giftstachel besitzen. Im Falle der Honigbiene (und einiger Wespen) wird der Stachel beim Stechen herausgerissen, wobei jedoch die am Stachel anhaftende Giftdrüse weiterhin Gift in die Wunde pumpt; daher ist es wichtig, den Stachel so bald als möglich zu entfernen. Im Gegensatz dazu können die meisten Wespen, Hornissen und Hummeln mehrmals stechen. Es ist zu beachten, daß insbesondere Wespen im Haus und im Freien von Essen und Trinken angezogen werden.

Stiche sind äußerst schmerzhaft, jedoch nur unter gewissen Umständen wirklich gefährlich:

1. Bei einem Stich in die Zunge kann dieses Organ sehr stark anschwellen, was zu einer Beengung der Atemwege führt. Dies ist ein akuter medizinischer Notfall, und es ist gegebenenfalls eine Intubation (Einführung eines Rohrs oder Schlauchs) oder Tracheotomie (Luftröhrenschnitt) notwendig.
2. Wenn die gestochene Person besonders allergisch gegen Stiche ist (ein Zustand, der sich mit jedem Stich verschlimmert), können generalisierte Nesselsucht, akutes Asthma und sogar allergischer Schock (Kollaps) eintreten.
3. Eine Serie von Stichen kann auch bei nichtallergischen Personen allein durch die Menge des injizierten Gifts zum Tode führen. Nach Schätzungen sind jedoch für eine tödliche Dosis etwa 500 Bienenstiche innerhalb kurzer Zeit notwendig.

Die europäische Honigbiene ist ein recht friedlicher Geselle, doch gilt dies nicht für alle Bienen. Die afrikanische Honigbiene im äquatorialen und gemäßigten südlichen Afrika ist aggressiver. 1956 wurde diese Art nach Südamerika eingeschleppt, wo sich aufgrund einer Vermischung mit dort heimischen Bienen eine außerordentlich aggressive Rasse von Honigbienen entwickelte (allgemein als »Killerbienen« bezeichnet). 1985 waren sie auf ihrem Weg nach Norden in Panama angelangt. Schon die geringste Störung in der Nähe des Bienenstocks löst den Angriff aus, wobei die Opfer teilweise über einen Kilometer weit verfolgt werden. Das Risiko für Menschen wurde jedoch übertrieben, und Todesfälle aufgrund mehrfacher Stiche sind selten. Das Vieh ist viel stärker gefährdet. Papierwespen dagegen, die ihre Nester in Bäumen, im Unterholz und unter Dachvorsprüngen bauen, haben in den USA schon zu vielen Todesfällen geführt. Andererseits haben einige südamerikanische Bienen keinen Stachel (wie auch einige andere Hautflügler), können aber dennoch unangenehme Bisse verursachen, indem sie ihre Kiefer in die Haut schlagen. Einige spritzen einen reizenden Speichel in die Wunde ein.

Während einige Ameisen nur beißen oder Ameisensäure auf ihre Opfer spritzen, haben andere gefährliche Stacheln. Hierzu gehören »Feuerameisen«, Ernteameisen und zahlreiche tropische Arten. Die schwarze Bulldogg-Ameise Australiens soll am gefährlichsten sein. Die in Südamerika heimische Feuerameise *Solenopsis saevissima richteri* wurde zufällig in die Vereinigten Staaten eingeschleppt, wo sie die Südstaaten erfolgreich kolonisiert hat. Sie ruft kleine Pusteln (eitergefüllte Blasen) hervor, die Herpes ähneln, und eine allgemeine Reaktion, wozu Fieber, generalisierte Urtikaria (Nesselsucht) und Asthma gehören. An der Stelle des Angriffs kann eine hartnäckige Dermatitis zurückbleiben.

## Behandlung von Hautflüglerstichen

Im allgemeinen rufen Stiche eine schmerzhafte Erhebung auf der Haut hervor, die in eine Wasserblase übergehen kann. Eine Behandlung ist angezeigt, um den Schmerz zu lindern, um die Gefahr einer Allgemeinreaktion zu verringern und um das Risiko einer Sekundärinfektion einzuschränken.

Diesbezüglich wurden viele äußerlich anzuwendende pflanzliche Mittel eingesetzt, die vielfach aus der Medizin der nordamerikanischen Indianer stammen. Hierzu zählen unter anderem:

*Anthemis cotula* (Stinkende Hundskamille). Nordamerikanisches Volksmittel. Bienenstiche werden mit den Blättern eingerieben.
*Allium spp.* (wilde Zwiebel und wilder Knoblauch). Dakota- und Winnebago-Indianer; ebenfalls Volksmittel. Die zerdrückten Zwiebeln werden auf die Bienen- und Wespenstiche aufgelegt. Angeblich sehr wirksam.
*Atriplex spp.* (Salzbusch). Navajo-Indianer: Gekaute Stengel werden auf die Stiche von Bienen, Wespen und Ameisen gelegt. Zuñi-Indianer: getrocknete, pulverisierte Blüten und Wurzeln, mit Speichel vermischt, für Ameisenbisse, oder zerdrückte frische Blüten für Stiche und Bisse.
*Echinacea angustifolia* (Sonnenhut). Indianer der westlichen Ebene. Allgemeine Anwendung für Stiche und Bisse.
*Gutierrezia sarothrae.* Navajo-Indianer. Gekaute Stengel werden auf Stiche und Bisse aufgelegt.
*Lonicera sempervirens* (Virginisches Geißblatt). Nordamerikanische Indianer. Blätter werden auf Bienenstiche aufgelegt.
*Nicotiana tabacum* (Tabak). Europäisches und nordameri-

kanisches Volksheilmittel. Feuchte Blätter werden auf Bienenstiche aufgelegt.
*Opuntia spp.* (Feigenkaktus). Texanisches Volksheilmittel. Umschläge mit der Pflanze werden an Stichen und Bissen angewandt.
*Plantago major* (Breitwegerich). Europäisches und nordamerikanisches Volksheilmittel. Die Blätter werden auf Bienenstiche aufgelegt.
*Solidago rigida* (Goldrute). Meskwaki-Indianer Minnesotas. Eine aus den Blüten zubereitete Lotion wird auf Bienenstiche aufgetragen.
*Solidago sarothrae* (Schlangenwurz). Navajo-Indianer. Die gekaute Pflanze wird auf Stiche von Bienen, Wespen und Ameisen angewandt.

Für den Durchschnittsreisenden sollte sich die Anwendung von Essig auf einen Bienen- oder Wespenstich als ausreichend erweisen. Vergessen Sie nicht, zuerst den Stachel zu entfernen, wenn Sie von einer Biene oder manchen Wespenarten gestochen wurden. Der Stachel ist herauszudrücken, nicht mit den Fingern oder einer Pinzette herauszuziehen. Dadurch würde man nur noch mehr Gift in die Wunde drücken.

Innere homöopathische Behandlung von Stichen ist hilfreich und kann mit dem unten angegebenen äußerlichen Mittel, mit der Anwendung von einfachem Essig oder anderen äußeren pflanzlichen Mitteln sinnvoll kombiniert werden:

1. Die nachfolgende Rezeptur alle 15 Minuten äußerlich anwenden:
    *Rumicis crispi* Ø
    *Urticae urentis* Ø

    *Ledi Ø*
    *Allii cepae Ø*
    *Aceti albi aa 2 ml*
2. Innerlich folgendes einnehmen (ein hervorragendes Allgemeinmittel für Stiche):
    *Ledum C 30 ¼h*
3. Andere innerliche Verordnungen sind je nach Art des Stichs möglich, zum Beispiel:
    a) Wespenstiche: *Vespa crabro C 30 ¼h*
    b) Bienenstiche: *Apis mellifica C 30 ¼h*
    c) Feuerameisenstiche: *Solenopsis richteri C 30 ¼h*
4. Wenn der Patient durch den Stich psychologisch schockiert ist, zwischen den Dosen des Hauptmittels eine der nachfolgenden Arzneien geben (das heißt im Wechsel):
    *a) Aconitum C 30*
    *b) Bach Rescue Remedy*
5. Bei physischem Schock (Kollaps) den Patienten waagrecht lagern, Atemwege frei halten und bis zum Eintreffen ärztlicher Hilfe alle 10 Minuten eines der nachfolgenden Mittel geben:
    *a) Carbo vegetabilis C 30*
    *b) Bach Rescue Remedy*
    (zerdrückte oder flüssige Zubereitungen verwenden)
6. Im Gegensatz zu Bissen werden durch Stiche im allgemeinen keine Infektionskrankheiten übertragen. Allerdings kann insbesondere in warmen Klimazonen Kratzen zu sekundären bakteriellen Infekten mit Eiterbildung führen. In diesem Fall ist wie oben für infizierte Bisse dargestellt zu behandeln.

# Einige Bisse oder bißähnliche Verletzungen von besonderer medizinischer Bedeutung

Weitere wichtige Hinweise finden sich bei folgenden Erkrankungen:
1. Haut-Leishmaniase (siehe Kapitel 22)
2. Mukokutane Leishmaniase (siehe Kapitel 22)
3. Ulcus tropicum (siehe Kapitel 22)
4. Wüstenbeule (siehe Kapitel 22)
5. Buruli-Ulkus (siehe Kapitel 22)
6. Chagom (siehe Kapitel 26)
7. Kala-Azar (siehe Kapitel 26)
8. Trypanosomenschanker (siehe Kapitel 26)

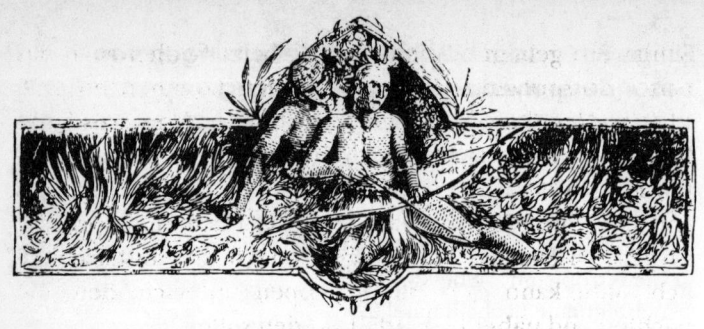

# 15 Weitere Bisse und Stiche

Nachdem in Kapitel 14 die Bisse und Stiche von Insekten, Zecken und Milben behandelt wurden, werden hier nun noch die Bisse und Stiche anderer Tiere zu Wasser und zu Lande erörtert.

## Schlangenbisse

Von den etwa 3000 Schlangenarten in der Welt sind nur etwa 10 Prozent Giftschlangen. Ein spezieller Fall ist Tasmanien, weil dort alle Schlangen giftig sind, und auch im übrigen Australien gibt es mehr giftige als ungiftige Schlangen. Giftschlangen sind weltweit verbreitet mit Ausnahme der meisten Karibik- und Pazifikinseln (einschließlich Hawaii), Madagaskars, Neuseelands, der Antarktis, Irlands, Islands, Kretas und von Höhenlagen über 4000 Metern. Besonders oft sind sie in den Tropen anzutreffen, wo sie unter der einheimischen Bevölkerung eine häufige Todesursache sind. Während einige tropische Inseln des Pazifiks und des Indischen Ozeans keine Giftschlangen aufweisen, gibt es im umliegenden Meer Seeschlangen. Letztere fehlen wiederum im Atlantik und im Mittelmeer.

Schlangen gelingt es nicht immer, beim Beißen auch das Gift einzuspritzen. Insgesamt gesehen kommen etwa 50 Prozent der Opfer von Schlangenbissen ohne ernsthafte Vergiftung davon, während die Letalität (bei unbehandelten Fällen) etwas unter 15 Prozent liegt. Die Toxizität des Gifts und die Fähigkeit, das Gift tatsächlich einzuspritzen, ist bei den einzelnen Schlangen jedoch sehr unterschiedlich. Man kann drei Hauptgruppen unterscheiden, die nachfolgend näher behandelt werden sollen.

Bei *Seeschlangen* führen nur etwa 20 Prozent der Bisse zu einer schweren Vergiftung, doch sterben etwa 50 Prozent der Gebissenen, wenn keine Behandlung erfolgt. An der Stelle des Eintritts des Gifts in den Körper zeigen sich keine lokalen Symptome, doch folgen schwere Allgemeinerscheinungen mit Muskelschmerzen, Zerstörung von Muskelgewebe und Lähmungen. Der Tod tritt durchschnittlich innerhalb von 15 Stunden nach dem Biß ein.

Bei *Vipern* (einer Gruppe, zu der Klapperschlangen, Mokassinschlangen und Grubenottern zählen) ist die Situation völlig anders. Etwa 70 Prozent der Bisse führen zu einer schweren Vergiftung, wobei jedoch weniger als 20 Prozent der Fälle ohne Behandlung sterben. Typisch sind die schnelle Schwellung und Schmerz an der Stelle des Gifteintritts, wobei einige Arten Gewebstod (Gangrän) auslösen können. Allgemeinere Wirkungen sind die Zerstörung von Blutgefäßen, starke Blutungen und Kollaps (Schock). Der Tod tritt durchschnittlich nach 48 Stunden ein.

Bei einigen *Giftnattern* (Kraits, Kobras, Mambas, Korallenschlangen) gelingt die Gifteinspritzung in etwa 50 Prozent der Fälle, und von den Betroffenen sterben etwa 20 Prozent ohne Behandlung, und zwar durchschnittlich innerhalb von 5 bis 20 Stunden. Bei den Bissen der meisten dieser Schlangen treten keine toxischen Erscheinungen am

Eintrittspunkt auf, jedoch können einige Kobras eine langsame Schwellung auslösen, der Gewebstod (Gangrän) folgt. Zu den Allgemeinwirkungen zählen verschiedene Formen von Lähmungen wie Gesichtslähmungen und Atemversagen. Auch das Herz ist betroffen.

Trotz dieser wichtigen allgemeinen Eigenschaften der vorgenannten Gruppen muß betont werden, daß es zwischen den einzelnen Arten dieser Gruppen erhebliche Unterschiede geben kann. Bei einer Vergiftung durch die Mojave-Klapperschlange (Südwesten der USA) zum Beispiel braucht keine unmittelbare Schwellung der Wunde aufzutreten, wie man sie normalerweise mit Vipernbissen verbindet. Das Opfer kann sich daher in einer falschen Sicherheit wiegen, bis sich wenig später neurotoxische Symptome (Vergiftung des Nervensystems) zeigen. Auch die Jahres- oder Tageszeit kann für die Abschätzung des Risikos von Bedeutung sein. In Nordamerika ereignen sich die meisten Schlangenbisse von Mai bis Oktober, da Schlangen einen Winterschlaf halten, und die meisten Bisse erfolgen zwischen 14.00 und 18.00 Uhr. Korallenschlangen wiederum sind nachts aktiver. In Südafrika ist das Schlangengift angeblich in der trockenen Jahreszeit stärker als während der Regenzeit.

Schlangen greifen den Menschen nur an, wenn sie sich bedroht fühlen. Seeschlangen zum Beispiel beißen nur, wenn man sie anfaßt. In Schlangengebieten sind stets feste Schuhe, Strümpfe und lockere, dicke Hosen zu tragen. Man sollte möglichst nicht durch dichtbewachsenes Gelände gehen. In Afrika verscheucht festes Aufsetzen der Füße die meisten Schlangen, vielleicht mit Ausnahme der Puffnatter. Nachts stets eine Taschenlampe tragen, damit man nicht versehentlich auf eine Schlange tritt. Besondere Vorsicht ist im Bereich von Holzstapeln, Spalten, Höhlen und

Felsblöcken geboten. Wenn man im Freien oder in einem Zelt schläft, muß das Bett mindestens 30 Zentimeter über den Boden erhöht sein. Wenn Sie einer Schlange begegnen, bleiben Sie still stehen, da sie in der Regel nur angreift, wenn Sie sich bewegen. Leider ignorieren in Australien der Taipan und die Tigerschlange diese Regel und greifen auch stillstehende Personen an, die in ihr Gebiet eingedrungen sind. In diesem Fall kann man nur weglaufen oder, im Falle des Taipan, sich auf einen Baumstumpf stellen, ein Verfahren, das die Aborigines anwenden. Versuchen Sie nicht, eine Schlange oder auch nur ihren abgetrennten Kopf mit bloßen Händen aufzuheben.

### Identifizierung von Giftschlangenbissen

Während einige Schlangen ihr Gift in einer sehr ungewöhnlichen Weise verspritzen, wie zum Beispiel die Speikobra, leitet die Mehrheit ihr Gift über große Giftzähne im Oberkiefer ein. Diese werden etwa in monatlichen Abständen ersetzt, wobei die Ersatzzähne unmittelbar daneben sitzen. Solche Giftzähne fehlen bei ungiftigen Arten. Die Abbildung zeigt typische Oberkiefer-Bißmuster.

Gelegentlich findet sich nur ein Giftzahnmal, wenn die Schlange zum Beispiel aufgrund der Kleidung ihr Angriffsziel nicht vollständig erreicht. Wenn sie mehrmals beißt, können auch mehrere Bißmale vorhanden sein. Praktisch alle Schlangen, die den Menschen angreifen, haben ihren Giftzahn im vorderen Teil des Oberkiefers. Bei manchen liegen jedoch einer bis drei Giftzähne beidseits hinten im Oberkiefer. Hierzu zählen insbesondere die Rauhe Grasnatter und die gefürchtete *Boomslang* Südafrikas, die beide für den Menschen tödlich sein können, zum Glück jedoch nur selten angreifen.

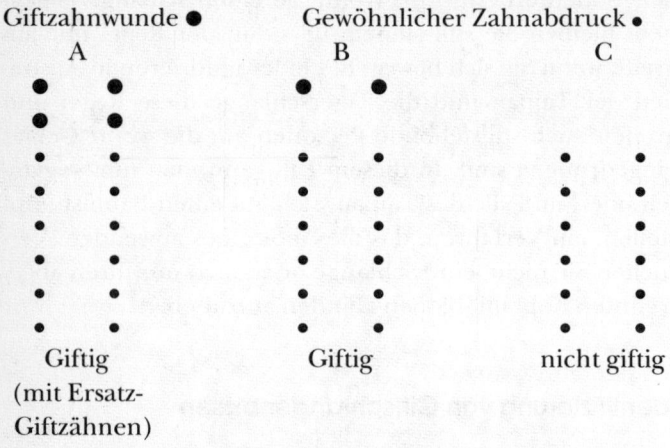

*Bißbilder giftiger und ungiftiger Schlangen (Oberkiefer)*

Das Vorliegen einer oder mehrerer Giftzahnmale zeigt zwar den erfolgreichen Angriff einer Giftschlange an, bedeutet aber nicht unbedingt, daß auch eine Vergiftung erfolgt ist. Da nur einige Schlangen (insbesondere Vipern) eine schnelle und gut erkennbare lokale Schwellung und Schmerzen hervorrufen, bietet wiederum das Fehlen dieser Zeichen keine Gewißheit, daß keine Vergiftung erfolgt ist. Erste-Hilfe-Maßnahmen (siehe unten) müssen sofort ergriffen werden, und der Patient muß mindestens zehn Stunden unter Beobachtung bleiben. Auch bei scheinbar symptomlosen Fällen ist unverzügliche Verbringung in ärztliche Obhut dringend anzuraten.

Wie noch weiter unten dargestellt werden wird, ist es sehr wichtig, die Schlange, von der man gebissen wurde, zu fan-

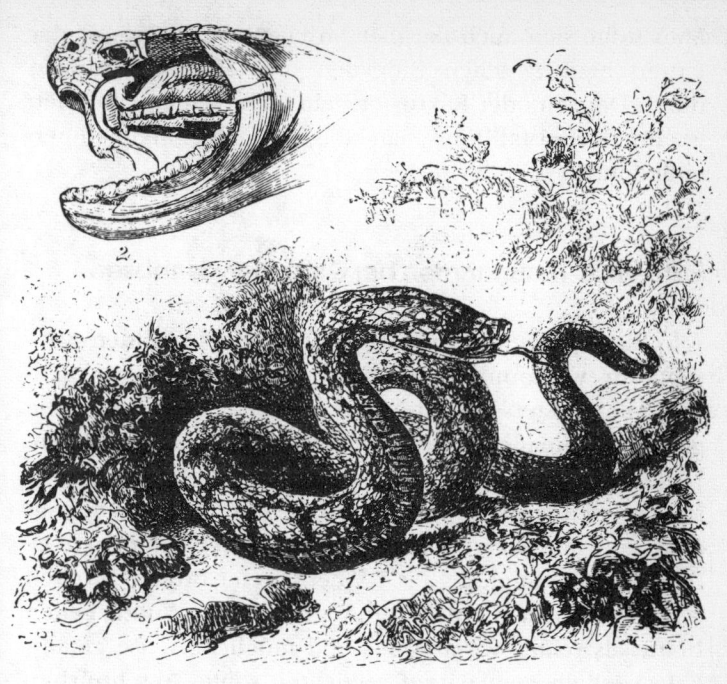

gen oder zu töten. Lassen Sie sich nicht durch das scheinbare Fehlen von Fangzähnen bei der Schlange täuschen, und glauben Sie nicht, daß Sie die Bißmale falsch interpretiert hätten. Die Giftzähne von Vipern und Ottern liegen in einer Hautfalte verborgen und werden erst beim Biß aufgerichtet.

Der Biß der amerikanischen Korallenschlange ist schwierig zu diagnostizieren, weil die Giftzähne so schlank sind, daß man das Mal leicht übersieht. Wenn man vermutet, von einer solchen Schlange gebissen worden zu sein, sind auch dann Notfallmaßnahmen einzuleiten, wenn das Bißmal scheinbar fehlt.

Man sollte sich auch darüber im klaren sein, daß oft der Unterschied zwischen Bißmalen und Hautverletzungen durch Dornen oder Kaktusstacheln nicht klar zu erkennen ist. Im Zweifelsfall muß man stets Erste-Hilfe-Maßnahmen einleiten.

### Erste-Hilfe-Maßnahmen bei Giftschlangenbissen

Alle Bisse (giftig oder nicht) sind mit einem milden Antiseptikum wie zum Beispiel *Rosenwasser (dreifach)* zu reinigen. Die meisten Bisse treten an den Gliedmaßen auf. Die ganze Gliedmaße ist fest anzubinden und ruhigzustellen. Dadurch begrenzt man die Ausbreitung des Gifts. Am besten verwendet man eine elastische Binde, doch genügt auch ein Handtuch oder ein Kleidungsstück, das man in einen durchlaufenden 5 bis 7,5 Zentimeter breiten Streifen schneidet. Einschneiden und Aussaugen der Wunde gelten heute als relativ wirkungslos und möglicherweise gefährlich, weshalb man darauf verzichten sollte. Abschnürbinden sind ebenfalls zu vermeiden und gehören nur in die Hand des Fachmanns. Wenn der Biß an einer anderen Körperstelle erfolgte (Kopf oder Rumpf), ist eine Kompresse aufzulegen und, soweit möglich, mit einem festen Verband zu befestigen.

Anschließend ist umgehend ein Arzt aufzusuchen. In schweren Fällen kommt auch die Anwendung von schulmedizinischem Schlangenserum in Frage. Damit jedoch das richtige Schlangenserum gewählt werden kann, muß genau bekannt sein, von welcher Schlange man gebissen wurde. Fehlerhafte Identifizierungen durch Laien sind nicht selten, und man sollte alles daransetzen, die Schlange zu fangen oder zu töten, damit in der Klinik die Identität einwandfrei festgestellt werden kann. Jedoch ist auch beim Umgang mit toten Schlangen Vorsicht geboten.

Die afrikanische Speikobra verspritzt ihr Gift mit hoher Zielsicherheit bis zu einer Entfernung von etwa drei Metern in die Augen ihres Opfers. Dies löst heftige Schmerzen aus und kann zu Erblindung führen. Es ist von äußerster Wichtigkeit, das Gift sofort mit möglichst sauberem Wasser auszuwaschen.

### Homöopathische Behandlung von Giftschlangenbissen

Neben den obengenannten Maßnahmen ist in allen Fällen einer vermuteten oder tatsächlichen Vergiftung eine innere homöopathische Behandlung durchzuführen.

1. Übergroße Ängstlichkeit des Opfers kann dazu führen, daß sich das Gift schneller im Körper ausbreitet. Man kann daher beruhigendes Zureden kombinieren mit umgehender Verabreichung eines der nachfolgenden Mittel:
    *a) Aconitum C 30*
    *b) Bach Rescue Remedy*
    (zusätzliche Dosen der Mittel kann man viertelstündlich zwischen den Dosen anderer indizierter Mittel geben)
2. Um die Ausbreitung des Gifts möglichst zu verhindern, folgendes Mittel unmittelbar nach der ersten Dosis des obigen geben:
    *Ledum C 30*
3. Einige Minuten nach der Gabe der obigen Mittel die erste Dosis der homöopathischen antitoxischen Behand-

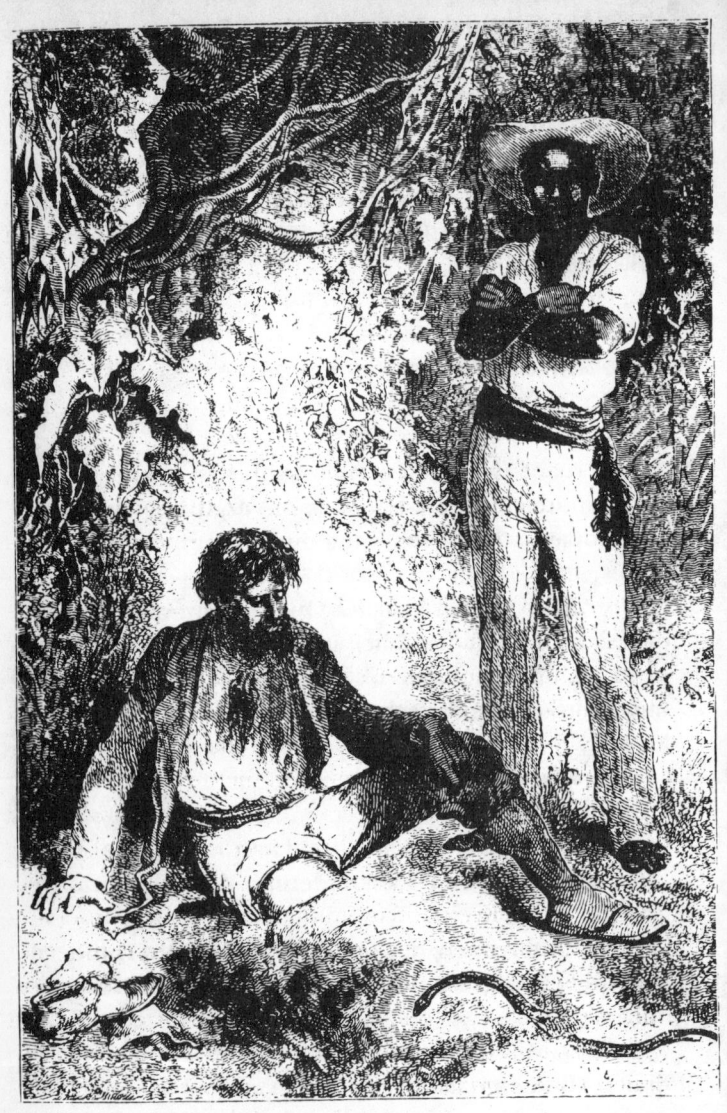

*Kompression und Immobilisierung durch Eingraben*

lung (oral) geben. Für einen Biß in Panama würde man beispielsweise folgendes geben:

*Toxicaserpentium (Mexiko/Mittelamerika) C 30*

Dieses Mittel ist alle 15 Minuten auch dann zu geben, wenn keine Vergiftungssymptome bestehen. Bei fehlenden lokalen oder Allgemeinsymptomen ist das Mittel *10 Stunden lang* zu geben. Wenn Symptome auftreten, ist es bis zum Eintreten der Besserung zu geben. Man kann dies mit allen indizierten schulmedizinischen Maßnahmen kombinieren.

*Toxicaserpentium C 30* ist eine Mischung aus einzeln homöopathisch zubereiteten Schlangengiften für ganz bestimmte Gegenden (Zusammensetzungen siehe unten). Welches Mittel man braucht, hängt vom Reisegebiet ab, da man es jeweils mit ganz unterschiedlichen Schlangenarten zu tun bekommt. *Toxicaserpentium (Mexiko/Mittelamerika) C 30* ist für eine Reise nach China ungeeignet; in diesem Fall braucht man *Toxicaserpentium (Fernost) C 30*. Man kann zwar einen Schlangenbiß mit einer homöopathischen Zubereitung des Gifts nur der angreifenden Schlange behandeln, doch hat *Toxicaserpentium* eine breitere Wirkung. Man braucht dabei die angreifende Schlange nicht zu kennen und nicht zu identifizieren und braucht auch nicht viele antitoxische Einzelmittel mitzunehmen. Wenn Sie *Toxicaserpentium* bestellen, geben Sie unbedingt Ihr Reiseziel an.

4. Bei Schock (Kreislaufzusammenbruch) sind unterstützende Maßnahmen einzuleiten (den Patienten waagrecht auf die Seite legen und Kopf in den Nacken überstrecken, um die Atemwege frei zu halten, bzw. bei Atemstillstand Mund-zu-Mund-Beatmung durchführen) und *alle 10 Minuten Carbo vegetabilis C 30 und das indizierte Toxicaserpentium zu geben* (zerdrückte/flüssige Zubereitung).

Für den homöopathischen Apotheker ist im folgenden die Zusammensetzung der einzelnen Typen von *Toxicaserpentium* angegeben. Wichtig ist, daß jedes einzelne Gift vor der Zubereitung der Mischung auf C 30 potenziert wird. Die mit einem Sternchen (*) gekennzeichneten Gifte bilden die wichtigeren Bestandteile, da sie üblicherweise schwere Vergiftungen auslösen, während die restlichen weniger häufig, aber doch potentiell gefährlich sind. Wie man sieht, ähneln sich die Zubereitungen teilweise. Potenzierungen unbedeutenderer Gifte sind nicht enthalten (mit Ausnahme von Europa), um die Zahl der Bestandteile einer jeden Mischung so weit zu beschränken, daß keine antidotischen Wechselwirkungen auftreten dürften. Die Zusammensetzung sollte auf dem Etikett oder gegebenenfalls auf einem Beipackzettel angegeben werden.

Toxicaserpentium (USA/Kanada) C 30
  Agkistrodon piscivorus C 30*
  Crotalus scutulatus C 30
  Heloderma suspectum C 30
  (Echse)
  Crotalus adamanteus C 30*
  Crotalus viridis C 30*
  Crotalus atrox C 30*
  Micrurus fulvius C 30

Toxicaserpentium (Mexiko, Mittelamerika) C 30
  Agkistrodon bilineatus C 30
  Crotalus basiliscus C 30*
  Crotalus triseriatus C 30
  Lachesis muta C 30
  Bothrops atrox C 30*
  Crotalus durissus C 30*
  Crotalus polystictus C 30
  Micrurus nigrocinctus C 30
  Crotalux atrox C 30*
  Crotalus molossus C 30
  Crotalus scutulatus C 30
  Heloderma horridum C 30
  (Echse)

Toxicaserpentium (Südamerika) C 30
  Bothrops alternatus C 30
  Bothrops jararacussu C 30
  Crotalus durissus terrificus C 30*
  Micrurus lemniscatus 30
  Bothrops atrox C 30*
  Bothrops neuwiedi C 30*
  Lachesis muta C 30
  Micrurus mipartitus C 30
  Bothrops jararaca C 30*
  Crotalus durissus C 30*
  Micrurus corallinus C 30

Toxicaserpentium (Afrika) C 30
  Atractaspis sp. C 30　　　　　Naja mossambica C 30*
  Dendroaspis polylepis C 30　　Thelotornis kirtlandii C 30
  Naja haje C 30　　　　　　　　Bitis gabonica C 30
  Naja nivea C 30　　　　　　　 Echis carinatus C 30*
  Bitis arietans C 30*　　　　　　Naja nigricollis C 30*
  Dispholidus typus C 30

Toxicaserpentium (Naher Osten) C 30
  Atractaspis sp. C 30　　　　Naja haje C 30
  Echis coloratus C 30　　　　Vipera xanthina C 30*
  Vipera lebetina C 30*　　　　Echis carinatus C 30*
  Bitis arietans C 30*　　　　　Naja naja C 30*

Toxicaserpentium (Südostasien) C 30
  Agkistrodon rhodostoma C 30*　Naja naja C 30*
  Enhydrina schistosa C 30*　　　Vipera russelli C 30*
  Bungarus caeruleus C 30　　　　Ophiophagus hannah C 30
  Hydrophis cyanocinctus C 30　　Trimeresurus
  Echis carinatus C 30*　　　　　　purpureomaculatus C 30
  Lapemis hardwicki C 30

Toxicaserpentium (Fernost) C 30
  Agkistrodon acutus C 30　　　　Trimeresurus
  Lapemis hardwicki C 30　　　　　mucrosquamatus C 30
  Trimeresurus flavoviridis C 30*　Hydrophis cyanocinctus C 30
  Bungarus multicinctus C 30　　　Ophiophagus hannah C 30
  Naja naja C 30*

Toxicaserpentium (Australien/Pazifikinseln) C 30
  Acanthophis antarcticus C 30*　Pseudechis australis C 30
  Oxyuranus scutellatus C 30　　　Tropidechis carinatus C 30
  Pseudonaja textilis C 30*　　　　Notechis scutatus C 30*
  Austrelaps superba C 30　　　　 Pseudechis papuanus C 30

Toxicaserpentium (Europa) C 30
(Die einzige Schlange, die von wesentlicher Bedeutung ist, ist *Vipera lebetina*; auch *Vipera ammodytes*, *Vipera aspis* und *Vipera berus* verursachen oft Bisse, jedoch meist ohne schwere Folgen.)
  Vipera ammodytes C 30     Vipera aspis C 30
  Vipera lebetina C 30      Vipera berus C 30*

## Pflanzliche Mittel gegen giftige Schlangenbisse

Für die Behandlung von Schlangenbissen gibt es zahlreiche lokal anzuwendende und innerliche pflanzliche Arzneimittel. Diese sind nachfolgend nach der geographischen Verbreitung gegliedert angegeben.

## Amerika

*Antennaria plantaginifolia*. Östliches Nordamerika. Klapperschlange.
*Aralia spinosa*. Südliche USA. Die Abkochung der Wurzelrinde wird innerlich verwendet. Die pulverisierte Wurzel wird auf die Wunden aufgetragen.
*Aristolochia barbata*. Brasilien. Rhizom.
*Aristolochia maxima*. Yucatán bis Venezuela. Wurzel.
*Aristolochia serpentaria*. Nordamerikanische Indianer und Waldläufer. Gekaute Wurzel wird auf den Biß aufgetragen.
*Aristolochia taliscana*. Mexiko. Wurzel.
*Aristolochia theriaca*. Brasilien. Wurzel.
*Bignomia unguis-cati*. Mexiko. Pflanze.
*Blepharodon mucronatum*. Mittelamerika und Mexiko. Zerdrückte Blätter.
*Chiococca alba*. Tropisches Amerika. Pflanze.

*Cocculus filipendula.* Brasilien. Vermutlich wird die Frucht verwendet.
*Echinacea angustifolia.* Indianer der nordamerikanischen Ebenen. Pflanze.
*Euphorbia polycarpa.* Nordamerikanische Indianer. Der Saft wird auf den Biß aufgetragen, insbesondere von Klapperschlangen.
*Fraxinus americana.* Winnebago- und Dakota-Indianer. Nordamerika. Die Abkochung der Knospen wird bei einem Klapperschlangenbiß getrunken. Wird auch in den Stiefeln von Jägern als Abwehrmittel gegen Klapperschlangen verwendet.
*Gentiana andrewsii.* Meskwaki-Indianer. Östliche USA. Pflanze.
*Gymnema sylvestre.* Pulverisierte Wurzel.
*Ipomoea arborescens.* Mexiko. Rinde.
*Lesquerella intermedia.* Hopi-Indianer. Nordamerika. Gekaute Wurzel wird auf den Biß aufgelegt.
*Machaerium angustifolium.* Brasilien. Gummiharz.
*Micania guacho.* Brasilien.
*Penstemon spp.* Navajo-Indianer. Nordamerika. Ein feuchter Umschlag aus den zerstoßenen Blättern wird auf Klapperschlangenbisse aufgelegt.
*Piper medium.* Costa Rica. Pflanze.
*Plumeria cellinus.* Tinktur wird innerlich und äußerlich angewandt.
*Polygala senega.* Seneca-Indianer. Östliches Nordamerika. Wurzeln werden gekaut und auf den Biß aufgelegt.
*Prenanthes serpentaria.* Östliches Nordamerika. Wurzel. Klapperschlange.
*Ptiloria tenuifolia.* Zuñi-Indianer. Neumexiko. Pulver der getrockneten Pflanze wird innerlich und äußerlich bei Klapperschlangenbissen angewandt.

*Selaginella.* Wird in Milch mazeriert (ausgezogen). Innerlich und äußerlich angewandt.
*Simaba cedron.* Cedronbaum. Samen. Wird innerlich und äußerlich angewandt.
*Simarouba versicolor.* Brasilien. Rinde.
*Sisyrinchium.* Eine Iris-Art. Tinktur der Pflanze. Wird bei einem Klapperschlangenbiß eingenommen.
*Urechites suberecta.* Tropisches Amerika. Pflanze.


## Afrika

*Alysicarpus zeyheri.* Tropisches Afrika. Wurzel.
*Annona nana.* Angola, Wurzelrinde.
*Blepharis capensis.* Südafrika. Pflanze.
*Cissampelos capensis.* Südafrika. Blätter.
*Cluytia similis.* Südafrika. Wurzel.
*Leonotis leonurus.* Südafrika. Pflanze.
*Melianthus comosum.* Südafrika. Wurzelrinde oder Blätter.
*Sebaca crassulaefolia.* Südarika. Puffotter. Pflanze.
*Trichialia capitata.* Moçambique. Wurzel.


## Asien

*Arisaema speciosum.* Himalayagebiet. Wurzel.
*Aristolochia longa.* Iran (bis Mittelmeer). Wurzel.
*Bragantia corymbosa.* Java. Stengel und Blätter.
*Cassia alata.* Tropisch. Saft der Blätter.
*Clerodendron buchananii.* Malaysia und Indonesien. Wurzel.
*Leucas aspera.* Tropisches Asien. Blätter.
*Leucas zeylanica.* Kambodscha. Gekochte Blätter.
*Polycarpaea corymbosa.* Indien. Blätter und Blüten.

*Psychotria jackii.* Malaysia. Blätter.
*Rhaphidophora pertusa.* Indonesien bis Indien. Schwarzer Pfeffer.
*Tabernaemontana sralensis.* Indochina. Wurzel.
*Tacca fatsiifolia.* Philippinen und Indonesien. Pflanze oder Wurzel.
*Tacca palmata.* Herkunft und Verwendung wie oben.
*Uraria picta.* Ostindien. Blätter.
*Wrightia tomentosa.* Indien und Pakistan. Rinde.

Es ist außerordentlich schwierig, die Dosierung, Wirksamkeit und Sicherheit der obengenannten pflanzlichen Mittel anzugeben. Zweifellos sollten sie nur in ausweglosen Situationen verwendet werden, wenn kein Arzt verfügbar ist, und selbst dann nur unter Anleitung eines erfahrenen einheimischen Heilkundigen. Andererseits wäre es auch anmaßend und unklug, diese Mittel pauschal als unwirksam abzulehnen. Es könnten sich immerhin einige Perlen darunter befinden.

Insbesondere der Fall der *Simaba cedron (Cedronsamen)* ist bedenkenswert. In Panama hat der Samen den Ruf, gegen Schlangenbisse zu wirken, wenn er unmittelbar nach dem Biß gekaut wird. Dr. Teste berichtet über den Fall eines gewissen Hellert, der von einer Korallenschlange gebissen wurde: »Während der wenigen Sekunden, die es dauerte, bis er das Mittel aus dem kleinen Beutel genommen hatte, das er um seinen Hals trug, traten bei ihm heftige Schmerzen in der Gegend des Herzens und des Halses auf; sobald er jedoch ein wenig *Cedron* in der Größe einer kleinen Bohne gekaut hatte, verschwanden die Schmerzen wie von Zauberhand. Daraufhin setzte eine allgemeine Beklemmung und Erschöpfung ein. Er kaute eine weitere Dosis dieser Frucht und legte sie äußerlich auf die Wunde auf. Innerhalb einer weiteren Viertelstunde verspürte er nur mehr eine leichte Kolik, die verschwand, nachdem er etwas gegessen hatte. Der Kolik folgte fast unmittelbar eine reichliche Entleerung einer weißen, leicht gelblich getönten Substanz, die Sauermilch ähnelte.«

### Bisse giftiger Echsen

Von den etwa 3000 Arten von Echsen sind nur *zwei* giftig. Dies sind das Gila-Tier bzw. die Gila-Krustenechse *(Heloderma suspectum)* im südlichen Arizona und Neumexiko (USA) und der Escorpion bzw. die Skorpionkrustenechse *(Heloderma horridum)* des südwestlichen Mexiko. Man erkennt diese Reptilien an ihrer höckrigen Haut, den kurzen Schwänzen und ihrer Färbung. Gila-Tiere sind rosa und schwarz gefleckt, während der Escorpion schwarz und gelb ist. Sie sind meist 50 bis 75 Zentimeter lang. Zum Glück greifen sie den Menschen selten an; wenn sie dies jedoch tun, verbeißen sie sich hartnäckig. Das Gift wird nicht wie bei Schlangen in die Wunde eingespritzt, sondern fließt einfach ein. Es können Lähmungen, Atemnot und Krämpfe auftreten, doch sind Todesfälle außerordentlich selten. Die Behandlung erfolgt wie für Schlangenbiß (siehe oben) angegeben. Für Bisse von Gila-Tieren ist *Toxicaserpentium (USA/Kanada) C 30* zu nehmen, für Bisse von Escorpion *Toxicaserpentium (Mexiko/Mittelamerika) C 30*.

### Spinnenbisse

Alle Spinnen sind giftig, und sie spritzen ihr Gift über ein Paar hornartiger Klauen ein. Von den etwa 30 000 verschiedenen Arten sind nur wenige für den Menschen gefährlich.

In Europa versteht man unter dem Begriff *Tarantel* die *Lycosa tarentula*, ein Mitglied der Familie der Lycosidae. Die Bisse der Lycosidae rufen mit Ausnahme einiger amerikanischer Arten kaum Beschwerden hervor und sind selten gefährlich. Die *Trochosa singoriensis* (»Russische Tarantel«) ist zwar sehr gefürchtet, jedoch wahrscheinlich zu Unrecht. Der amerikanische Begriff *Tarantula* bezieht sich dagegen auf jede große behaarte Spinne, die im Süden und Südwesten der USA oder in Mittel- und Südamerika vorkommt. Der Biß der meisten dieser Tiere ist harmlos, wie dies auch bei den europäischen Taranteln der Fall ist. Dagegen ist die schwarze Tarantel Panamas *Sericopelma communis* zweifellos gefährlich, und es hat schon Todesfälle gegeben. Der Biß der Heteropoda venatoria, die häufig auf Bananenschiffen »mitgeliefert« wird, ist schmerzhaft, aber nicht schwerwiegend.

Weitere möglicherweise todbringende südamerikanische Spinnen sind die Kammspinne *Phoneutria fera*, die *Aranha armedeira (Phoneutria nigriventer)*, die größte Spinne der Gegend, die sich gern in Kleidern und Schuhen verbirgt, die Bola-Spinne *(Glyptocranium gasteracanthoides)* Argentiniens, Perus und Chiles und die südamerikanische Trichterspinne *Trechona venosa*, wiewohl im Zusammenhang mit letzterer noch keine Todesfälle bekanntgeworden sind.

Eine sehr wichtige und zu Recht gefürchtete Gruppe von Giftspinnen ist diejenige, zu der auch die Schwarze Witwe *(Latrodectus spp.)* gehört, nach der unsympathischen Gewohnheit der Weibchen genannt, nach der Hochzeit die Männchen aufzufressen. Es gibt in allen wärmeren Regionen der Welt verschiedene Arten Schwarzer Witwen. Man findet sie in Nord- und Südamerika, in Südeuropa, im Na-

hen Osten, auf den Philippinen, auf Madagaskar, in Süd- und Westafrika, in Australien und auf Neuseeland. Allein in den USA gibt es fünf Arten: *Lactrodectus mactans, L. bishopi, L. geometricus, L. hesperus und L. variolus*. Die australische Schwarze Witwe *(Lactrodectus hasselti)* wird als »Red Back« bezeichnet, die neuseeländische als »Night Stinger«, die südafrikanische als »Swart Knopiespinnekop« und die russische als »Schwarzer Wolf«. Die bevorzugten Aufenthaltsorte dieser Spinnen sind Holzstapel, Keller, Kanalschächte, Gullys, Felsen oder Brücken und vor allen Dingen unter Klosettbrillen, wo sie auch bevorzugt angreifen. Die Mehrzahl der Bisse erfolgt in Toilettenhäuschen und öffentlichen Toiletten, wobei das bevorzugte Angriffsziel die männlichen Genitalien sind. Es empfiehlt sich, den Toilettensitz vor der Benutzung anzuheben und nachzusehen.
Während die männliche Schwarze Witwe ein harmloses Geschöpf ist, ist das Weibchen mit einer Körperlänge von 8 bis 10 Millimeter (ohne Beine) eine gefährliche Angreiferin, wenn sie sich gestört fühlt. Der Biß selbst ist entweder schmerzlos oder erinnert höchstens an einen Nadelstich. Eventuell sieht man zwei winzige rote Flecken, die Male der Beißwerkzeuge, begleitet von einer leichten lokalen Schwellung. Innerhalb von zehn Minuten treten jedoch schwere Krampfschmerzen in Bauch, Beinen, Brust und Rücken auf. Innerhalb einer Stunde breiten sich dann unerträgliche Krämpfe über den ganzen Körper aus, und die Muskeln einschließlich der Bauchmuskulatur werden starr. Dieser Zustand kann leider mit vielen anderen Erkrankungen verwechselt werden, unter anderem Appendizitis und Herzanfall, insbesondere dann, wenn die Spinne als ungebetener Gast in einem Fahrzeug in eine Gegend gereist ist, in der man sie nicht vermuten würde. Weitere Symptome wie Übelkeit, Schweißausbrüche und Atemnot sind relativ

häufig. Einige Tage lang können Empfindungslosigkeit und Kribbeln in den Füßen auftreten. Innerhalb von 24 bis 48 Stunden tritt in der Regel eine deutliche Besserung ein, doch sterben etwa 4 Prozent der Gebissenen. Das Risiko eines tödlichen Ausgangs ist geringer, wenn der Biß an einer Gliedmaße erfolgt. Regelmäßige Anwendung von Kreosol auf Toiletten soll Spinnen den Aufenthalt verleiden, und wer Holz sammeln geht, sollte dicke Handschuhe tragen und seine Arme bedecken.

Wesentlich gefährlicher als die Schwarze Witwe ist die Trichterspinne *(Atrax robustus)* aus dem australischen Sydney, ein relativ großes Tier, das über ein rasch zum Tode führendes Neurotoxin (Nervengift) verfügt. Der Angriff erfolgt vorzugsweise auf eine der folgenden Arten. Sie krabbelt längs der Wäscheleine und stürzt sich auf die Brust der arglosen Hausfrau, die ihre Wäsche aufhängt. Zweitens lauert sie in Schuhen, wo sie in den Fuß beißt. Wie bei den meisten Arten gefährlicher Giftbisse ist ein Biß in den Fuß weniger leicht tödlich als ein solcher in den Rumpf.

Eine ganz andere Form einer Spinnengiftvergiftung entsteht durch den Biß der *Loxosceles reclusa* der südlichen USA und denjenigen der *Loxosceles laeta*, die in Uruguay, Chile und anderen südamerikanischen Ländern vorkommt. Man bezeichnet dies als »Haut-Spinnengiftvergiftung« oder »gangränöse Stelle«, wobei letzterer Begriff prägnanter ist. Wie bei der Schwarzen Witwe ist das Weibchen weitaus gefährlicher als das Männchen. Die meisten Opfer werden am Morgen und vom Frühjahr bis zum Herbst gebissen. An der Stelle des Bisses, der angeblich nicht schmerzhaft ist, entstehen nach zwei bis acht Stunden Blasen, die zu bluten beginnen und dann geschwürig aufbrechen. Unbehandelt kann sich dieses Geschwür eine Woche lang vergrößern und einen Durchmesser von 15 Zentimetern erreichen. Es kann mehrere Monate dauern, bis das Geschwür heilt, und oft bleiben entstellende Narben zurück. Weitere mögliche Symptome sind Fieber, Übelkeit, Gelenkschmerzen und schwere Komplikationen wie Anfälle und Nierenversagen. Schließlich sind noch die sogenannten Walzenspinnen zu erwähnen, eine Gruppe, die vor allem in tropischen, subtropischen und Wüstengebieten auftritt. Sie sind jedoch keine echten Spinnen und haben keine Giftdrüsen. Ihr Biß ist daher möglicherweise schmerzhaft, aber in der Regel nicht gefährlich. Sie sind weitgehend nachtaktiv.

### Behandlung von Spinnenbissen

Wer von einer Giftspinne gebissen wird, braucht sofortige ärztliche Hilfe, soweit möglich. Wie beim Schlangenbiß (siehe oben) besteht die Erste Hilfe bei einem peripheren Biß in der Anwendung eines festen Verbandes an der ganzen Gliedmaße und Ruhigstellung. Die schulmedizinische Behandlung umfaßt verschiedene Unterstützungsmaßnahmen und in einigen Fällen die Verabreichung eines spezifischen Antivenenums (Gegengifts). Die durch das Gift der Schwarzen Witwe ausgelösten Muskelkrämpfe sprechen gut auf *intravenöses Kalziumgluconat* an. Homöopathische Behandlung kann sich als wertvoll erweisen und ist je nach den Umständen eine sinnvolle Ergänzung schulmedizinischer Maßnahmen. Homöopathische Mittel können für die Behandlung aller schweren und leichten Spinnenbisse eingesetzt werden.

1. Bei leichteren Spinnenbissen mit einer geringfügigen lokalen Hautreaktion wie bei Insektenbissen (siehe Kapitel 14) vorgehen.

2. Schwere Spinnenbisse mit erheblichen lokalen oder generalisierten Reaktionen (oder sofern diese zu erwarten sind) wie bei Schlangenbissen (siehe oben) behandeln, jedoch statt *Toxicaserpentium C 30* ein Mittel aus der entsprechenden Spinne geben. Also zum Beispiel *Latrodectus mactans C 30* für eine Vergiftung durch die amerikanische Schwarze Witwe anwenden, *Latrodectus hasselti C 30* für die australische Rotrückenspinne oder *Atrax robustus C 30* für die Folgen eines Angriffs der australischen Trichterspinne.

Die Navajos (USA) behandelten den Biß unbekannter Spinnen mit einem Tee von Blasenschötchen *(Lesquerella fendleri)*. Die Schwarzfußindianer legten beim Biß einer »kleinen braunen Giftspinne« *(Loxosceles spp.)* einen feuchten Umschlag aus den pulverisierten Blüten der Waldlilie *(Lilium philadelphicum, var. andinum)* an. Letzteres ist höchst interessant und sollte weiter erforscht werden.

## Skorpionstiche

Von den etwa 650 Skorpionarten sind nur einige wenige gefährlich. Wie jeder weiß, sticht ein Skorpion mit der Spitze seines gekrümmten Schwanzes, den er nach vorne wölbt. Die sogenannten Peitschenskorpione haben keinen Stachel, sondern verteidigen sich mit einer reizenden, jedoch relativ harmlosen essigartigen Flüssigkeit. Die Länge ausgewachsener Skorpione schwankt zwischen 2 und 25 Zentimetern, wobei die größeren Arten meist weniger giftig sind. Viele der giftigsten Arten sind gerade 5 Zentimeter groß. Sie leben nachtaktiv und ruhen am Tag unter Steinen, Felsen, Rindenstückchen, Holzscheiten oder auch in

Schuhen oder Kleidungsstücken. Die meisten Skorpionstiche bewirken nicht mehr als eine stark brennende Empfindung an der Stichstelle, der eine ausgeprägte Schwellung folgt. Einige Arten jedoch leiten starke Nervengifte ein, die auch zum Tode führen können, vor allem bei kleinen Kindern. Bei diesen schwereren Fällen tritt typischerweise an der Stichstelle Schmerz auf, aber kaum Schwellung oder Rötung. Anschließend entwickeln sich schwerere Allgemeinsymptome: Schwitzen, starker Speichelfluß, Einschnürung der Kehle, Bauchkrämpfe und Zuckungen. Die seltenen Todesfälle kommen durch Atemlähmung oder andere schwere Folgen zustande. Die fünf gefährlichsten Skorpionarten sind *Androctonus* (Afrika), *Buthus* (Asien), *Centruroides* (südliche USA und Mittelamerika), *Leiurus* (Naher Osten und Afrika) und *Tityus* (Südamerika). Äußerste Wachsamkeit ist geboten in Mexiko (insbesondere Durango), Brasilien, Trinidad, Nordafrika, Ägypten, Israel, Indien, Mandschurei und Malaysia.

## Die Behandlung von Skorpionstichen

Alle schweren oder potentiell schweren Skorpionvergiftungen müssen unverzüglich behandelt werden, vor allem bei Kleinkindern. Wenn der Stich an einer Gliedmaße erfolgte, sind feste Verbände und Ruhigstellung wie bei der Erste-Hilfe-Behandlung von Schlangenbissen (siehe oben) sinnvoll. Die schulmedizinische Behandlung umfaßt gegebenenfalls die Gabe spezifischer Skorpion-Antivenena (Gegengifte) neben verschiedenen Verfahren zur Kreislaufstützung. Eine homöopathische Behandlung kann hilfreich sein und je nach den Umständen mit einer schulmedizinischen Therapie kombiniert werden:

1. Bei leichteren Skorpionstichen (nur lokale Reaktionen) wie bei Hautflüglerstichen (siehe Kapitel 14) behandeln.
2. Bei schweren Skorpionstichen mit Allgemeinreaktionen (oder wenn diese zu erwarten sind) wie beim Schlangenbiß (siehe oben) behandeln, jedoch statt *Toxicaserpentium C 30* ein Mittel aus der entsprechenden Skorpionart (zum Beispiel *Centruroides suffusus C 30 [Mexiko]*) geben.

## Tausendfüßlerbisse

Bei nur wenigen Tausendfüßlern sind die Kiefer kräftig genug, um die menschliche Haut zu durchdringen. Immerhin vermögen die amerikanischen Arten *Scolopendra heros* und *Scolopendra morsitans*, die eine Länge von über 10 Zentimetern erreichen können, schmerzhafte, wenn auch ungefährliche Bisse zufügen. Einige tropische Tausendfüßler wie *Scolopendra gigantea*, etwa 25 Zentimeter lang, und *Scolopendra subspinipes* sollen sehr giftig sein, jedoch sind Todesfälle äußerst selten. Im allgemeinen ähnelt der Biß einem Bienenstich und bildet sich in etwa einer Stunde zurück, jedoch können Schwellung und Empfindlichkeit auch einige Wochen anhalten und von Kopfschmerzen, Schwindel, Fieber, Erbrechen und einer Schwellung der regionalen Lymphdrüsen begleitet sein. Da sich Tausendfüßler gerne in Kleidern oder nachts im Bett verstecken, werden die meisten Menschen entweder beim Ankleiden oder im Bett gebissen.

Die Behandlung von Tausendfüßlerbissen sollte in ähnlicher Weise erfolgen wie für Hautflüglerstiche (siehe Kapitel 14) angegeben. Zusätzlich kann die äußerliche Anwendung von Eis oder verdünntem Salmiak auf den Biß Linderung bringen.

Es ist noch zu erwähnen, daß die Navajo-Indianer (USA) die Blüten von *Castilleja spp.* und von Bartfaden *(Penstemon spp.)* in heißes Wasser tauchten und die so entstandene Flüssigkeit auf die Bisse von Tausendfüßlern auftrugen; die Kayenta-Navajos bereiteten aus dem überirdischen Teil des Farns Venushaar *(Adiantum capillus-veneris)* zu demselben Zweck einen Auszug, mit dem sie auch Hummelstiche behandelten.

## Blutegelbisse

Blutegel haben Schneidezähne, und wenn sie sich an ihrem Opfer angeheftet haben, sondern sie eine Substanz (Hirudin) ab, die die Blutgerinnung verhindert. Wenn sie sich mit Blut vollgesogen haben, lassen sie wieder los, hinterlassen aber eine Wunde, die weiter blutet und langsam heilt und zu Sekundärinfekten neigt.
Die meisten Egel leben in Süßwasser, doch haben sich einige tropische Arten auch an die Bedingungen feuchter Erde angepaßt. Landegel kommen in Südamerika und in Fernost, insbesondere Burma, Indien, Assam, Malaysia, Borneo und dem südwestlichen Pazifik vor und treten während der Regenzeit verstärkt auf. Sie erreichen ihre menschlichen Opfer vom Boden aus oder über das Unterholz und finden schnell Lücken in der Kleidung, um an die Haut zu gelangen. Ihre im Wasser lebenden Verwandten heften sich an Badende an oder werden über nichtgefiltertes Wasser aufgenommen. Die meisten Egelbisse betreffen die Haut, doch können gewisse im Wasser lebende Arten den Nasen-Rachen-Raum, die Bronchien oder sogar die Blase erreichen (in diesen ungewöhnlichen Fällen ist stets ein Arzt hinzuzuziehen).

Egelbisse sind meist schmerzlos oder verursachen lediglich eine leichtere Reizung. Aus diesem Grund ist es möglich, daß sie zunächst auf der Haut nicht entdeckt werden. Wenn man von mehreren Egeln befallen ist, kann dies jedoch zu einem erheblichen Blutverlust führen. Wenn man zu Fuß durch Egelgebiete wandert, muß man seinen Körper regelmäßig in kurzen Intervallen nach Egeln absuchen. Schwimmen in Teichen und Wasserläufen im Wald ist zu vermeiden. Tabak *(Nicotiana tabacum)* gilt als gutes Abwehrmittel gegen Egel. Man kann sich entweder die feuchten Blätter oben in die Strümpfe oder Stiefel stecken oder aus den Blättern einen wäßrigen Auszug herstellen und mit dieser dunkelbraunen Flüssigkeit Schuhe, Socken und Hosen tränken.

Wenn man einen Egel gewaltsam von Hand entfernt, bleiben möglicherweise Mundteile zurück, wodurch das Risiko einer Sekundärinfektion entsteht. Besser geht dies mit Essig, Salz oder einem angezündeten Streichholz oder einer Zigarre, was eine völlige Ablösung des Egels bewirkt.

Egel-Wunden kann man homöopathisch behandeln, nachdem man sie sorgfältig mit *Rosenwasser (dreifach)* oder einem anderen milden Antiseptikum gereinigt hat.

1. Zum Stillen der Blutung folgendes einnehmen:
    *Sanguisuga C 6 ¼ h*
2. Zur Förderung der Heilung folgendes zwei- bis dreimal (dünn) äußerlich auftragen:
    *Cremor Calendulae 5 %*
3. Falls eine Sekundärinfektion mit Eiterbildung auftritt, in *Rosenwasser (dreifach)* getauchte Verbände anlegen, die man häufig (zwei- bis dreimal täglich) wechselt, und das folgende Mittel einnehmen:
    *Gunpowder C 6 6h*

## Stiche und Vergiftungen im Wasser

Wenn man im Ausland Wassersport wie Schwimmen oder Segeln betreiben möchte, sollte man sich stets bei den Einheimischen nach den Gefahren durch im Wasser lebende Tiere erkundigen. In australischen Gewässern zum Beispiel können ganz erhebliche Gefährdungen bestehen. Fischer und Rettungsschwimmer wissen meist sehr gut Bescheid, und ihr Rat sollte nicht ignoriert werden. Seeschlangen wurden bereits weiter oben in diesem Kapitel behandelt.

### Quallen»bisse«

Quallen »beißen« mit ihren Tentakeln, an denen sich zahlreiche mikroskopisch kleine Nesselzellen *(Nematocysten)* befinden. Bei Kontakt wird ein stachliger Fortsatz mit Widerhaken ausgeschleudert und eine winzige Menge Gift in die Haut des Opfers geleitet. Nur wenige Quallenarten können einen Menschen ernsthaft verletzen, wobei das Ausmaß der Wirkung von der Größe des Opfers (Kinder sind stärker gefährdet), der Art des Gifts und der Menge der entladenen Nesselkapseln abhängt.

Das Gift der meisten Quallen ist lediglich unangenehm und führt zu einem Brennen und einer begrenzten örtlichen Schwellung. Die Mondqualle *(Aurelia aureta)*, die gelegentlich an Badestränden eine Massenpanik auslöst, ist ein typischer Vertreter der ungefährlicheren Art. Die Portugiesische Galeere *(Physalia physalis)*, die in allen Weltmeeren auftritt und bis zu 30 Meter lange Fangfäden besitzt, kann jedoch schwere Verletzungen verursachen, die in seltenen Fällen zum Tod durch Atem- oder Kreislaufversagen geführt haben. Die lokale Reaktion ist meist sehr heftig; sie ähnelt einer Verbrennung und kann etwa einen Tag anhalten. Zu den Allgemeinsymptomen zählen Übelkeit, Erbrechen, Kopfschmerzen, Muskelschmerzen und Zittern. Ähnliche Allgemeinsymptome, die typischerweise 10 bis 20 Minuten nach der Verletzung auftreten, kann *Carukia barnesi* (Australien) hervorrufen, wobei die lokale Reaktion selbst nur geringfügig ist. Diese Symptome können ein oder zwei Tage anhalten, jedoch sind bisher keine Todesfälle bekannt.

Im Gegensatz hierzu kann die Würfelqualle *(Chironex fleckeri)* durchaus tödliche Verletzungen verursachen. Man hat sie als das »giftigste Geschöpf auf Erden« bezeichnet. Sie lebt in den Mündungen der Mangrovebäche Nordaustraliens, wo sie zwischen Dezember und Juli die Strände dieser Gegend heimsucht. Sie wird dort auch als Seewespe bezeichnet. Im Gegensatz zu anderen Quallen ist sie äußerst beweglich und wird niemals auf den Strand gespült. Sie wagt sich nur bei ruhiger See in flaches Wasser. Sie ist fast durchscheinend und wird daher oft nicht bemerkt. Ihr fallen in Australien alljährlich mehr Menschen zum Opfer als Haifischen! Sie löst schwerste lokale und allgemeine Symptome aus, und der Tod kann innerhalb von drei bis zehn Minuten durch Atem- oder Kreislaufversagen eintreten. Der Schmerz des Stichs ist unerträglich; die Striemen, die wie mit einem glühenden Schürhaken gezogen erscheinen, sehen dramatisch aus, und die Narben sind oft noch Jahre später sichtbar.

### Behandlung von Quallenverletzungen

Für Quallenverletzungen, die nicht bedrohlich sind, genügt eine einfache Behandlung. Falls noch Tentakeln anhaften, sind diese mit reichlich Essig zu spülen, damit keine weiteren Nesselkapseln entladen werden, und mit einer geschützten Hand sorgfältig zu entfernen. Anschließend ist eine dicke Paste aus Papainpulver und Wasser in den betroffenen Hautbereich einzureiben. Papain, ein Enzym aus der unreifen Frucht der Papaya *(Carica papaya)*, ist als Fleisch-Weichmacher leicht erhältlich. Anschließend kann *Cremor Calendulae 2,5 % et Hyperici 2,5 % drei- bis viermal täglich* angewandt werden. Weiterhin können von Beginn an innere Mittel wie zum Beispiel *Ledum* und *Aconitum* in derselben Weise gegeben werden, wie dies für die Behandlung von Hautflüglerstichen (siehe Kapitel 14) angegeben ist.

Im Falle potentiell tödlicher Bisse, die praktisch nur von der Würfelqualle stammen können, ist eine massivere Behandlung notwendig, die möglichst innerhalb von Minuten einsetzen muß. Bedenken Sie, daß der Tod zwar nicht unausweichlich ist, aber innerhalb von nicht mehr als drei Minuten eintreten kann. Hier kann die Anwendung von Essig an noch anhaftenden Tentakeln lebensrettend sein, weil dadurch die Dosis tödlichen Gifts, die der Patient erhält, beschränkt wird. Falls kein Essig verfügbar ist, kann man trockenen Sand auf die Tentakeln geben, bevor man sie ablöst. Alkohol oder Spiritus darf *niemals* angewandt werden, da sich gezeigt hat, daß diese Flüssigkeiten die Entladung der Nesselkapseln verstärken. Wenn hauptsächlich eine Gliedmaße betroffen ist, ist diese wie für Schlangenbisse (siehe oben) angegeben vollständig zu bandagieren. Es gibt ein schulmedizinisches spezifisches Antivenenum, das vom Spezialisten zu geben ist. Falls ein Schock (Kreislaufkollaps) auftritt, können Mund-zu-Mund-Beatmung und Herzmassage notwendig sein. Von Beginn an kann man zusätzlich zu den übrigen genannten Maßnahmen homöopathische Mittel geben, die man oral vorzugsweise in flüssiger

Form gibt (ein Tropfen entspricht einer Dosis). Es ist jede Minute eine Dosis der nachfolgenden Mischung zu geben, wobei die Häufigkeit mit beginnender Besserung zu verringern ist:

1. *Aconitum C 200*
2. *Chironex fleckeri C 200*
3. *Ledum C 30*

Falls sich ein Schock entwickelt, ist jeweils eine Dosis der folgenden Mischung alle zwei Minuten zu geben:

1. *Carbo vegetabilis C 30*
2. *Chironex fleckeri C 200*

Wenn sich der Patient erholt hat, kann man einer möglichen Narbenbildung entgegenwirken durch zweimal tägliche äußerliche Anwendung von *Cremor Calendulae 2,5% et Hyperici 2,5% et Graphitum D 8 et d-α-Tocopherylacetati* (600 I.E. per 30 g).

Der wichtigste Schutz gegen die Würfelqualle besteht im Tragen von einer besonderen Art Strumpfhosen, die auch den Oberkörper bedecken. Sie gehören zur Standardausrüstung der Rettungsschwimmer im australischen Queensland.

## »Bisse« anderer Hohltiere

Der Stamm der Hohltiere (Coelenteraten) umfaßt etwa 9000 Arten, von denen einige hundert für den Menschen gefährlich sind. Neben den Quallen (siehe oben) sind dies Seeanemonen, Polypen und Korallen, wie man sie in allen Weltmeeren findet und die giftige Nesselzellen (siehe oben) besitzen. Die Feuerkoralle, die in tropischen Meeren vorkommt, besitzt ein besonders starkes Gift, das zu einer schweren Verbrennung führt. Der Schmerz wird durch die

Abschürfungen verschärft, die der Kontakt mit dem äußerst scharfen Hautskelett des Tiers bewirkt. Die Behandlung dieser verschiedenen Verletzungen erfolgt in analoger Weise wie oben für die Quallen angegeben.
Auf Samoa sollte man sich bei Einladungen vor dem Genuß der Seeanemone Matamulu *(Rhodactis howesi)* hüten, die die Einheimischen roh verzehren. Der Genuß kann zu Atemversagen und Tod führen.

## Verletzungen durch Giftfische

Die Mehrzahl der Fische mit Giftstacheln tummeln sich in Salzwasser; eine Ausnahme bilden ein Wels der Art *Pangasius,* der in den Flüssen Thailands vorkommt, und einige Fische im Amazonas und anderswo. Viele haben giftige Rückenflossen; ungewöhnlich ist hier der Stachelrochen, der in der Art eines Skorpions mit der Schwanzspitze sticht, die auch schwere Zerreißungen herbeiführen kann. Der Stachelrochen ist ein an sich gutmütiger Bewohner des Meeresbodens, doch vergräbt er sich gerne im Sand, wo er versehentlich von Tauchern aufgeschreckt werden kann. An der Westküste der USA verletzt er alljährlich etwa 1500 Menschen. Zitterrochen und -aale sind nicht giftig, können aber zu einer teilweisen Lähmung oder sogar zum Tod führen, indem sie starke Stromschläge austeilen. Die verschiedenen Arten von Drachenfischen (Petermännchen), die in Buchten des östlichen Atlantiks und des Mittelmeers häufig vorkommen, vergiften mit ihren Rücken- und Kiemenstacheln. Da sie dicht unter der Oberfläche des Sandes liegen, tritt man oft versehentlich auf sie. Wenn man in flachem Gewässer schlurfend geht oder den Sand vor sich mit einem Stock aufwühlt, kann man das Risiko etwas mindern.

Ohne Gräten wird das Petermännchen in Belgien und manchen Mittelmeerländern oft als Speisefisch angeboten. Viele Arten von Giftfischen finden sich im Indischen und Stillen Ozean. Neben dem Stachelrochen sind zu erwähnen: Rotfeuerfisch, Drachenkopf (häufig auf Hawaii), Kaninchenfisch (von dem ein Verwandter auch im östlichen Mittelmeer lebt) und Teufelsfisch. Der Teufelsfisch, den ein Kollege einmal als »Geschöpf aus der Hölle« (wegen seiner »häßlichen« Gestalt) bezeichnet hat, liebt Korallenriffe, kommt aber auch in Flußmündungen und schlammigem Flachwasser vor. Ähnlich dem Drachenfisch bemerkt man ihn oft nicht, weil er im Schlamm oder Sand vergraben ist. Er kann unerträgliche Schmerzen hervorrufen, und es hat auch schon Todesfälle gegeben. Teufelsfisch und Drachenkopf sind hervorragend getarnt und werden zwischen den Korallen oft nicht entdeckt. Beide verhalten sich für Giftfische eher ungewöhnlich, weil sie angreifen, statt die Flucht zu ergreifen, selbst wenn sie nicht in die Enge getrieben werden. Auch wenn Stachelrochen schwere Verletzungen zufügen und der Drachenkopf ein lokales Gangrän hervorrufen kann, ist in den meisten Fällen einer Verletzung durch giftige Fische mit Schmerzen, nicht aber mit dem Tod zu rechnen.

### Die Behandlung von Stichen giftiger Fische

Die allerwichtigste Maßnahme bei allen derartigen Stichen ist die Zerstörung des Gifts mittels feuchter Wärme, die den oft unerträglichen Schmerz erheblich lindert. Die Gliedmaße ist in sehr heißes Wasser zu tauchen (so heiß, wie es der Patient ertragen kann). Dies liegt in der Regel im Bereich von 43,3 bis 46,5 °C, und man muß während der

Behandlung laufend heißes Wasser hinzufügen, um die Temperatur zu halten. Nach einigen Sekunden des Eintauchens wird der Schmerz stark zurückgehen, und die Gliedmaße muß dann sofort aus dem Wasser genommen werden, damit sich keine Blasen bilden. Nach einigen Sekunden kehrt der Schmerz meist zurück, und die Gliedmaße muß sofort wieder in das heiße Wasser getaucht werden. Dieser Vorgang, das Eintauchen in heißes Wasser bei Schmerzen und Zurückziehen bei Linderung des Schmerzes, muß so lange wiederholt werden, bis der Schmerz verschwunden ist. Im allgemeinen dauert dies etwa 30 Sekunden. Wenn die Verletzung nicht an einer Gliedmaße erfolgte, kann man feuchte Wärme mit heißen Handtüchern anwenden. Zusätzlich und gleichzeitig können die homöopathischen Mittel eingenommen werden, die bei der Behandlung von Hautflüglerstichen (siehe Kapitel 14) angegeben wurden. Selbstverständlich sind alle Wunden auf Stacheln zu untersuchen, die man entfernen muß. Außerdem ist der Bereich zur Vermeidung von Sekundärinfekten vorsichtig zu reinigen.

### Verletzungen durch Seesterne und Seeigel

Diese Stachelhäuter treten in allen Weltmeeren auf. Praktisch alle Seesterne sind für den Menschen mit Ausnahme des Dornenkronen-Seesterns *(Acanthaster planci)* gefährlich. Zwar greift der Seestern nicht an, doch kann unbeabsichtigter Kontakt beim Tauchen beim Opfer viele tiefe und schmerzhafte Stichverletzungen und andere, meist kurzfristige Symptome wie Übelkeit, Erbrechen und Muskellähmung hinterlassen.
Jeglicher Kontakt mit Seeigeln ist zu vermeiden. Auch die ungiftigen Arten haben scharfe, mit Widerhaken versehe-

ne Stacheln, die in der Haut abbrechen und Entzündungen auslösen können. Viele Seeigelarten sind zudem an Stacheln und Kiefern giftig, und es sind Allgemeinsymptome wie Übelkeit, Krämpfe, Ohrensausen und Atembeschwerden bekanntgeworden.
Während bei den Stachelhäutern die Allgemeinsymptome relativ unbedeutend sind, kommt der Behandlung der Schmerzen und der zurückgebliebenen Bruchstücke vorrangige Bedeutung zu. Lokale Schmerzen lassen sich gut mit feuchter Wärme behandeln, wie dies oben für Verletzungen durch Fische beschrieben wurde. Gleichzeitig kann man homöopathische Mittel anwenden. Falls kein Arzt erreichbar ist, bleibt das Problem, wie man die abgebrochenen Stacheln behandelt. Leute, die es wissen müssen, versichern mir, daß man am besten mit einem stumpfen Gegenstand wie zum Beispiel einem Stück Holz auf die eingedrungenen Stacheln schlägt, um diese zu zertrümmern. Weiterhin erscheint es ratsam, innerlich das homöopathische Mittel *Silicea C 6 6h* über einige Wochen oder selbst Monate einzunehmen, um die Entfernung dieser Fremdkörper zu beschleunigen.

### Vergiftung durch Weichtiere

Der Krake *Hapalochlaena maculosa*, der etwa 10 bis 20 Zentimeter lang wird, lebt im flachen Wasser an der australischen Küste. Er greift den Menschen nicht spontan an, sondern nur, wenn er sich bedroht fühlt. Wenn er gereizt wird, zeigt er charakteristische irisierende blaue Farbringe. Die meisten Verletzungen entstehen, wenn Touristen, die die Gefahr nicht kennen, dieses reizvolle Geschöpf in die Hand nehmen oder versehentlich beim Sammeln von Muscheln Kontakt mit ihm bekommen. Durch diesen Kontakt wird ein starkes Neurotoxin (Nervengift) übertragen, und der Tod kann innerhalb *von Minuten* eintreten. Die Behandlung ist wie für die Würfelqualle angegeben (siehe oben), einschließlich der Verwendung fester Binden. Homöopathische Mittel können in ähnlicher Weise eingesetzt werden, jedoch ist statt *Chironex fleckeri C 200* in der angegebenen Mischung das Mittel *Hapalochlaena maculosa C 200* zu geben.

Kegelschnecken *(Conidae)* sind höchst reizvolle Weichtiere, die sowohl den Sand wie auch Korallenriffe in tropischen und subtropischen Gewässern bewohnen. Die Kegelschnecke leitet ihr Gift über einen Stilettzahn am Ende eines langen, flexiblen Rüssels ein. Häufige Opfer sind Muschelsammler. Allgemeine Symptome sind Empfindungsausfall, Kribbeln und Sehstörungen. In vielen Fällen erfolgt eine spontane Erholung innerhalb von sechs bis acht Stunden, doch wurden auch schon Todesfälle durch Kreislaufzusammenbruch innerhalb von 15 Minuten beobachtet. Zur Behandlung ist feuchte Wärme wie bei der Vergiftung durch Fische (siehe oben) angegeben anzuwenden. Zusätzlich können homöopathische Mittel wie oben für Würfelquallenverletzungen angegeben verabreicht werden, wobei jedoch in den angegebenen gemischten Rezepturen statt *Chironex fleckeri C 200* ein Mittel aus der betreffenden Art der Kegelschnecke (zum Beispiel *Conus geographus C 200*) anzuwenden ist; letzteres Mittel muß man dabei weniger häufig geben (anfänglich eine Dosis alle fünf Minuten).

**In allen Fällen einer möglicherweise schwerwiegenden Vergiftung durch Wassertiere ist umgehend ein örtlicher Arzt aufzusuchen. Weiterhin ist es wichtig, sofort mit unterstüt-**

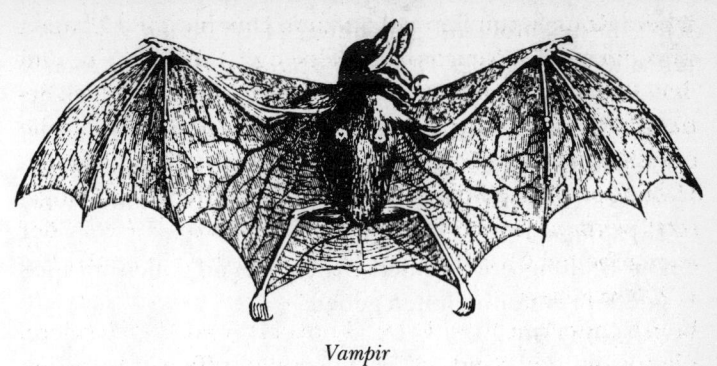

*Vampir*

zenden Maßnahmen zu beginnen, da viele unbehandelte Patienten sterben, bevor sie das nächste Krankenhaus erreichen.

## Bisse durch nichtgiftige Tiere

Wenn sich der Zahn eines wilden oder zahmen Säugetiers durch die Haut gebohrt hat, muß man unbedingt einen Arzt aufsuchen. Das größte Risiko ist neben der Blutung und der Verletzung die Tollwut (siehe auch Kapitel 3), gefolgt von Wundstarrkrampf *(Tetanus)* und Blutvergiftung. In Großbritannien, Irland, Australien, Neuseeland, Japan, Taiwan, in der Antarktis und in Skandinavien (einschließlich Island und Finnland, jedoch nicht in Dänemark) besteht keine Tollwutgefahr. Die Hauptüberträger von Tollwut sind Füchse, Stinktiere, Hunde und Katzen sowie in Amerika, auf Trinidad und Jamaika Fledermäuse (insbesondere blutsaugende Fledermäuse, aber auch insektenfressende oder pflanzenfressende Arten).

Nach einem Biß, wie unbedeutend er auch sein mag, sind

*sofort* die nachfolgend genannten Maßnahmen zu ergreifen; außerdem ist der Transport zum Arzt zu veranlassen:

1. Die Wunde sorgfältig fünf Minuten mit Seife unter fließendem Wasser reinigen. Anschließend mit mindestens vierzigprozentigem Alkohol (oder Gin oder Wodka) spülen.
2. Die Blutung durch einen Druckverband stillen und folgendes zum Einnehmen geben:
   *Arnica C30* $\frac{1}{4}$*h*
3. Einen lockeren Verband anlegen und die beiden nachfolgenden inneren Mittel geben:
   a) *Hydrophobinum C 30 24h*
   b) *Ledum C 30 12h*
   (Wer dies vorzieht, kann abwechselnd Dosen *Ledum* gleichzeitig mit der Dosis *Hydrophobinum* geben.)
   Falls kein Arzt erreichbar ist, müssen diese Mittel mindestens *vier Monate* gegeben werden.
4. Wenn die Wunde infiziert ist, was an Eiterbildung festzustellen ist, mit Verordnung 1 fortfahren, jedoch zusätzlich die beiden nachfolgenden inneren Mittel geben, die zusammen eingenommen werden können:
   a) *Gunpowder C6 6h*
   b) *Pyrogenium C30 6h*

Die infizierte Wunde selbst ist mit einem milden Antiseptikum, zum Beispiel *Rosenwasser (dreifach)* oder Essig, zu reinigen. Man kann auch lockere feuchte Umschläge mit diesem Mittel machen.

Ungiftige Bisse von anderen Tieren, etwa einem Krokodil, beinhalten ähnliche Risiken, jedoch kann dadurch keine Tollwut übertragen werden. Man kann sie also in ähnlicher Weise behandeln, wobei jedoch das Mittel *Hydrophobinum* entfällt.

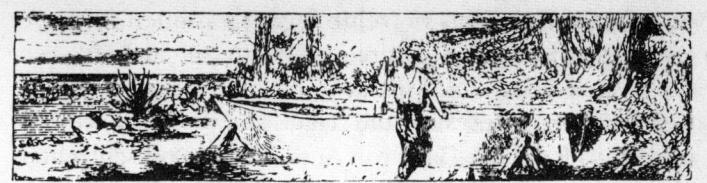

# 16 Einige Hauterkrankungen

Wärme, mangelnde Körperhygiene und schlechte Ernährung begünstigen Hauterkrankungen. Siehe auch Kapitel 12 (Sonnenbrand, Miliaria usw.), Kapitel 17 (Fußbeschwerden) und Kapitel 22 (Geschwüre).

### Rötung der Haut durch Windeinwirkung und Schrunden

Zur Vorbeugung und Behandlung kann man mehrmals täglich eine Creme auftragen, die wie folgt zusammengesetzt ist:

*Cremoris Calendulae (Calendulasalbe) 5 %*   30 g
*d-α-Tocopherylacetati*   600 I.E.

### Furunkel (Eiterbeule)

Furunkel werden in der Regel durch Staphylokokken hervorgerufen. Auf der Haut erscheint eine umschriebene rote und schmerzende Erhebung, die rasch wächst, weicher wird (»Reifung«) und schließlich Eiter und abgestorbenes Material absondert (Eiterpropf). Unbehandelt dauert der ganze Prozeß drei bis vierzehn Tage. Es können mehrere Furunkel gleichzeitig auftreten. Wenn sie am äußeren Ohr erscheinen, sind sie außerordentlich schmerzhaft. Gelegentlich rötet sich die Haut um einen Furunkel und schwillt an. Die Gabe von Antibiotika ist oft schlechter als überhaupt keine Behandlung, da die Krankheit verlängert statt geheilt wird. Gelegentlich entstehen Furunkel durch Fremdkörper in der Haut (zum Beispiel Dornen, Seeigelstacheln) oder als Sekundärinfektion nach einem Insektenstich. Gelegentlich sind sie auch Symptom einer Madenkrankheit, deren Behandlung weiter unten in diesem Kapitel behandelt wird. Es ist darauf zu achten, daß der Erkrankte weder andere ansteckt noch Speisen oder Getränke verschmutzt. Gegebenenfalls sind eine Verbesserung der Hygiene und der Ernährung sowie Ruhe erforderlich. Menschen, bei denen wiederholt Furunkel auftreten, sollten ihren Harn auf Zucker untersuchen lassen, da ein kleiner Teil von ihnen an Diabetes leidet, die einer besonderen Behandlung bedarf. Bei einigen anderen kann eine Anämie vorliegen, deren Ursache (zum Beispiel Hakenwürmer, starke Regelblutung) geklärt und in geeigneter Weise therapiert werden muß. Die Behandlung von Furunkeln umfaßt folgendes:

1. Frühzeitig verabreicht, kann das nachfolgende innere Mittel zu einer raschen Auflösung ohne Eiterbildung führen; später verabreicht, beschleunigt es die Reifung des Furunkels:
   *Gunpowder C 6 6h*
2. Wenn die umgebende Haut geschwollen und heiß ist, zusammen mit (1) das nachfolgende Mittel zum Einnehmen geben:
   *Belladonna C 30 6h*

3. Wenn der Furunkel gut entwickelt ist, kann die Reifung mit anschließendem Abfließen des Eiters zusätzlich zu Obigem durch mehrmals tägliches Auftragen der nachfolgenden Paste auf einen sauberen Verband beschleunigt werden:
   *Pasta magnesii sulphatis*
4. Wenn der Furunkel im äußeren Gehörgang sitzt, ist dieselbe Paste großzügig auf ein etwa 1,25 x 5 Zentimeter großes Watteband aufzutragen. Dieses mit einer Pinzette vorsichtig in den äußeren Gehörgang einführen (also nicht fest hineinpressen), wobei man etwa 1,25 Zentimeter zum Herausziehen überstehen läßt. Dieser Tampon ist mehrmals täglich zu wechseln.
5. Eine chirurgische Eröffnung ist gelegentlich sinnvoll, um dem Patienten rascher Erleichterung zu verschaffen, darf jedoch erst durchgeführt werden, wenn der Furunkel reif ist. In vielen Fällen läßt sich dies jedoch mit den obengenannten Maßnahmen vermeiden.
6. Bei leichtem Fieber kann in Kombination mit anderen Maßnahmen folgendes eingenommen werden:
   *Echinacea Ø 5 Tropfen 4h*
   (die Dosis für Kinder verringern)
7. Wenn Furunkel ohne erkennbare Ursache (etwa Diabetes, Anämie) rezidivieren (wiederkehren), kann das nachfolgende Mittel, das als *Einzeldosis an drei aufeinanderfolgenden Tagen* gegeben wird, die Erkrankung für längere Zeit zum Verschwinden bringen:
   *Anthracinum C 200*

## Folgendes kann mit gewöhnlichen Furunkeln verwechselt werden:

1. Infizierte Balggeschwulst
   (Anfangsbehandlung ähnlich wie oben),
2. abortive Pest (siehe Kapitel 23),
3. Chagas-Krankheit (siehe Kapitel 26),
4. Trypanosomenschanker (siehe Kapitel 26),
5. Madenkrankheit (siehe unten).


## Karbunkel

Hierbei handelt es sich im Prinzip um einen großen Furunkel (siehe oben) mit vielen Eiteröffnungen. Die Ursache ist ähnlich. Die Behandlung kann ebenfalls in ähnlicher Weise (siehe oben) erfolgen, wobei jedoch statt *Gunpowder* das nachfolgende, möglicherweise wirksamere Mittel gegeben werden kann:
   *Tarentula cubensis C 30 6h*

Für die Behandlung von Furunkeln und Karbunkeln gibt es in der Volksmedizin eine große Zahl pflanzlicher Mittel, die überwiegend äußerlich angewandt werden. Über die Art der Anwendung sollte man sich sorgfältig informieren. Nachfolgend eine Auswahl:

*Allium spp.* (wilde Zwiebel). USA. Cheyenne-Indianer. Es wird ein Umschlag aus Stengeln und Zwiebeln angewandt. Nach der Entleerung des Karbunkels wird mit einer Zwiebelabkochung gespült.
*Aloe latifolia*. Südafrika. Zerriebene Blätter werden aufgelegt.

*Althaea officinalis* (Eibisch). Verwendung als Umschlag.
*Anemone virginiana*. USA. Menominee-Indianer. Zerstampfte Wurzel als Umschlag.
*Avicennia officinalis*. Indien. Grüne Frucht als Umschlag.
*Betula lenta* (Schwarzbirke). USA. Der Tee aus dem Bast wird getrunken.
*Erythronium grandiflorum* (Hundszahn). USA. Schwarzfuß-Indianer. Zerstoßene Wurzel als Umschlag.
*Euphorbia brachyera*. USA. Navajo-Indianer. Die gekaute Pflanze wird aufgelegt.
*Ficus carica* (Feige). Die frische Frucht wird gebacken, durchgeschnitten und aufgelegt.
*Lamium album* (Weiße Taubnessel). USA und Europa. Umschlag aus gekochten Blättern und Blüten.
*Linum lewisii* (Flachs). USA. Palute- und Shoshoni-Indianer. Als Umschlag.
*Melilotus officinalis* (Echter Steinklee). Nordamerika, Europa, Asien. Als Umschlag.
*Oberonia anceps*. Indonesien. Zerdrückte ganze Pflanze als Umschlag.
*Pinus spp.* (Kiefer). USA. Choctaws. Gummi, Wachs und Fett werden angewandt.
*Prunella vulgaris* (Kleine Braunelle). USA. Quileute-Indianer. Als Umschlag.
*Rumex crispus* (Krauser Ampfer). USA, Kanada, Europa. Die nordamerikanischen Indianer wenden die zerdrückten Blätter an.
*Ulmus fulva*. USA. Potawatomi-Indianer. Rinde wird als Umschlag verwendet.
*Zea mays* (Mais). USA. Körnerumschlag.

## Lippenherpes (Herpes labialis)

Schmerzhafte kleine Bläschen auf den Lippen, die zu Krusten eintrocknen. Lippenbläschen entstehen durch die Aktivierung eines latenten Herpes-Virus durch Sonne, Kälte, Belastungen oder einen bestehenden anderen Infekt wie die gewöhnliche Erkältung (viele Menschen neigen besonders stark zu dieser Erkrankung; in diesem Fall kann eine Konstitutionsbehandlung durch einen erfahrenen homöopathischen Arzt oder Heilpraktiker die Rückfallhäufigkeit deutlich bessern). Zur Sofortbehandlung eines der beiden nachfolgenden Mittel einnehmen:
 1. *Natrium muriaticum C 30 6h*
 2. *Rhus toxicodendron C 30 6h*

Zur *äußeren* Behandlung kann auf die Bläschen im Frühstadium Methylalkohol im Abstand von wenigen Stunden angewandt werden. Interessant ist, daß die Meskwaki-Indianer Umschläge aus der Rinde der *Ulmus fulva* auf Lippenbläschen anwandten.

## Impetigo (Grindblasen)

Eine höchst ansteckende bakterielle Erkrankung meist der Kindheit. Kennzeichnend sind honigfarbene Krusten über roten Bereichen offener Haut. Sie tritt üblicherweise am Gesicht auf. Wichtig ist, daß der Patient ein eigenes Handtuch benutzt, damit sich die Infektion nicht ausbreitet. Zur Behandlung eines der nachfolgenden Mittel geben:
 1. *Antimonium crudum C 6 6h*
 2. *Mezereum C 6 6h*

## Hautwolf (Intertrigo)

Starkes Schwitzen und mangelnde Hygiene in warmem Klima kann zur Entwicklung einer nässenden Entzündung im Bereich aneinanderreibender Hautflächen führen, zum Beispiel zwischen den Gesäßbacken, hinter den Ohren und unter den Brüsten (vor allem bei großen und hängenden Brüsten). Vielfach tritt eine Pilzinfektion hinzu. Siehe auch *indische Wäscherflechte* (nachfolgend). Neben regelmäßigem Baden ist folgendes durchzuführen:

1. Äußerlich ist alle sechs Stunden eine Creme (*keine* fettige Salbe) dünn aufzutragen, die folgende Zusammensetzung hat:
   *Cremoris Graphitum D 8      30 g*
   *Olei Melaleucae alternifoliorum 10 gtt*
2. Außerdem ist das nachfolgende Mittel einzunehmen:
   *Causticum C 6 12 h*

## Indische Wäscher(innen)flechte (Tinea cruris)

Ein roter, juckender, schuppender Ausschlag an den oberen Teilen der inneren Oberschenkel und im Bereich der äußeren Genitalien aufgrund einer Pilzinfektion in heißem Klima. Eine Form von Intertrigo (siehe oben). Mitursächlich sind vermehrtes Schwitzen und mangelnde Hygiene. Eine ähnliche Erkrankung kann an der Haut der Achselhöhlen auftreten. Kratzen kann zur Entstehung eines sekundären bakteriellen Infekts mit Bildung kleiner oder großer Furunkel (siehe oben) führen. Neben regelmäßigem Waschen wie folgt behandeln:

1. Auf den betroffenen Bereich *alle sechs Stunden* dünn eine Creme mit folgender Zusammensetzung auftragen:

    Unguenti emulsificantis aquosi   30 g
    Olei Melaleucae alternifoliorum   20 gtt
    Violae tricoloris Ø   5 gtt
    Stellariae mediae Ø   5 gtt

2. Innerlich folgendes anwenden:

    Arsenicum iodatum C 6 12h

### Trichophytie (Tinea corporis)

Hierbei handelt es sich um eine sehr ansteckende Pilzinfektion der Haut, die in den Tropen weit verbreitet ist. Es treten jedoch auch im kühl-gemäßigten Klima Infektionen auf, und zwar durch Kontakt mit infizierten Haustieren, Pferden, Vieh oder Gegenständen wie Zaunpfosten, an denen sich die Tiere gerieben haben. Beim Menschen erscheinen typischerweise ringförmige Läsionen mit langsam fortschreitenden, leicht erhabenen roten und schuppenden Rändern, wobei das Zentrum abheilt. Es tritt leichter Juckreiz auf. Die Mikroskopie von Hautgeschabseln hilft die Diagnose bestätigen, soweit die Möglichkeit hierzu besteht. Eine schwerere Form, *Tinea imbricata* (Tokelau), die hauptsächlich auf den Inseln des Südpazifik vorkommt, ist durch konzentrische kreisförmige Läsionen gekennzeichnet und wird durch eine bestimmte Pilzart verursacht. Trichophytie kann man wie folgt behandeln:

1. *Alle zwölf Stunden* eine Salbe mit nachfolgender Zusammensetzung auftragen (nach der Anwendung nicht vergessen, die Hände zu waschen, damit man die Infektion nicht verschleppt):

*Unguenti emulsificantis aquosi 30 g*
*Olei Melaleucae alternifoliorum 20 gtt*
*Hydrastidis Ø            10 gtt*
2. Zusätzlich kann das nachfolgende Mittel eingenommen werden:
    *Tellurium C 6 12h*

In hartnäckigen Fällen hat das homöopathische Mittel *Bacillinum* in hohen Potenzen und großen zeitlichen Abständen bei Tinea der Kopfhaut oder des Körpers gute Wirkung. Es ist jedoch unter Aufsicht eines homöopathischen Arztes bzw. Heilpraktikers zu geben; von einer Einnahme während der Schwangerschaft ist abzuraten.

## Favus (Tinea capitis)

Diese Fadenpilzinfektion der Kopfhaut tritt fast ausschließlich bei Kindern auf und verschwindet oft spontan in der Pubertät. Sie ähnelt der Tinea der Rinder. Es erscheinen runde, graue, schuppende Flecken auf der Kopfhaut, die scheinbar kahl ist. In Wirklichkeit brechen die Haare an der Stelle ab, an der sie aus der Haut hervortreten. Es kann leichter Juckreiz bestehen. Die Behandlung besteht in folgendem:

1. äußerliche Behandlung »kahler« Stellen zweimal täglich mit der für Trichophytie angegebenen Salbe (siehe oben),
2. äußerliche Anwendung der nachfolgenden Mischung an der übrigen Kopfhaut, *20 bis 40 Tropfen einmal täglich:*
    *Olei olivae            9 ml*
    *Olei Melaleucae alternifoliorum 1 ml*

3. Zum Einnehmen folgendes geben:
   *Dulcamara C 6 12h*

Man beachte obigen Hinweis bezüglich der Verwendung von *Bacillinum*.

Für die Tinea des Körpers und der Kopfhaut wurden und werden zahlreiche pflanzliche Mittel angewandt. Nachfolgend eine Auswahl:

*Adenia singaporeana*. Malaysia. Abkochung der Wurzel.
*Aloe latifolia*. Südafrika. Zerstoßene Blätter und Saft.
*Aloe saponaria*. Dito.
*Arum maculatum*. Salbe aus der Pflanze.
*Asclepias exalta*. USA. Rappahannock-Indianer. Latex.
*Betula nigra*. USA. Catawba-Indianer. Gekochte Knospen mit Schwefel.
*Bulbine asphodeloides*. Südafrika. Blätter und Saft vom Stengel.
*Bulbine narcissifolia*. Dito.
*Cassia occidentalis*. Tropen. Samen.
*Cassia sophera*. Tropen. Saft von den Blättern.
*Cassia tora*. Indien. Blätter.
*Chelidonium majus*. USA/Europa. Salbe/Umschlag mit der Pflanze.
*Ipomoea pandurata*. USA. Wurzel.
*Juglans nigra*. USA. Umschlag mit der Schale der grünen Frucht.
*Leea macrophylla*. Indien. Wurzel.
*Lobelia inflata*. USA. Umschlag mit der Pflanze.
*Microstemon velutina*. Südostasien. Rindenlatex.
*Morus spp*. USA. Rappahannock-Indianer. Latex der Mittelrippe des Blattes.

*Pentaspadon motleyi.* Malayischer Archipel. Balsam des Stengels.
*Plantago major.* Nordamerika/Europa. Abkochung (Dekokt) der Pflanze.
*Rhinacanthus nasutas.* Indien. Frische Wurzeln/Blätter/Samen mit Zitronensaft.
*Sanguinaria canadensis.* USA. Irokesen. Wurzel.
*Smilax officinalis.* USA. Aufguß der Pflanze.

## Pityriasis versicolor (Kleienpilzflechte)

Eine Pilzinfektion der Haut, meist bei stark schwitzenden Menschen, die häufig in den Tropen auftritt. Sie ist zwar nur leicht ansteckend, doch kommen unter Sportlern Epidemien vor. Die Läsionen schwanken zwischen 4 Millimeter Durchmesser und großen zusammenfließenden Bereichen. Bei dunkelhäutigen Menschen sind die Läsionen meist heller als die umgebende Haut und von beiger Farbe; es gibt jedoch auch eine rein weiße Form dieser Erkrankung *(Pityriasis versicolor alba)*. Bei hellhäutigen Rassen können sie dunkler erscheinen als die umgebende Haut oder ein Aussehen haben, wie wenn sie nicht richtig bräunen würden. Es kann leichter Juckreiz bestehen. Die Mikroskopie von Hautgeschabseln, soweit möglich, kann die Diagnose erhärten. Die Behandlung richtet sich danach, ob eine hypopigmentierte (helle Flecken) oder eine hyperpigmentierte (dunkle Flecken) Form der Erkrankung vorliegt.

1. Hyperpigmentierter Typ:
   a) *Alle 12 Stunden* die nachfolgende Creme auftragen:
      *Unguenti emulsificantis aquosi 30 g*

    *Olei Melaleucae alternifoliorum 15 gtt*
    *Sepiae D 3*                       *1 gtt*
  b) Zusätzlich folgendes einnehmen:
    *Sepia C 6 12h*
2. Hypopigmentierter Typ:
  a) *Alle 12 Stunden* die folgende Creme auftragen:
    *Unguenti emulsificantis aquosi*        30 g
    *Olei Melaleucae alternifoliorum*      15 gtt
    *Ammi majoris Ø*                     10 gtt
    *Olei Bergamottæ*                   5 gtt
  b) Außerdem das nachfolgende Kombinationsmittel *12h* einnehmen:
    *Ammi majus D 3*
    *Tellurium C 6*

Darüber hinaus sind für die Repigmentierung Sonnenbäder erforderlich.

## Anmerkungen

1 In hartnäckigen Fällen kann das Mittel *Bacillinum* sinnvoll sein. Näheres hierzu siehe oben unter *Trichophytie*.
2 *Pityriasis versicolor*, insbesondere der Typus *alba*, muß gegenüber Vitiligo abgegrenzt werden, einer nicht durch Pilze hervorgerufenen Depigmentierung der Haut, die schwierig zu behandeln ist. Während *Pityriasis versicolor* hauptsächlich am Rumpf auftritt (wiewohl auch Läsionen an Armen, Oberschenkeln, Nacken und Gesicht vorkommen), erscheinen Vitiligo-Läsionen hauptsächlich im Bereich der Körperöffnungen oder an den Fingerspitzen. Darüber hinaus besteht bei Vitiligo kein Juckreiz. Auch hier kann der Befund mikroskopisch gesichert werden.

## Otomykose

Diese unangenehme Erkrankung, die vor allem bei Weißen auftritt, die tropische oder subtropische Gegenden besuchen, entsteht durch eine Pilzinfektion des äußeren Gehörgangs, gelegentlich mit bakterieller Beteiligung. Schwimmen kann die Beschwerden verschlimmern; das Tragen von wasserdichter Watte bietet keinen Schutz. Es beginnt mit einem Wundsein des äußeren Gehörgangs mit erheblichem Juckreiz und Schmerzen beim Berühren oder Kauen. Der Schmerz nimmt zu und verschlimmert sich nachts, und der Juckreiz kann unerträglich werden. In schweren Fällen kann auch leichtes Fieber auftreten. Im äußeren Gehörgang sammeln sich reichlich Gewebstrümmer an. Die Auskleidung des Gehörgangs schwillt an, was zu Ertaubung führt, die mit einer entsprechenden Therapie reversibel ist. Man kann wie folgt behandeln:

1. Von nachfolgender Mischung *5 bis 10 Tropfen 6h* (vor Gebrauch kräftig schütteln) in das Ohr einträufeln:
    *Aquae Rosae (triplicis)*        5 ml
    *Spiritus (90%)*                 5 ml
    *Olei Melaleucae alternifoliorum 10 gtt*
2. Wenn sich in fortgeschrittenen Fällen reichlich Gewebstrümmer ansammeln, sollte man das Ohr unmittelbar vor dem Einträufeln der obengenannten Tropfen mit *Wasserstoffperoxidlösung* behandeln. Die Lösung ist jeweils frisch im Verhältnis zwei Tropfen Wasserstoffperoxid (dreiprozentig) auf drei Tropfen sauberes Wasser zuzubereiten. Von dieser Verdünnung sind *5 bis 10 Tropfen* in das Ohr einzuträufeln. Man läßt sie etwa fünf Minuten einwirken und wischt danach Gewebstrümmer und Flüssigkeit mit einem Wattestäbchen aus. Anschließend kann

die unter (1) angegebene Mischung gegeben werden. Unverdünntes Wasserstoffperoxid ist in dunklen, dicht verschlossenen Flaschen an einem dunklen und vorzugsweise kühlen Ort aufzubewahren.
3. Zusätzlich folgendes einnehmen:
   *Mercurius solubilis C 6 6h*
In weniger schweren Fällen sind *Silicea C 6, Pulsatilla C 5 oder Hepar sulfuris C 6* ein guter Ersatz.

## Krätze (Skabies)

Eine parasitische Erkrankung der Haut, hervorgerufen durch Krätzemilben *(Sarcoptes scabiei)*, die sich in die Haut einbohren und mit bloßem Auge kaum sichtbar sind. Die weltweit verbreitete Krankheit erwirbt man durch engen Kontakt mit einer angesteckten Person oder Schlafen in ihrem Bett. Außer bei Kindern werden Kopf und Nacken im allgemeinen nicht befallen. Es besteht starker Juckreiz, der sich nachts verschlimmert. Die Läsionen bestehen in Bläschen (Vesiculae), Pusteln (eitergefüllten Bläschen) und juckenden Erhebungen (Papeln). An den Seiten der Finger und der Handballen sind kurze, winkelig geknickte, etwa 2 bis 3 Millimeter lange »Gänge« sichtbar. Hautmikroskopie, falls möglich, bestätigt die Diagnose. Es kann wie folgt behandelt werden:

1. Alle Kleider und Bettwäsche waschen.
2. Das nachfolgende Mittel einnehmen:
   *Sulfur C 6 12h*
   (keine höheren Potenzen verwenden)
3. Zusätzlich auf die befallenen Bereiche einmal wöchentlich die folgende Salbe auftragen:

*Balsamum Peruvianum*     12,5 %
*Unguenti simplicis*           87,5 %
Das Mittel kann bei empfindlichen Menschen eine Dermatitis auslösen.

## Pedikulose (Läusebefall)

Läusebefall bei Menschen tritt in drei Hauptformen auf, die jeweils von einer anderen Art dieses Insekts hervorgerufen werden: *Pediculosis corporis* (am Körper), *Pediculosis capitis* (auf der Kopfhaut) und *Pediculosis pubis* (in der Schamgegend). Diese Erkrankungen sind weitgehend durch mangelnde Hygiene und beengte räumliche Verhältnisse bedingt. Filzläuse (Schamläuse) werden normalerweise durch sexuellen Kontakt übertragen, doch kann der Ansteckungsort auch ein Toilettensitz sein. Gemeinsam benutzte Kämme und Kopfbedeckungen begünstigen die Ausbreitung von Kopfläusen. Alle drei Erkrankungsformen sind Reaktionen auf den Biß dieser Läuse. Oft tritt heftiger Juckreiz auf, und Kratzen führt zu Abschürfungen der Haut, manchmal mit Sekundärinfekten, und es können kleine eitergefüllte Bläschen (Pusteln) entstehen. Die etwa 3 bis 4 Millimeter lange Körperlaus ist selten auf der Haut zu finden, von der sie sich lediglich ernährt, sondern vielmehr in Kleidersäumen, wo man sie bei sorgfältiger Untersuchung nebst ihren Eiern (Nissen) finden kann. In seltenen Fällen sind die Nissen von Körperläusen auch an der feinen Körperbehaarung von Kindern angeheftet. Die Schamlaus ist kleiner, und ihr Vorhandensein macht sich meist durch eine heftige Hautreaktion bemerkbar. Die Nissen werden an den Schaft der Schambehaarung angeheftet. Gelegentlich befällt sie auch andere Bereiche wie die

Augenlider oder den Schnurrbart. Kopfläuse sind sehr leicht an ihren blassen Nissen zu erkennen, die im Gegensatz zu Schuppen fest am Haar anhaften. Am ehesten findet man sie am Haaransatz des Nackens oder über den Ohren. In schweren Fällen verklebt das Haar mit Eitermaterial, das sich durch eine heftige Reaktion auf die Bisse bildet. Schwerere Krankheiten wie Fleckfieber und Rückfallfieber werden nur von der Körperlaus übertragen. Die Behandlung besteht in einer Vernichtung der Läuse, Entfernung der Nissen und Eindämmung der Hautreaktion. Hierzu kann man wie folgt vorgehen:

1. Körperläuse werden einfach durch Waschen der Kleider abgetötet. Bei Kindern sollte jedoch die feine Körperbehaarung (Flaumhaar) auf Nissen untersucht und befallenes Haar abrasiert werden.
2. Kopf- und Schamläuse können mit einem der drei folgenden homöopathischen Mittel abgetötet werden:
    a) *Staphysagria Ø*
    b) *Quassia Ø*
    c) *Sabadilla Ø*

Von den gewählten Mitteln sind *einmal täglich 2 bis 3 ml* gut in das Haar und in die Haut einzureiben. Wenn die Haut nicht zu empfindlich ist – wie im Frühstadium des Befalls – kann die unverdünnte Form verwendet werden. Wenn die Haut jedoch durch Kratzen oder Dermatitis rissig geworden ist, muß man die Urtinktur vor der Anwendung zu gleichen Teilen mit sauberem Wasser verdünnen. Es empfiehlt sich, das Haar vor Anwendung des homöopathischen Präparats mit Shampoo zu waschen und zu trocknen. Anhaftende Nissen sind zweimal täglich mit einem feingezähnten Kamm (Nissenkamm) auszukämmen. Wenn kein solcher Kamm verfügbar ist, muß das Haar abrasiert werden.

3. Die Behandlung der Hautreaktion kann wie folgt durchgeführt werden:
a) Äußerliche Anwendung der nachfolgenden Salbe *6h*:
   *Cremoris Graphitum D 8   30 g*
   *Stellariae mediae Ø        10 gtt*
   *Ledi Ø                     10 gtt*
b) Generell die beiden nachfolgenden Mittel im Wechsel einnehmen:
   *Sulfur C 6 am Morgen und Abend*
   *Ledum C 6 mittags*
   (keine höheren Potenzen verwenden)
c) Wenn die Kopfhaut stark in Mitleidenschaft gezogen ist und Eiterbildung auftritt, ist das Haar abzuschneiden, statt der obigen Verordnung das folgende Mittel einnehmen:
   *Mezereum C 6 6h*

## Madenkrankheit (Myiasis)

Hiermit bezeichnet man das Vorhandensein von Fliegenlarven in den Geweben oder Organen des Körpers. Es lassen sich drei Haupttypen unterscheiden:

1. *Spezifisch.* Von Arten wie der »Kongolarve«, Dassel- und Tumbufliege hervorgerufen, die natürlich Parasiten sind. Diese werden im folgenden ausführlich besprochen.
2. *Halbspezifisch.* Von Arten verursacht, die sich entweder in menschlichem Gewebe oder in äußeren organischen Substanzen wie Lebensmitteln entwickeln können. Sie können offene Wunden befallen und greifen normalerweise nur untergehendes oder abgestorbenes Gewebe an. Unter primitiven Bedingungen ohne die Möglichkeit

chirurgischer Eingriffe kann das Vorhandensein dieser Maden, wie unästhetisch es auch sein mag, aus therapeutischer Sicht sogar sehr erwünscht sein. In früheren Zeiten behandelte man Osteomyelitis (Entzündung und Tod von Knochengewebe) durch Einbringen von Schmeißfliegenlarven. Heute wären wir eher geneigt, die »schädlichen« Larven zu entfernen und eine andere Behandlung zu wählen. Die meisten Fliegen, die diese Erkrankung verursachen, kommen mit Ausnahme der Schraubenwurmfliege (nur westliche Hemisphäre) weltweit vor. Zu ihnen gehören Goldfliege, blaue und schwarze Schmeiß-, Fleischfliege, Wadenstecher, Weidevieh- und Stubenfliege.

3. *Fakultativ.* Von Arten verursacht, die sich gelegentlich an das Leben in den Eingeweiden oder in den Harn- und Genitalwegen anpassen können. Die häufigsten Larven, die eine intestinale (Eingeweide-)Myiasis hervorrufen können, sind diejenigen der »Latrinen«- und der kleinen Hausfliege. Der Befall erfolgt durch Essen oder Trinken von Fliegeneiern oder -larven oder dadurch, daß Fliegen Eier oder Larven bei der Stuhlentleerung am Anus ablegen. Die Symptome sind unterschiedlich und umfassen Appetitmangel, Bauchschmerzen, Übelkeit, Erbrechen, Durchfall und Teerstühle (Melaena). Im 18. Jahrhundert wurde in England Stilton-Käse oft mit Maden übersät gegessen, wie überliefert wird. Manchmal sind die Maden leicht im Stuhl feststellbar. Die Behandlung mit Abführmitteln ist oft wirkungsvoll. *Oleum Ricini* in Milch oder Fruchtsaft als Einmaldosis in einer Menge von *10 bis 20 ml* für Erwachsene (*5 bis 10 ml* für Kinder von 5 bis 12 Jahren) sollte genügen. Ein Befall der Harn- oder Genitalwege ist relativ selten und entweder auf die Zuwanderung von Larven aus dem Darmtrakt

(über den Anus) oder auf die Ablage von Eiern oder Larven durch Fliegen auf die Genitalöffnung (besonders bei Frauen) zurückzuführen. Es treten Symptome ähnlich einer Blasenentzündung auf (zum Beispiel Brennen, Harndrang, Blut im Urin), und es werden spontan Larven ausgeschieden. Hier ist chirurgisches Vorgehen notwendig.

Kehren wir nun zur »spezifischen« Myiasis zurück, derjenigen Form, die von obligatorischen parasitischen Larven verursacht wird, und betrachten wir die verschiedenen Varianten hinsichtlich des geographischen Vorkommens, der Vorbeugungsmaßnahmen und der Therapie im einzelnen. Wie man sehen wird, sind Furunkel und tiefe eiternde Wunden ein relativ häufiges Merkmal eines Befalls; in diesen Fällen ist neben den sonstigen vorgeschlagenen therapeutischen Maßnahmen die Einnahme des Mittels *Gunpowder C 6 6h* zu empfehlen.

1. *»Kongolarve«*. Tropisches Afrika. Die Larve verbirgt sich tagsüber im Boden und bohrt sich nachts zum Blutsaugen in die Haut, wo sie ein kleines Loch hinterläßt. Sie ist daher nur nachts am Wirt zu finden. Vermeiden Sie es, am Boden zu schlafen, insbesondere in den Hütten der Einheimischen. Eier und Larven werden mit den Schlafmatten Wandernder verbreitet. Die Verwendung von Abwehrmitteln an Haut und Bettzeug ist zu empfehlen (siehe Kapitel 14).
2. *Tumbufliege*. Tropisches Afrika. Junge Larven dringen in unversehrte Haut ein und rufen oft mehrfache Furunkel hervor. An der Oberfläche des Furunkels sind oft zwei schwarze Punkte sichtbar, der Atemapparat der Larve (Stigmata). Diese sind mit mineralischem Öl oder Wasser zu bedecken, und der Furunkel ist vorsichtig zu drücken,

um die Larve herauszutreiben, die voll entwickelt 12 bis 15 Millimeter lang werden kann. Die voll entwickelte Larve verläßt ihren Wirt jedoch auch ohne Behandlung nach acht bis neun Tagen. Die weibliche Fliege legt ihre Eier auf verschmutztem Boden oder verschmutzter Kleidung ab, insbesondere wenn diese nach Schweiß oder Urin riecht. Hauptangriffsziele sind Kleider, die zum Trocknen aufgehängt oder am Boden liegengelassen werden. Ein heißes Bügeleisen vernichtet die Eier. Trocknen Sie keine Kleider im Freien. Schlafen Sie nicht auf verschmutztem Boden.

3. *Dasselfliege.* Mexiko, Mittelamerika, tropisches Südamerika und vor allem die bewaldeten Osthänge der Anden. Die Fliege klebt ihre Eier auf Moskitos oder andere Überträger wie Zecken und Stechfliegen, die diese dann auf die menschliche Haut übertragen, meist auf unbedeckte Partien. Es bildet sich ein Furunkel ähnlich demjenigen der Tumbufliegenmade (siehe oben), der äußerst schmerzhaft ist. Auch hier sind die Atemöffnungen sichtbar. Allerdings kommt es in diesem Fall zu einer erheblichen örtlichen Gewebezerstörung, und die Larven verlassen das Gewebe spontan erst nach 50 bis 100 Tagen, wenn sie sich vollständig entwickelt haben. Die einheimischen Indianer schneiden den Furunkel auf, wenden Tabaksaft an und drücken die Larve heraus. Sehr wichtig ist es im Hinblick auf die Übertragungsform dieser Erkrankung, Moskito- und Fliegenstiche sowie Zeckenbisse zu vermeiden (siehe Kapitel 14).

4. *Fleischfliegen.* Westliche USA, Mittelmeer, Nahost, ehemalige Sowjetunion. Je nach der Art werden die gesunde Haut, Wunden, Nase oder Ohren befallen. Eine Art ruft entstellende Wunden hervor, eine andere erzeugt Furunkel (siehe oben). Ein bevorzugtes Angriffsziel sind Babys,

vor allem deren Hals. Die Larven müssen mechanisch entfernt werden. Auch hier sind wiederum vorbeugende Abwehrmaßnahmen gegen Insekten wichtig, ebenso wie für die nachfolgend beschriebenen weiteren Formen einer spezifischen Myiasis (siehe Kapitel 14).

5. *Primäre Schraubenwurmfliege.* Südliche USA, tropisches Amerika. Die Larven können Wunden, Nebenhöhlen, Ohren oder Nase befallen, vor allem letztere. Typisch sind tiefe, eiternde und übelriechende Wunden mit einer Erosion des Knochens. Die Letalität liegt bei etwa 8 Prozent. Die Larven müssen mechanisch entfernt werden. In Schraubenwurmländern müssen Personen, die am Tage schlafen möchten, mit Fliegennetzen geschützt werden. Personen mit Wunden, Nasenkatarrh oder tränenden Augen ziehen die Fliege besonders an. Auch blutige Verbände oder Kleider locken die Fliegen an.

6. *Schraubenwurmfliege der Alten Welt.* Orient, Äthiopien. Ähnelt in vielerlei Hinsicht der primären Schraubenwurmkrankheit, jedoch können die Läsionen praktisch überall auftreten, auch am Auge. Vorbeugung und Behandlung erfolgen wie oben.

7. Seltenere Verursacher einer spezifischen Myiasis sind Magen-, Rinder-, Schafbremsen und andere Viehfliegen.

## Hautmaulwurf (Larva migrans)

Diese Erkrankung, manchmal auch »Klempnerkrätze« oder »Entenjägerkrätze« genannt, beruht meist auf einer Infektion mit den Larven des Katzen- oder Hundehakenwurms. Hautmaulwurf tritt in den meisten feuchten tropischen und subtropischen Klimata auf und ist besonders häufig in den USA, an der Küste des Golfs von Mexiko und Florida und an den Küsten von Sri Lanka, von Süd-, Ost-

und Westafrika. Sie tritt auch in der Karibik, in den Küstengebieten Südamerikas und in Thailand auf. Infektionen sind besonders im Sommer und Frühherbst häufig. Die Krankheit erwirbt man in der Regel durch Barfußlaufen auf Sandstränden oberhalb der Flutlinie, die in der Regel leicht an dem Wall angespülter Algen zu erkennen ist. Man kann sie sich auch zuziehen, wenn man unter Strandhäuschen kriecht (daher »Klempnerkrätze«), oder durch Hautkontakt mit den Erdhügeln von Biberratten und Waschbären in Sumpfgebieten (daher »Entenjägerkrätze«). Die meisten Schädigungen finden sich an Füßen und Händen, wobei die Merkmale an allen Stellen gleich sind. Der Hakenwurm, der nicht in tieferes Gewebe eindringen kann, bleibt im Hautbereich, wo er langsam fortschreitende (einige Millimeter täglich), verhärtete, gewundene rote Linien, die stark jucken und an denen manchmal Blasenbildung auftritt, verursacht. Ein ähnlicher Zustand entsteht gelegentlich bei Befall mit nicht humanpathogenen Vertretern der Wurmgattung *Strongyloides* durch Hautkontakt mit befallenen Erdhügeln in tropischen Sümpfen (die Behandlung ist ähnlich). Die Therapie kann wie folgt durchgeführt werden:

1. Äußerlich die nachfolgende Salbe *6h* am befallenen Bereich auftragen:

    | | |
    |---|---|
    | *Unguenti emulsificantis aquosi* | *30 g* |
    | *Olei Chenopodii* | *10 gtt* |
    | *Olei Thymi* | *10 gtt* |

2. Zusätzlich folgendes einnehmen:
    *Sulfur C 6 6h*
3. Eine Alternative zu den obigen Maßnahmen besteht darin, den fortschreitenden Kopf der roten Spur mit einem *Ethylchloridspray* zu vereisen.

## Differentialdiagnose

Es gibt mehrere wichtige Erkrankungen, die dem Hautmaulwurf ähneln, aber anders behandelt werden müssen. Wenn möglich, ist ein Arzt zu befragen.
1. Strongyloidiasis (*Strongyloides-stercoralis*-Infektion).Durch Hautkontakt (insbesondere bloße Füße) mit feuchtem Dorfboden in Tropen und Subtropen. Der Befall mit diesen Nematoden kann beim selben Menschen gleichzeitig mit Hakenwurmbefall auftreten (siehe Kapitel 27). Juckende, rasch fortschreitende, gewundene, nicht verhärtete rote Linien und Striemen (auf den Bereich zwischen Knien und Hals beschränkt), die jeweils einige Stunden sichtbar sind *(Larva currens)*. Die meisten manifesten Infekte sind jedoch symptomlos. Im Frühstadium des Befalls können Husten, pfeifender Atem, Schmerzen im Oberbauch, Fettstühle und Gewichtsverlust auftreten.
2. Gnathostomiasis (durch Larve des Nematoden *Gnathostoma spinigerum* hervorgerufene Infektion). Übertragung durch den Genuß nicht durchgegarten Fisches. Vor allem in Thailand verbreitet, jedoch auch in Vietnam, Malaysia, Indien und Japan. Wandernde Hautschwellung, die sieben bis zehn Tage dauert und alle zwei bis sechs Wochen wiederkehrt.
3. Paragonimiasis (Befall mit Lungenegeln der Gattung *Paragonimus*). Infektion meist durch den Genuß roher oder halbgarer Krabben. Außerdem zufällige orale Aufnahme bei der Zubereitung roher Krabben zum Kochen. Japan (Krabbensuppe), Philippinen (»Kinagang«), Korea (rohe Krabben), China (»betrunkene Krabbe«). Wandernde Knötchen unter der Haut sind in China und Thailand bei Kindern Anzeichen für diese Erkrankung.
4. Sparganose (Bandwurminfektion). Hauptsächlich in Japan, Korea, China, Vietnam, Indonesien, Zentralafrika (Masai). Gelegentlich in Europa (Niederlande), Südamerika, USA. Zufälliger Genuß von verschmutztem Wasser. Genuß von rohem Fleisch von Schlangen, Säugetieren oder Fröschen. Einreiben von Augen- oder Hauterkrankungen mit rohen, gespaltenen

Fröschen (China). Geschwollene und äußerst schmerzhafte, akneähnliche Hautschädigungen mit Eiterbläschen.
5. Myiasis (siehe oben). Wanderlarven.

### Zerkariendermatitis (Schistosomiasis)

Diese Hauterkrankung entsteht durch das Eindringen von Zerkarien (unreifer Formen) bestimmter Schistosomen (parasitischer Trematoden) in die Haut, die nur bei Vierbeinern oder Vögeln schwere Erkrankungen hervorrufen. Nach dem Eindringen in die menschliche Haut sterben sie ab. Trotzdem lösen sie eine begrenzte Hautreaktion aus, deren Art von der Empfindlichkeit des Betreffenden abhängt. Es erscheint ein stark juckender, gehöckerter roter Ausschlag, der in vielen Fällen innerhalb eines Tages abklingt. Bei bereits sensibilisierten Personen kann der Ausschlag sieben bis zehn Tage anhalten und mehr die Form einer floriden Dermatitis haben. Die Krankheit tritt hauptsächlich in Süßwasser auf, wurde jedoch auch schon in Brackwasser und Küstengewässern der USA, an der Atlantikküste, Golfküste, in Kalifornien und auf Hawaii beobachtet. Endemisch ist die Krankheit in Kanada, Wisconsin, Michigan und Minnesota. In Colorado tritt sie in Höhen bis 2750 Meter auf. Sie wurde auch in Argentinien, El Salvador, Kolumbien und Mexiko beobachtet. Erkrankungsfälle gab es in den Niederlanden, in Wales, in der Schweiz, in Deutschland, Frankreich, Malaysia, Japan, Afrika und Neuseeland. Der erste Zwischenwirt für den Parasiten sind verschiedene Arten von Wasserschnecken. Da die Krankheit von selbst heilt und relativ gutartig ist, besteht das Behandlungsziel hauptsächlich in einer Verbesserung des Befindens.

1. *Stündlich oder alle zwei Stunden* die folgende Lösung äußerlich anwenden:
   Cupri sulphatis    5 g
   Caerulei methyleni 2 g
   Aquae              ad 100 ml
2. Zusätzlich kann das nachfolgende Mittel eingenommen werden:
   Antimonium tartaricum C 6 6h

**Achtung!** Eine der Zerkariendermatitis ähnliche Erkrankung kann von humanpathogenen *Schistosoma*-Arten hervorgerufen werden, die die schwere Erkrankung Bilharziose auslösen. In diesem Fall überleben die Trematoden, dringen tiefer in das Körpergewebe ein und lösen eine schwere Krankheit aus. Die geographische Verbreitung, die klinischen Merkmale, Vorbeugung und Behandlung dieser Erkrankung werden ausführlich in Kapitel 21 besprochen. Wer sich in einem Bilharziose-Gebiet eine »Zerkariendermatitis« zuzieht, muß sofort wie in diesem Kapitel beschrieben behandelt werden.

## Raupendermatitis

Verschiedene Raupenarten haben Haare mit giftabsondernden Zellen, die auf der Haut oder an den Augen Reizungen auslösen können. Die Reaktion entsteht entweder durch direkten Kontakt mit der Raupe oder Kontakt mit den vom Wind verwehten Haaren. Diese finden sich zum Beispiel auf der zum Trocknen aushängenden Wäsche. Ein epidemisches Auftreten dieser Erkrankung ist nicht selten und war unter anderem vor kurzem an der Südküste Englands zu beobachten. In diesem Fall waren die Raupen des Goldafters die Verursacher. Der von diesen Larven ausgelö-

ste Ausschlag juckt sehr stark und ähnelt Röteln. Die Hautschädigungen sind leicht erhaben, von roter oder rosa Farbe, manchmal mit einer leichten Orangefärbung in der Mitte. Die spontane Heilung kann bis zu sieben Tage dauern. Innerlich mit folgendem behandeln:
   *Pulsatilla C 6 6h*

In den USA dürfte das »Feuertier« *(Megalopyge opercularis)* die wichtigste krankheitsverursachende Raupe sein. In Texas mußten schon Schulen geschlossen werden, weil die Raupe auf dem Pausenhof aufgetreten war. Das Anfangssymptom ist ein intensiver, brennender Schmerz, der sich rasch über den Befallsort hinaus ausbreitet und bis zu zwölf Stunden anhalten kann. Im befallenen Bereich entwickeln sich weiße Erhebungen (Papeln), die sich bald röten, und es tritt eine lokale Schwellung auf. Es kann Übelkeit, Fieber und lokaler Empfindungsausfall auftreten. Gelegentlich kommt es zu Lähmungen, insbesondere wenn der Halsbereich betroffen ist. Schwerere Symptome können bis zu sechs Tage anhalten. Es ist folgende Behandlung möglich:

1. Äußerliche Anwendung von warmem verdünntem Salmiak *(Liquor Ammoniae dil.)* oder einer Paste aus Backpulver und Wasser.
2. Zusätzlich ist folgendes einzunehmen:
   *Sulfur C 6 2h*
3. Darüber hinaus kann, falls vorhanden, das folgende Mittel zusammen mit (2) eingenommen werden:
   *Megalopygis opercularis larva C 30 2h*

## Blasenkäfer

Manche Käfer enthalten in ihrem Körper Giftstoffe, die beim Zerdrücken des Insekts freigesetzt werden, wodurch auf der Haut Blasen entstehen. Der bekannteste Vertreter ist in Europa die Spanische Fliege. Andere Arten treten in den USA auf, wo sie vor allem im Juli und September lästig sind (vor allem für Kartoffelernter), auf Java, in Südamerika, einigen Pazifikinseln (Kokosnußkäfer) sowie im tropischen südlichen und östlichen Afrika. Bei einigen Arten bilden sich die Blasen mit einer Verzögerung von einem bis zwei Tagen. Sie können ziemlich groß sein, und Sekundärinfektionen sind möglich, wenn man die Blase nicht richtig abdeckt. Der betroffene Bereich ist mit einer Lösung von doppeltkohlensaurem Natron zu waschen und anschließend zu verbinden. Zum Einnehmen kann folgendes gegeben werden:

*Cantharis C 30 6h*

Eine andere Reizung löst der kleine Mehlkäfer aus, der einen gasförmigen Reizstoff absondert, welcher auf Augen und Nase wirkt.

## Muschelurtikaria

Ein juckender Quaddelausschlag durch eine Fisch- oder Muschelallergie. Üblicherweise tritt die Allergie spezifisch bei einer oder mehreren Fisch- oder Muschelarten auf und ist nur selten generalisiert. Auf den weiteren Verzehr der entsprechenden Fische oder Muscheln sollte verzichtet werden, sofern keine homöopathische Desensibilisierung durchgeführt werden kann. Der Ausschlag selbst kann innerlich wie folgt behandelt werden:

*Urtica urens C 6 2h*

## Sumachdermatitis

Pflanzen der Gattung *Rhus* gehören in Nordamerika zu den häufigeren Auslösern einer Dermatitis. Alle Teile dieser Pflanzen einschließlich der Wurzeln können eine allergische Hautreaktion auslösen. Angeblich bewirkt sogar der Rauch brennender Pflanzen eine solche Reaktion. Es handelt sich um folgende Pflanzen:

1. Kletternder Giftsumach *(Rhus radicans/Rhus toxicodendron)*. Kommt in den Flußtälern Nordamerikas häufig vor. Homöopathische Potenzen dieser Pflanze werden für die Behandlung bestimmter rheumatischer Erkrankungen vielfach verwendet.
2. »Gifteiche« *(Rhus diversilobum* und *Rhus quercifolium)*. An der Westküste häufig.
3. Giftsumach *(Rhus vernix)*. In den ganzen USA mit Ausnahme der Westküste verbreitet.

Diese Pflanzen sind entweder Kletterreben oder kriechende Arten mit drei doldenförmigen Blättchen, die im Frühjahr grün und wächsern und im Herbst gelblich oder rot sind und weiße Beeren tragen. Bei allen Arten findet sich ein öliges Harz, das die aktive allergene Substanz Uruschiol enthält. Schon beim geringsten Kontakt mit diesen Pflanzen kann ein Ausschlag entstehen. Nur sehr wenige Menschen sind hiergegen immun. Der erstmalige Kontakt führt zu einem neun bis vierzehn Tage später erscheinenden Ausschlag; bei weiteren Kontakten entsteht der Ausschlag innerhalb von wenigen Stunden oder Tagen. Der Ausschlag besteht in Gruppen kleiner Bläschen, die Herpes simplex ähneln, oder in großen Blasen. Er ist stark juckend und schmerzhaft auf einer geröteten Haut und neigt zum

Nässen. Wenn die Haut innerhalb von zehn Minuten nach dem Kontakt sorgfältig gewaschen wird, kann der Ausschlag verhindert werden. Gefürchtet ist bei Sumachdermatitis die Leichtigkeit, mit der sie sich auf andere Hautbereiche ausbreitet. Die geringste Menge des Harzes unter den Fingernägeln oder auf der Kleidung kann anderswo Kontaktreaktionen auslösen. Wenn der Ausschlag einmal aufgetreten ist, sollte man die betroffenen Körperteile mit reichlich fließendem Wasser waschen, die Hände und Fingernägel abbürsten, duschen, die Kleider wechseln und in die Wäsche geben. Die Behandlung des manifesten Ausschlags besteht in folgendem:

1. Eines der beiden folgenden Mittel einnehmen:
    a) *Ledum C 30 6h*
    b) *Rhus toxicodendron C 30 6h*
2. Zusätzlich äußerlich folgendes 2h auftragen:
    *Grindelia Ø 1 Tropfen + Wasser 9 Tropfen*

Die Verwendung von Grindelia geht auf die Kräutermedizin der Indianerstämme Nordkaliforniens zurück. Daneben benutzten die nordamerikanischen Indianer eine Reihe weiterer Pflanzen für die äußere Behandlung dieser Erkrankung:

*Artemisia spp.* (Wermut). Yokia-Indianer (vermutlich Pflanzenteile).
*Astragalus nitidus* und *Astragalus succulentus* (Bärenschote). Cheyenne-Indianer. Blätter und Stempel (vermutlich trocken) zu feinem Pulver vermahlen und auf nässende Schädigungen aufgestreut.
*Comptonia peregrina.* Mohegan-Indianer. In Wasser eingetauchte Blätter.

*Impatiens biflora* (Springkraut). Potawatomi-Indianer. Angewandt wird der Saft. Neuere Erfahrungen mit einer gefrierbaren Abkochung dieser Pflanze scheinen die Wirksamkeit zu bestätigen.
*Lactuca canadensis* (Wilder Kopfsalat). Menominee-Indianer. Der Saft der frisch gepflückten Blätter wird aufgetragen.
*Yucca glauca* und *Chlorogalum pomeridianum*. Pomo-Indianer.
Eine Zubereitung des seifigen Safts wird aufgetragen.

## Gympiegympie-Dermatitis

Die größeren Blätter des Gympiegympie-Baums der tropischen Regenwälder Australiens weisen Haare auf, die einen außerordentlich schmerzhaften, von einer Entzündung begleiteten Ausschlag hervorrufen. Zum Glück läßt Mutter Natur in seiner unmittelbaren Nachbarschaft eine Pflanze wachsen, deren Saft, auf den Ausschlag aufgetragen, die Wirkungen sehr stark mildert. Dies ist die »Cunjeboy«, eine Lilienart.

## Manzinellendermatitis

*Siehe Seite 144.*

## Nesselstiche

Der Schmerz ist zwar unangenehm, aber in der Regel kurz. Interessanterweise sind Fälle bekannt, in denen Rheumapatienten, die in einen Brennesselbusch fielen, *kurzzeitig* von ihrem Leiden befreit wurden (auch Bienenstiche hatten in einigen Fällen ähnliche Wirkung). Den Schmerz eines Kontakts mit Brennesseln kann man durch Einreiben mit einem Ampferblatt, Rhabarberblatt oder dem Saft vom Stengel der Nessel selbst lindern. Die Anwendung der Körpersäfte der gemeinen Landschnecke ist möglicherweise ebenfalls wirksam, dürfte jedoch von den meisten Menschen abgelehnt werden.

## Algendermatitis

Kontakt mit bestimmten Arten blaugrüner Algen kann auf der Haut von Badenden eine Reaktion hervorrufen. Solche Fälle sind bekannt von der Küste von Hawaii und anderswo. Der Ausschlag ähnelt demjenigen der Sumachdermatitis (siehe oben), ist jedoch weniger schwerwiegend und bildet sich relativ rasch zurück. Innerliche Behandlung ist möglich mit
   *Rhus toxicodendron C 30 6h*

## Tropenholzdermatitis

Allergien gegen tropische Hart- und Weichhölzer können bei Menschen auftreten, die hiermit Umgang haben, wie zum Beispiel Holzfäller, Schreiner und Bilderrahmenschnitzer. In diesem Zusammenhang zu nennende Holzarten sind Iroko, Obeche, Teak und Mahagoni. Die Reaktionen reichen von einem einfachen Kontaktekzem der Hände bis zu Schwellungen des Gesichts, begleitet von Symptomen, die einem Heuschnupfen ähneln. Weiterer Kontakt

mit dem Holz oder Sägemehl kann zu einer fortschreitenden Verschlimmerung des Zustandes führen. Wenn man die wahrscheinliche Ursache des Problems erkannt hat, sollte man natürlich umgehend diesen Kontakt beenden. Wenn dies nicht möglich ist, ist ein gewisser vorbeugender Schutz möglich, indem man ein homöopathisches Mittel aus dem krankmachenden Holz selbst einnimmt. Dieses ist mindestens einige Stunden vor und bis mehrere Tage nach dem Kontakt einzunehmen. Beispielsweise:
*Obeche C 6 12h*

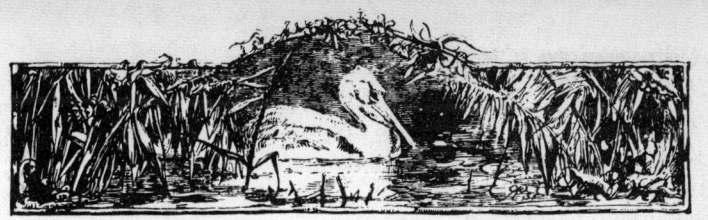

# 17 Einige Erkrankungen der Beine und Füße

Siehe auch Kapitel 5 (geschwollene Füße), Kapitel 11 (Gicht), Kapitel 12 (Wärmewirkungen), Kapitel 13 (Frostbeulen, Erfrierungen), Kapitel 18 (Brüche) und Kapitel 22 (Geschwüre).

### Müde und schmerzende Füße (Podalgie)

Durch längere Anstrengung oder längeres Stehen:
1. *Scilla maritima C 6 2h*
2. *Arnica C 30 2h*

### Müde Beinmuskulatur

Durch sportliche Betätigung:
*Arnica C 30 2h*

### Wunde Füße

Durch Gehen auf hartem Untergrund, auf Kies oder Felsen, vor allem barfuß:
*Arnica C 30 2h*

## Hühnerauge (Clavus)

Die folgende Salbe *12h* auftragen:
*Cremor Calendulae (Calendulasalbe) 5%*

## Eingewachsener Zehennagel

Häufig die Folge von zu knappem Abschneiden der Ränder des großen Zehennagels. Neben dem Besuch eines Fußpflegers bzw. Arztes kommt folgendes in Betracht:
*Magnetis polus australis C 30 12h*

## Rissige Fersen mit Hornhaut

Wird oft verschlimmert durch ungeeignetes Schuhwerk und Duschen statt Baden. Nach dem Baden einen Bimsstein verwenden und folgendes einnehmen:
*Antimonium crudum C 6 12h*

## Blasen an den Füßen

Durch schlechtsitzendes Schuhwerk, Laufen oder Gehen:

1. Den Fuß mit Seife und Wasser reinigen. Blase mit einer über einer Flamme sterilisierten Nadel aufstechen. Die Flüssigkeit ausdrücken.
2. Anschließend die folgende Salbe auf einen sauberen Verband auftragen und diesen alle sechs bis zwölf Stunden erneuern:
   *Cremor Calendulae 5%*

## Nächtliche Wadenkrämpfe

Diese können Symptom einer ungenügenden Salzaufnahme (siehe Kapitel 12) oder von Rückenproblemen sein, mit denen man zu einem Chiropraktiker oder Orthopäden gehen sollte, vor allem wenn dieser etwas von steriler Akupunktur versteht. Ein manifester Wadenkrampf muß sofort mechanisch behandelt werden: Alle Zehen der betroffenen Seite fest umfassen und kräftig zum Fußrücken biegen. Diese Maßnahme mehrmals wiederholen. Falls vermehrte Salzeinnahme wirkungslos bleiben sollte, folgendes anwenden:

*Cuprum metallicum C 30, eine Dosis 30 Minuten vor dem Zubettgehen*

## Schwimmkrampf

Zur Behandlung:
*Cuprum metallicum C 30 alle 10 Minuten*
Zur Vorbeugung:
*Cuprum metallicum C 30 6h*

## Burning-Feet-Syndrom

Eine häufig unerkannte Ursache für brennende Schmerzen in den Füßen ist Pantothensäuremangel. Folgendes über mehrere Monate einnehmen:

*Kalziumpantothenat 500 mg 12h*
(Erwachsenendosis)

## Mittelfußschmerz (Morton-Neuralgie, Metatarsalgie)

Schmerzen am Fußballen oder am Fußrücken unmittelbar hinter den Zehen. Dieser Schmerz beruht oft auf einer geringfügigen Luxation der Zehen, was zu übermäßigem Druck auf die Köpfchen der Mittelfußknochen führt. Die Behandlung erfolgt weitgehend auf mechanischem Wege und wird am besten von einer anderen Person durchgeführt: Jede einzelne Zehe fest an der Basis fassen, wobei der Daumen oben auf die Zehe drückt. Mit der Längsachse des Fußes fluchtend kräftig ziehen. Dadurch springt die Zehe in die richtige Lage. Dieses Verfahren, für das man ein wenig Übung braucht, ist täglich zu wiederholen. Wenn die Mittelfußköpfchen sehr empfindlich, das heißt gezerrt sind, folgendes einnehmen:

*Ruta graveolens C 6 6h*

## Verstauchung

Hierbei handelt es sich um eine Schädigung der Gelenkbänder. Knöchel- und Knieverstauchungen sind relativ häufig und oft mit starken Schmerzen und Schwellung verbunden. Bei einer schweren Schädigung kann man die Verletzung mit einem Bruch verwechseln. Verstauchungen können wie folgt behandelt werden:

1. Eisbeutel (man kann auch tiefgefrorenes Gemüse verwenden) oder Kompressen mit kaltem Wasser anwenden, um die Schwellung zu verringern. Die Wirksamkeit der Kaltwasserkompresse kann man durch Hinzufügung von *5 ml (1 Teelöffel) Arnica Ø auf 500 ml Wasser* verbessern.

2. Zum Einnehmen *Arnica C 30* geben, zunächst über mehrere Stunden $\frac{1}{2}h$, dann *1h* und mit beginnender Besserung die Häufigkeit auf $\frac{1}{4}h$ verringern. Bei Knöchelverstauchungen kann man *Ledum C 30* statt *Arnica* mit derselben Häufigkeit geben, das hier möglicherweise geringfügig besser wirkt als ersteres.
3. Wenn die Schwellung zurückgeht, kann man zur Stützung der beschädigten Bänder eine Elastikbinde anbringen. Bei einem verstauchten Knöchel ist die Binde von den Zehen bis zum Knie fest, aber nicht zu stramm anzulegen. Bei einem verdrehten Knie ist eine örtliche Bandagierung des Knies nicht zu empfehlen, da hier die Gefahr besteht, daß sich in den tiefen Venen der Wadenmuskeln Blutpfropfe bilden, die mit möglicherweise tödlichen Folgen in die Lunge wandern können (Lungenembolie). Zur Stützung eines Knies ist die Elastikbinde fest, aber nicht zu straff vom Knöchel bis über das Knie (unterer Oberschenkel) anzulegen.
4. Wenn nach sieben Tagen noch Symptome vorhanden sind, kann man *Arnica* absetzen und das folgende Mittel geben:
   *Strontium carbonicum C 30 12h*

### Gezerrter Muskel

Häufige Ursache für akute Wadenschmerzen bei Sportlern. Folgendes geben:

1. Heftiger Schmerz, keine Bewegung möglich:
   *Bryonia C 30 $\frac{1}{2}h$*
2. Anschließend statt des Obigen:
   *Agaricus muscarius C 6 6h*

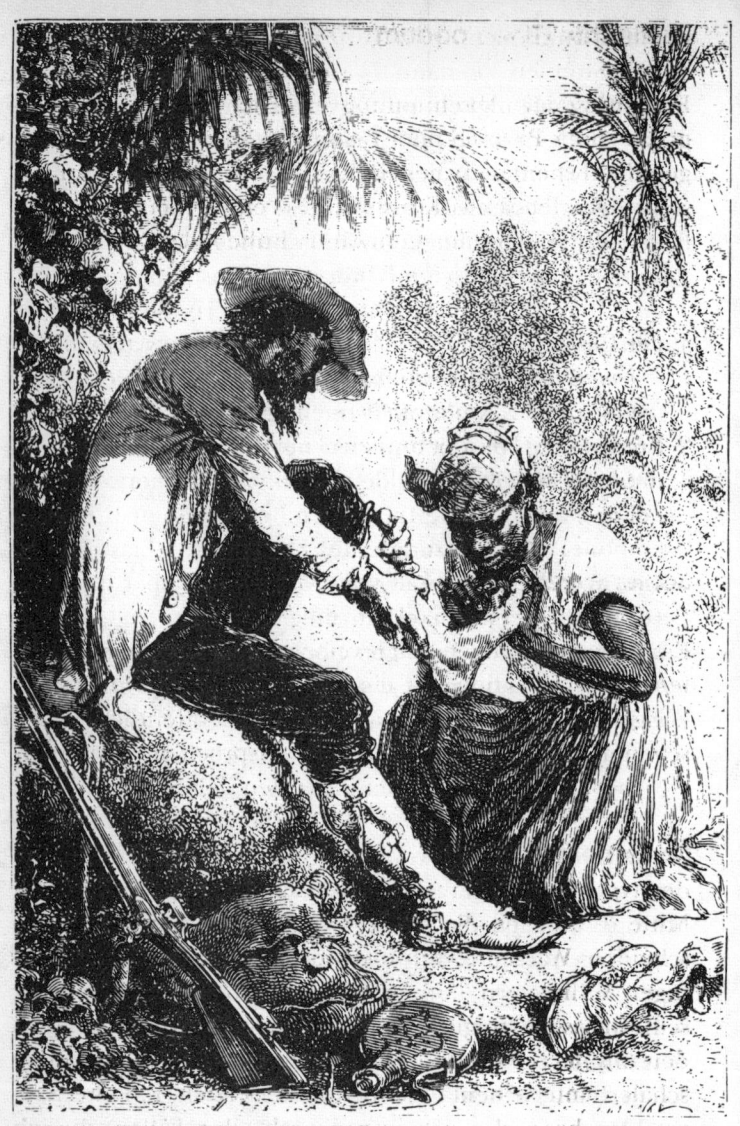

*Maria entfernt Sandflöhe aus Johns Fuß*

## Fußflechte (Tinea pedum)

Eine nässende Abschuppung zwischen den Zehen aufgrund einer Pilzinfektion. Begünstigt wird sie durch mangelnde Hygiene, warmes Klima, Nylonsocken und Sohlen sowie Oberleder aus Kunststoff. Zu empfehlen sind möglichst offene Schuhe, Leinwandschuhe oder Stiefel und Baumwollsocken. Wie folgt behandeln:

1. Die folgende Salbe *zwei- bis dreimal täglich* anwenden:
    *Unguenti emulsificantis aquosi 30 g*
    *Olei Melaleucae alternifoliorum 20 gtt*
2. Zusätzlich folgendes einnehmen:
    *Graphites C 6 6h*


## Sohlenwarzen (Verrucae plantares)

Ein umschriebener Bereich verhärteter Haut, hervorgerufen durch Infektion mit einem Warzenvirus. Die Erkrankung wird oft in Schwimmbädern oder öffentlichen Duschen übertragen, jedoch nur auf entsprechend disponierte Menschen. Warzen treten unter den Zehen oder Füßen, im Bereich der Fersen und gelegentlich an den Fingerspitzen auf. Man kann sie von gewöhnlichen Schwielen durch den typischen schwarzen Punkt oder das kleine Loch in der Mitte und durch die starke Druckempfindlichkeit unterscheiden. Warzen haben meist einen Durchmesser von einigen Millimetern, können jedoch auch wesentlich größer sein. Gewisse Erfolge bei der Behandlung von Warzen wurden mit der Anwendung schwarzer (überreifer) Bananenschalen unter einem Okklusivpflaster erzielt. Ein alternatives Verfahren, das sich in praktisch allen Fällen, die ich selbst behandelt habe, als sehr wirksam erwiesen hat, besteht in folgendem:

1. Täglich duschen, baden oder ein Fußbad durchführen. Danach die Warze mit einem Bimsstein abtragen.
2. Eine dicke Nähnadel über einer Flamme sterilisieren. Mit einem kleinen Holzstöckchen (zum Beispiel einem Streichholz) einen Tropfen *Thuja* Ø auf die Warze auftragen. Kontakt mit gesunder Haut macht nichts, da das Mittel nicht ätzend ist (bei oraler Aufnahme wirkt es jedoch giftig). Die Spitze der Nadel im Winkel von etwa 30° auf die Hautoberfläche aufsetzen, kräftig drücken und die Flüssigkeit kreuzweise in die Oberfläche der Warze einreiben. Dabei darf kein Blut fließen. Mehrmals Flüssigkeit auftragen und einarbeiten, bis die Warze eine hellbraune Färbung hat. Die Nadel wieder sterilisieren.
3. Dieses Verfahren ist möglichst täglich anzuwenden. Es tötet das Warzenvirus ab, wodurch die Empfindlichkeit zurückgeht und schließlich der Kern der Warze ausgestoßen wird. In hartnäckigen Fällen kann es notwendig sein, die Behandlung bis zu sechs Wochen fortzusetzen.

## Sandflöhe (Tunga penetrans)

Sandflöhe kommen hauptsächlich in den tropischen Bereichen Amerikas und Afrikas vor, aber auch an der Westküste Indiens.
Die befruchteten Weibchen bohren sich in die Haut ihres Opfers meist im Bereich eines Zehennagels, manchmal aber auch zwischen den Zehen oder auf der Fußsohle und gelegentlich in anderen Körperbereichen ein. Nach acht bis zwölf Tagen erscheint eine juckende und schmerzhafte

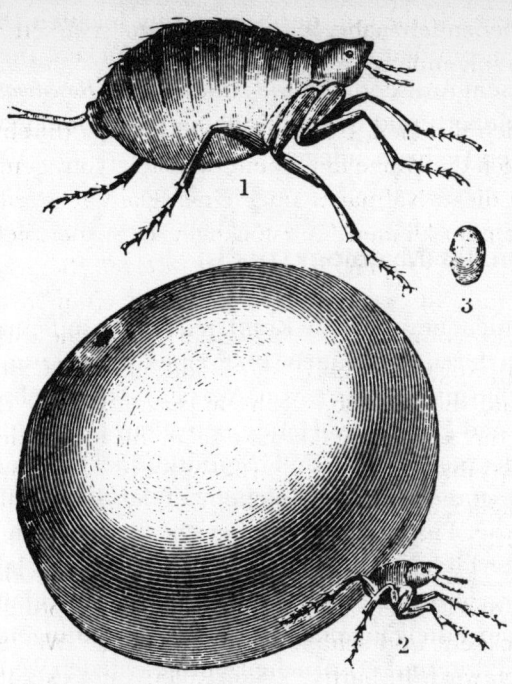

*1. Männlicher Sandfloh*
*2. Weiblicher Sandfloh, von Eiern aufgetrieben*
*3. Ei*

Schwellung, die durch die Aufblähung des Flohs mit Eiern hervorgerufen wird. Es können einzelne oder mehrfache Schädigungen auftreten. Zu den Komplikationen zählen Nekrosen, Sekundärinfekte mit Eiterbildung, Tetanus und Gasbrand. Ein weiterer Grund, in tropischen Gegenden nicht barfuß zu gehen!
Die Behandlung erfolgt in einer »chirurgischen« Entfernung des Flohs. Die Eintrittsöffnung des Flohs mit einer sterilen Nadel (die Nadel über einer Flamme sterilisieren)

erweitern. Seitlich an der Schädigung leichten Druck anwenden, um den Floh ganz herauszudrücken. Die Wunde mit einem Antiseptikum wie zum Beispiel *Rosenwasser (dreifach)* säubern und einen mit demselben Mittel getränkten lockeren Verband anlegen.

## Madurafuß (Mycetoma pedis)

Diese nicht ansteckende Krankheit beruht auf einer Pilzinfektion durch Eindringen von Fremdkörpern, zum Beispiel Dornen (insbesondere von Akazien) oder Holzsplittern. Meist sind Füße oder Hände betroffen, gelegentlich aber auch der Schädel. Am Fuß beginnt die Erkrankung oft mit einem schmerzhaften Knötchen auf der Sohle. Allmählich dringt der Pilz in das tiefere Gewebe ein, wo er mehrfache Abszesse bildet, wobei sich der Fuß im Laufe der Jahre ständig vergrößert. Nach einiger Zeit (bis zu sechs Jahren) erscheinen Fistelgänge, aus denen Eiter und eigenartig gefärbte Pilzgranula (Körnchen) ausgeschieden werden. Für diese Krankheit sind verschiedene Pilze verantwortlich, deren Granula unterschiedliche Färbung haben. Der Patient klagt über starke Schmerzen im betroffenen Bereich.
Madurafuß kommt weltweit in tropischen und gemäßigten Gebieten vor und wurde erstmals in Indien beschrieben, wo jedoch weite Gebiete infektionsfrei sind. Die Erkrankung bevorzugt semiarides Klima. Sie tritt vorwiegend in Afrika auf, ist jedoch auch in Mexiko und Mittelamerika relativ häufig. Einzelne Fälle wurden auch in Italien und Südvietnam beobachtet. Man tut in vielen Ländern gut daran, nicht barfuß zu gehen. Die homöopathische Behandlung besteht in folgendem:
    1. *Silicea C 6 6h*

2. Eine kleine Menge gefärbter Granula aus dem ausgeschiedenen Eiter in ein kleines Glasröhrchen mit neunzigprozentigem Alkohol (Ethanol) geben. Einen homöopathischen Apotheker aus diesem Material eine *Nosode* der Potenz *C 30* (in Form von Pillen oder Tropfen) herstellen lassen. Nach Erhalt dem Patienten eine Dosis dieser Zubereitung einmal täglich zusammen mit obiger Verordnung 1 geben.

## Dermatitis verrucosa

Diese Erkrankung wird durch die Infizierung einer Wunde mit einem schwarzen Schimmelpilz, meist am Fuß, ausgelöst. Sie wird hauptsächlich in Südamerika bei barfuß gehenden Menschen beobachtet. Dornenverletzungen spielen wie beim Madurafuß (siehe oben) eine Rolle. Es entsteht eine kleine, warzenartige Schädigung, die sich langsam vergrößert. Bei voll entwickelter Krankheit (nach mehreren Jahren) finden sich viele blumenkohlartige, zum Bluten neigende und übelriechende Massen auf der Haut. Es bestehen kaum Schmerzen, jedoch eine erhebliche Reizung. Die homöopathische Behandlung besteht in folgendem:

1. *Thuja C 6 12h*
2. Anwendung der folgenden Salbe *12h*
*Unguenti emulsificantis aquosi*      30 g
*Olei Melaleucae alternifoliorum*     15 gtt
*Thujae Ø*                            10 gtt

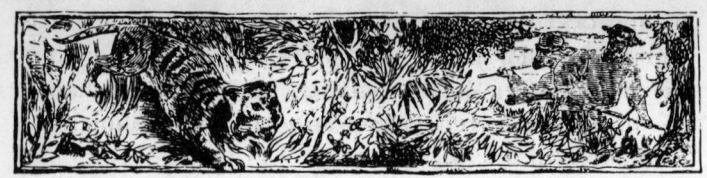

# 18 Häufige Verletzungen und Infektionen

Jeder, der in ferne Länder reist, auch Kinder ab zehn Jahren, sollte einen Grundkurs in Erster Hilfe absolvieren. Siehe auch Kapitel 8 (Candidose, Blasenentzündung), Kapitel 17 (Verstauchung von Knöchel und Knie, gezerrter Muskel, Muskelermüdung) und Kapitel 19 (Augenverletzungen).

## Einige häufige Verletzungen und Unfälle

### Quetschungen
Bei Quetschungen als Allgemeinmittel folgendes einnehmen:

*Arnica C 30 2h*

### Abschürfungen, Schnittverletzungen, Wunden

Die Hauptgefahren sind zu starke Blutung und Infektionen einschließlich Wundstarrkrampf. Alle Wunden mit Ausnahme oberflächlicher Abschürfungen sollten möglichst einem Arzt oder einem Heilkundigen vorgestellt werden. Behandlung von Verletzungen durch Tiere siehe Kapitel 15. In allen anderen Fällen Erste-Hilfe-Maßnahmen wie folgt durchführen:

1. Mit viel Seife und Wasser, Alkohol (zum Beispiel Wodka) oder antiseptischer Lösung (zum Beispiel *Rosenwasser [dreifach]*) spülen.
2. Die Blutung durch Druck und innerliche Verabreichung des folgenden Mittels stoppen:
   *Arnica C 30* $\frac{1}{2}h$
3. Homöopathische Behandlung von psychischem oder physischem Schock siehe weiter unten unter den entsprechenden Überschriften.
4. Zur Beschleunigung der Heilung eines der nachfolgenden Mittel auf einen sauberen Verband geben und diesen mehrmals täglich wechseln:
   *a) Cremor Calendulae (Calendulasalbe) 5 %*
   *b) Calendula Ø 1 Teil + sauberes Wasser 9 Teile*
5. Wenn der Tetanusschutz unzureichend ist bzw. diesbezüglich Unklarheit besteht, bei allen Wunden mit Ausnahme oberflächlicher Abschürfungen das folgende Mittel einnehmen lassen, bis ein Arzt erreicht wird (falls keine ärztliche Hilfe verfügbar ist, das Mittel vier Monate lang geben):
   *Ledum C 30 12h*
6. In bestimmten Situationen gibt es kein sauberes Wasser und kein Antiseptikum, um die Wunde zu reinigen. In trockenen Gegenden Amerikas kann der Saft der Kaktusart *Pachycerius pectin-aboriginum* zu demselben Zweck verwendet werden. Außerdem stoppt ein Stückchen Fleisch dieses Kaktus, das man auf die Wunde legt und

mit einer sauberen Binde befestigt, ähnlich wie *Arnica* die Blutung.

### Verbrennungen

Die beste Notfallbehandlung ist das reichliche Auftragen des öligen Inhalts einer Kapsel mit natürlichem *Vitamin E (d-α-Tocopherylacetat)*. Die Anwendung hat so schnell wie möglich zu erfolgen und ist stündlich oder zweistündlich zu wiederholen. Dadurch wird die Hautschädigung wesentlich verringert und die Heilung beschleunigt. Alternativ eignen sich auch Salben mit natürlichem Vitamin E, die man mit ähnlicher Häufigkeit aufbringt (eine der Verordnungen in Kapitel 12 anwenden).

### Knochenbruch

Äußert sich meist in starken Schmerzen, erheblicher Schwellung, unnatürlicher Stellung der Gliedmaße und Gebrauchsunfähigkeit (siehe auch nachfolgend unter *verstauchtem Gelenk*). Wie folgt behandeln:

1. Bruchbereich ruhigstellen, um weiteren Schäden vorzubeugen. Gegebenenfalls Holzschienen verwenden.
2. Wenn der Patient psychisch oder physisch unter Schock steht, wie nachfolgend unter den entsprechenden Überschriften beschrieben behandeln.
3. Zur Kontrolle innerer Blutungen folgendes geben:
   Arnica C 30 $\frac{1}{2}$h
4. Transport zum Arzt bzw. Krankenhaus.
5. *Nach* dem Einrichten des Bruchs folgendes geben, um

das Zusammenwachsen zu beschleunigen, und die Verordnung bis zur Heilung beibehalten:

*Symphytum C 6 6h*

6. Die unter (5) genannte Verordnung wirkt auch hervorragend, wenn der Knochen nicht zusammenwachsen will.

## Starre Verbände aus pflanzlichem Material

Man kann praktisch jede Pflanze, die einen nichtreizenden und härtenden Saft liefert, zur Herstellung eines starren Verbands verwenden. In Mexiko werden für diesen Zweck *Solda con solda*, ein kletterndes Aronstabgewächs, und *Tepeguaje*, ein mit den Bohnen verwandter Baum, verwendet. Wenn der Bruch eingerichtet ist, wird die Gliedmaße in ein weiches Tuch eingewickelt, über das eine Lage Baumwolle oder wilder Kapok gelegt wird. Ein Kilogramm Tepeguaje-Rinde wird in 5 Liter Wasser auf 2 Liter eingekocht. Diese Flüssigkeit wird durch ein Sieb gegeben und weiter eingekocht, bis ein dicker Sirup entsteht. Man tränkt Stoffstreifen mit dem Sirup und legt diese wie einen normalen Gipsverband an. Wie alle starren Verbände muß auch dieser Verband gewechselt werden, wenn die Finger bzw. Zehen des Patienten kalt, weiß, bläulich oder gefühllos werden.

## Psychischer Schock

Entsteht durch physisches oder seelisches Trauma. Der Patient ist bei Bewußtsein, weist jedoch eines oder mehrere der nachfolgenden Merkmale auf: Aufgeregtheit, Ängstlichkeit, Desorientierung, Panik, Übelkeit, Schweißausbrüche, Blässe, schneller Puls, das Gefühl, ohnmächtig zu

werden. Unabhängig von der Ursache eines der nachfolgenden Mittel *alle zehn Minuten* geben:
   *1 Aconitum C 30*
   *2 Bach Rescue Remedy*
   (im Falle eines physischen Traumas alternativ *Arnica C 30* in derselben Weise anwenden)
Wenn der Patient ohnmächtig wird, wie bei physischem Schock (siehe unten) behandeln.

## Physischer Schock (Kollaps)

Die Ursachen hierfür sind vielfältig: gewöhnliche Ohnmacht, Blutverlust, Herzanfall, Schlangenbiß usw. Selbstverständlich ist in diesem Fall ärztliche Hilfe notwendig, doch kann jeder die Notfallmaßnahmen durchführen. Der Patient ist entweder teilweise bei Bewußtsein oder bewußtlos, und der Puls ist schwach. Die nachfolgenden Maßnahmen müssen sofort durchgeführt werden, unabhängig von der Ursache, noch bevor ein Arzt eintrifft:

1. Den Patienten in Seitenlagerung bringen. Den Kopf stark in den Nacken strecken, um die Atemwege frei zu halten.
2. Sicherstellen, daß die Atemwege frei sind. Erbrochenes oder Speisereste aus Mund und Nase entfernen und gegebenenfalls Gebiß herausnehmen.
3. Wenn der Patient nicht atmet, entweder Mund-zu-Mund-Beatmung (wobei man die Nase des Patienten mit Daumen und Zeigefinger fest verschließt) oder Mund-zu-Nase-Beatmung (wobei man den Mund des Patienten verschließt) durchführen. Dies geschieht am besten in Rückenlage des Patienten, wobei der Kopf nach hinten gezogen wird. Man sollte etwa zwölfmal pro Minute be-

atmen, wobei man etwa zwei Sekunden Atemluft einbläst und für die spontan durch die Elastizität der Brustwand eintretende Ausatmung drei Sekunden Zeit läßt. Wenn der Puls schwach oder nicht mehr tastbar ist, muß eine äußerliche Herzmassage durchgeführt werden, die man jedoch am besten entsprechend ausgebildeten Helfern überläßt (weshalb es also wichtig ist, daß man einen Erste-Hilfe-Kurs absolviert).
4. Wenn der Patient halb bei Bewußtsein ist, die für psychischen Schock (siehe oben) vorgeschlagenen homöopathischen Mittel geben, und zwar in flüssiger oder zerriebener Form. Wenn der Patient dagegen bewußtlos ist, alle zehn Minuten eines der beiden nachfolgenden Mittel geben:
   a) *Carbo vegetabilis C 30* (in zerdrückter/flüssiger Form)
   b) *Bach Rescue Remedy*

Beachten Sie, daß b) Allgemeinmittel für alle Arten von Schock ist, während a) in schweren Fällen körperlichen Schocks stärker wirksam ist; man hat es – etwas übertrieben – als den »homöopathischen Totenerwecker« bezeichnet.


### Ertrinken

Maßnahmen wie bei physischem Schock (siehe oben).


### Gehirnerschütterung

Patienten, die einen Schlag gegen den Kopf erhalten haben, müssen dem Arzt vorgestellt werden. Routinemäßig ist folgendes zu geben (auch von Ärzten), bis die Symptome verschwinden:

*Natrium sulfuricum C 30 6h*

## Arzneimittelvergiftung

Es bedarf keiner besonderen Erwähnung, daß *alle* Arzneimittel vor Kindern sicher aufbewahrt werden müssen. Wenn jedoch Verdacht auf eine zufällige Überdosis oder eine Vergiftung besteht, ist folgendes zu berücksichtigen:

1. Alle homöopathischen Mittel mit den Potenzen C 6 (6/6c/6 CH), C 12 (12x) oder höher sind ungiftig, auch wenn sie von Kleinkindern in größeren Mengen verschluckt werden. Künstlich ausgelöstes Erbrechen und Magenspülungen sind nicht indiziert! Allerdings sollten Sie das Kind ermahnen. Ebenso sind Bach-Blüten in gebrauchsfertiger verdünnter Form sehr sicher.
2. Bestimmte Vitamine (insbesondere A, $B_6$, D, E), bestimmte Minerale (vor allem Eisen), manche homöopathische Urtinkturen (wie zum Beispiel *Thuja Ø*) und viele schulmedizinische Mittel sind potentiell giftig, wenn sie in entsprechenden Mengen verschluckt werden. Wenn Verdacht auf eine zufällige Überdosis besteht, sollte man künstliches Erbrechen auslösen, indem man einen Finger in den Rachen einführt, wobei der Patient mit nach vorne geneigtem Kopf aufrecht steht, damit das Erbrochene nicht eingeatmet wird. In allen Fällen ist ein Arzt aufzusuchen.

## Verstauchtes Handgelenk

Wird in ähnlicher Weise behandelt wie verstauchter Knöchel und verdrehtes Knie (siehe Kapitel 17), wobei *Arnica C 30* das homöopathische Hauptmittel ist, ersatzweise *Ruta graveolens C 30*. Es ist jedoch darauf zu achten, daß ein Bruch des Kahnbeins an der Basis des Daumens nicht übersehen wird, das relativ schnell in Gips gelegt werden muß. Bitten Sie den Patienten, den Daumen abzuspreizen. Dabei erscheinen an der Basis des Daumens am Übergang zur Handwurzel in einer Linie mit dem Daumennagel zwei beinahe parallele Sehnen. Die dazwischen liegende Vertiefung ist die »anatomische Schnupftabaksdose«. Den Zeigefinger in diese Vertiefung legen und drücken. Wenn der Patient hier einen ausgeprägten Schmerz oder eine Überempfindlichkeit verspürt, besteht Verdacht auf einen Bruch des Kahnbeins, der mit einer Röntgenaufnahme bestätigt werden muß. Falls keinerlei ärztliche Hilfe erreichbar ist, das Handgelenk so gut wie möglich schienen und wie oben unter *Knochenbruch* allgemein angegeben *Symphytum C 6* geben.

## Tennis- und Golfellbogen

Beim Tennisellbogen besteht außen am Ellbogengelenk Empfindlichkeit, die von Schmerzen beim Bewegen begleitet ist. Beim Golfellbogen liegt die Empfindlichkeit innen am Ellbogengelenk. Im Gegensatz zur landläufigen Meinung liegt bei keiner dieser Beschwerden eine primäre Schädigung des Ellbogens vor. Üblicherweise liegt die Ursache in kleineren Verschiebungen der Brustwirbel. Druck auf die Rückenmarksnerven löst einen zum Ellbogen ausstrahlenden Schmerz aus, woraufhin der Muskel in diesem Bereich mit einem Krampf reagiert. Der verkrampfte Muskel schränkt seine eigene Durchblutung ein, wodurch es zu einer Entzündung kommt. Jede Therapie des Ellbogens muß scheitern, wenn die verschobenen Wirbel nicht chiropraktisch oder in anderer Weise wieder eingerenkt werden. Ergänzend zu letzterem oder bis zu einer Behandlung in diesem Sinne kann folgendes gegeben werden:

1. *Rhus toxicodendron* C 30 6h
2. *Agaricus muscarius* C 6 6h

## Traumatischer Steißbeinschmerz (Kokzygodynie)

Stürze auf den Steiß sind bei Skifahrern und Schlittschuhläufern relativ häufig. Meist bleibt das Steißbein intakt, doch kann gelegentlich ein kleinerer Bruch entstehen. In allen Fällen zur Linderung folgendes geben:
*Hypericum* C 30 $\frac{1}{2}$–4h

## Gequetschte Finger

Durch Autotüren oder bei Ballspielen:
*Hypericum* C 30 $\frac{1}{2}$–4h

## Allgemeine Erschöpfung

Durch körperliche Anstrengung (siehe auch Hitzeerschöpfung in Kapitel 12):
*Arnica* C 30 $\frac{1}{2}$h

## Fremdkörper in der Haut (Splitter)

Splitter, Dornen oder Seeigelstacheln (siehe Kapitel 15) in der Haut sind nicht nur schmerzhaft, sondern können auch Infektionen hervorrufen. Folgendes hilft bei der Austreibung solcher Fremdkörper, wenn eine chirurgische Entfernung nicht möglich ist:
 *Silicea C 6 6h*
Möglicherweise muß dieses Mittel über mehrere Wochen eingenommen werden.

## Nasenbluten

Kann durch einen Schlag auf die Nase auftreten, entsteht jedoch in aller Regel spontan. Bei Erwachsenen (insbesondere Älteren) kann es ein Hinweis auf hohen Blutdruck (Hypertonie) sein. Die Notfallbehandlung besteht in folgendem:

1. Der Patient muß mit nach vorne geneigtem Kopf aufrecht sitzen und mit geöffnetem Mund die Nasenflügel zwischen Daumen und Zeigefinger fest zusammenpressen. Blut, das sich im Mund ansammelt, ist auszuspucken und soll nicht geschluckt werden.
2. Den Patienten beruhigen.
3. Folgendes Mittel geben (Streukügelchen, Pillen oder Tabletten können zwischen den Zähnen zerrieben werden):
    *Ferrum phosphoricum C 30 $\frac{1}{4}$h*
4. Wenn der Patient stark erregt ist, kann gegebenenfalls zwischen den Dosen des obigen Mittels eine Dosis von einem der folgenden Mittel gegeben werden:
    *a) Aconitum C 30*

# Einige häufige Infekte und Erkrankungen von Kindern

## Gewöhnliche Erkältung und Grippe

Zum Kupieren der Erkrankung oder zur Beschleunigung der Genesung kann folgendes gegeben werden:

1. Wenn die Erkrankung durch Unterkühlung entstanden ist, kann bei den ersten Anzeichen folgendes Mittel gegeben werden (das bei manifester Krankheit jedoch wenig wirksam ist):
   *Aconitum C 30 1h*
2. Alternativ als Allgemeinmittel:
   *Zingiber Ø 10–20 Tropfen 4h*
   (die Dosis für Kinder reduzieren)
3. Alternativ und zur Allgemeinbehandlung kann das folgende Kombinationsmittel *4h* gegeben werden:
   *a) Oscillococcinum C 200*
   *b) Gelsemium C 30*
   *c) Lemna minor C 6*
   *d) Sepia C 6*
4. Zusätzlich zu den obigen Maßnahmen kann eines oder beide der nachfolgenden Ergänzungsmittel gegeben werden (Erwachsenendosen):
   *a) Zink 15 mg 12h*
   (die Dosis verringern, wenn Krämpfe auftreten)
   *b) Vitamin C 1000 mg 4–6h*

**Achtung!** Hinter grippeähnlichen Symptomen können sich schwere Erkrankungen verbergen, die ganz anders behandelt werden müssen und mit denen man zum Arzt gehen muß. Vor allen Dingen sollte jeder, der mit Fieber oder grippeähnlichen Symptomen aus einem Malariagebiet zurückkehrt, eine Blutuntersuchung durchführen lassen, um die Möglichkeit einer Malaria auszuschließen. Hiermit darf nicht gewartet werden. Unter anderem kann auch Typhus mit ähnlichen Anzeichen beginnen.

## Akute Bronchitis

Die folgende Mischung von Mitteln *6h* geben:
    *1. Antimonium tartaricum C 6*
    *2. Oscillococcinum C 200*

## Akute Sinusitis (verstopfte Nebenhöhlen)

Zäher Nasenausfluß mit Schmerzen und Empfindlichkeit im Bereich der Wangen oder über den Augen:
    *1. Kalium jodatum C 30 6h*
    *2. Silicea C 30 6h*

## Akute Angina (Halsentzündung)

Die Mandeln sind gerötet und weisen manchmal weiße Flecken auf. Versuchen Sie es mit folgendem:

1. Allgemein:
    *Mercurius corrosivus C 6 6h*
2. Wenn die Lymphdrüsen am Hals stark vergrößert und empfindlich sind:
    *Phytolacca C 30 6h*

3. Wenn außerdem die Lymphdrüsen in den Achselhöhlen und in der Leistenbeuge empfindlich sind (Pfeiffersches Drüsenfieber oder ähnlicher Virusinfekt), bleiben die obigen Verordnungen oft unwirksam. Statt dessen folgendes geben:
   *Pfeiffersches Drüsenfieber Nosode C 30 12h*
4. Wenn sich ein Peritonsillarabszeß entwickelt, der sich durch eine starke Anschwellung des Mandelbereichs und starke Schmerzen bemerkbar macht, folgendes geben:
   a) *Lachesis C 30 4h*
   b) *Silicea C 30 4h*

Anmerkung: Lassa-Fieber kann das Bild einer schweren »Angina« haben. Diagnose und Behandlung siehe Kapitel 24.

### Akute Laryngitis (Stimmverlust)

Kann auf Virusinfektionen oder Überstrapazierung der Stimmbänder zurückzuführen sein:
   *Arum triphyllum C 30 6h*

### Ohrenschmerzen (Otalgie)

Die vielleicht häufigste Ursache heftiger Ohrenschmerzen bei Kindern ohne Schwellung oder Ausfluß ist die akute Mittelohrentzündung *(Otitis media)*. Wenn man nichts unternimmt, kann es zum Zerreißen des Trommelfells kommen, so daß Eiter aus dem Gehörgang ausfließt, während gleichzeitig der Schmerz stark zurückgeht. Man kann wie folgt behandeln:

1. Rechtzeitig gegeben kann eine einzige Dosis des nachfolgenden Mittels oft die Erkrankung im Keim ersticken:
   *Medorrhinum C 200*
   Man kann zwölf Stunden später eine zweite Dosis geben, jedoch sollten dann keine weiteren Dosen mehr gegeben werden.
2. Wenn obiges Mittel nicht vorhanden ist, folgendes Kombinationsmittel einsetzen, das halb- bis zweistündlich gegeben werden kann (ebenfalls sehr nützlich bei allgemeinem Fieber und Zahnen bei Kindern):
   *ABC C 30 (= Aconitum C 30 + Belladonna C 30 + Chamomilla C 30)*

Siehe auch Kapitel 16 *(Ohrfurunkel, Pilzbefall des Ohrs)* und *Mumps,* unten.

## Bade-Otitis

Vor allem bei Kindern kann eine Reizung der Ohrtube, die das Mittelohr mit dem Rachenraum verbindet, zu wiederholten Ohrenschmerzen führen, die möglicherweise mit einer sekundären bakteriellen Infektion des Mittelohrs zusammenhängen. Die vorbeugende Behandlung erfolgt wie bei *Bade-Konjunktivitis* (siehe Kapitel 19). Die Ohrenschmerzen selbst werden wie oben unter der entsprechenden Überschrift angegeben behandelt.

## Zahnschmerzen

Mit starken Zahnschmerzen muß man zum Zahnarzt gehen. Häufig hängt das Problem mit einer untergehenden Pulpa (Nerv) oder einer abgestorbenen Pulpa mit Abszeß-

bildung und Schwellung zusammen. Die Notfallbehandlung besteht in folgendem:
1. *Hepar sulfuris C 6 6h*
2. Wenn der Zahn wärme- oder kälteempfindlich ist und ein Hohlraum entstanden ist, einen in *Oleum Carophylli* (Nelkenöl) getauchten Wattebausch einsetzen.

### Zahnkrämpfe bei Kindern

Sofern keine ernsthafte Erkrankung vorliegt, und dies ist normalerweise nicht der Fall, folgendes versuchen:
*Colocynthis C 30 6h*

### Mumps (Parotitis epidemica)

Schmerzhafte Anschwellung von Speicheldrüsen durch ein Virus. Meist sind eine oder beide Ohrspeicheldrüsen befallen, wodurch eine Schwellung ober- und unterhalb des Ohrs entsteht. Bei Knaben kann es zu einer schmerzhaften Vergrößerung eines oder beider Hoden kommen. Inkubationszeit 14 bis 21 Tage. Ansteckungsgefahr für andere besteht ab einem Tag vor dem Auftreten der Symptome und weitere sieben Tage. Homöopathische Behandlung:
1.  *Jaborandi C 30 4h*
2. Vor allem bei einer Entzündung der Hoden:
    *Pulsatilla C 6 4h*

### Masern

Eine verbreitete Virusinfektion der Kindheit, die weltweit jährlich etwa eine Million Todesopfer fordert (in den Entwicklungsländern beträgt die Letalität 10 Prozent). Das Kind fühlt sich unwohl. Etwa zwei Tage vor dem Ausschlag erscheinen auf der Wangenschleimhaut Koplik-Flecken, die nach einem bis vier Tagen wieder verschwinden. Sie ähneln Kochsalzkristallen (mit gerötetem Hof) und sind das absolut sichere Zeichen für Masern. Der ziegelrote, fleckige Hautausschlag erscheint zuerst auf dem Gesicht und breitet sich dann auf den Rumpf aus. Die Inkubationszeit beträgt 10 bis 14 Tage. Die Ansteckungsfähigkeit beginnt etwa vier Tage vor dem Ausbruch des Hauptausschlags und hält während der Dauer des Ausschlags an. Der Patient soll in einem abgedunkelten Zimmer liegen. Das nachfolgende Mittel hilft in vielen Fällen, die Schwere der Erkrankung zu mildern und die Wahrscheinlichkeit ernsthafter Komplikationen zu verringern:

*Pulsatilla C 6 4h*

## Röteln (Rubeola)

Eine erheblich harmlosere Kinderkrankheit als Masern (siehe oben). Das Kind fühlt sich in der Regel nur leicht unwohl. Es erscheint plötzlich ein rosafarbener Ausschlag, der innerhalb von drei Tagen verschwindet. Die Lymphdrüsen hinter den Ohren und an der Schädelbasis werden typischerweise fünf bis zehn Tage vor dem Einsetzen des Ausschlags empfindlich. Die Inkubationszeit beträgt 14 bis 21 Tage; Ansteckungsfähigkeit besteht sieben Tage vor dem Ausschlag bis zu seinem Verschwinden. Bei Erwachsenen kann die Krankheit einen schwereren Verlauf nehmen und mit Gelenkschmerzen verbunden sein. Schwangere Frauen, die nicht gegen Röteln immun sind, müssen den Kontakt mit möglicherweise erkrankten Personen meiden.

Im allgemeinen verläuft die Krankheit so mild, daß kaum eine Behandlung notwendig ist. Homöopathisch kann jedoch die für Masern (siehe oben) angegebene Behandlung gewählt werden.

## Windpocken

Die meisten Eltern kennen die kleinen eitergefüllten Bläschen dieser Viruserkrankung. Der Ausschlag ist symmetrisch und konzentriert sich auf Gesicht, Kopfhaut und Rumpf. Im Rachen können auch eitrige Schädigungen auftreten. Die Bläschen trocknen zu Borken ein, die in der Regel nach 7 bis 14 Tagen abfallen. Inkubationszeit: 10 bis 20 Tage. Ansteckungsfähigkeit: bis alle Borken abgefallen sind. Windpocken kann man mit den beiden nachfolgenden Mitteln behandeln, die man *im zweistündlichen Wechsel* gibt:
   *1. Rhus toxicodendron C 30*
   *2. Antimonium tartaricum C 6*

## Gürtelrose (Herpes zoster)

Diese Erkrankung, die durch die Reaktivierung des Windpockenvirus entsteht, tritt bevorzugt beim älteren Menschen auf. Der Ausschlag selbst ähnelt mit den Bläschen auf rotem Grund, die sich mit Eiter füllen, den Windpocken. Im Gegensatz zu dieser Erkrankung treten sie jedoch meist nur auf einer Körperhälfte auf. Häufiger Sitz sind Gesicht, Bauch und Brustkorb. Gürtelrose geht mit starken Schmerzen und Reizung einher. Der Schmerz geht dem Ausschlag oft einige Tage voraus. Die Erkrankung kann sich unbehandelt über mehrere Wochen hinziehen. Ansteckungsgefahr: wie bei Windpocken (siehe oben). Mit homöopathischer Behandlung kann man diese unangenehme Erkrankung erheblich verkürzen und ihre Schwere mildern:

1. Hauptsächliches Mittel zum Einnehmen:
   *Rhus toxicodendron C 30 6h*
2. Wenn der Ausschlag im Bereich des Brustkorbs auftritt, kann man statt dessen folgendes Mittel nehmen:
   *Ranunculus bulbosus C 30 6h*

### Rickettsienpocken

Eine relativ seltene Erkrankung, die mit Windpocken verwechselt werden kann. Sie wird von einem Rickettsien-Organismus verursacht, deren Wirt Mäuse sind, und über infizierte Milben auf den Menschen übertragen. Sie wurde in den östlichen USA, in Französisch-Äquatorialafrika und im Gebiet der ehemaligen Sowjetunion beobachtet. Die ersten Läsionen ähneln den Windpocken, wobei jedoch der Rachen selten vereitert ist. Die Krankheit verläuft mild und klingt meist in etwa zehn Tagen ab. Die homöopathische Behandlung kann in der für Windpocken (siehe oben) angegebenen Weise erfolgen.

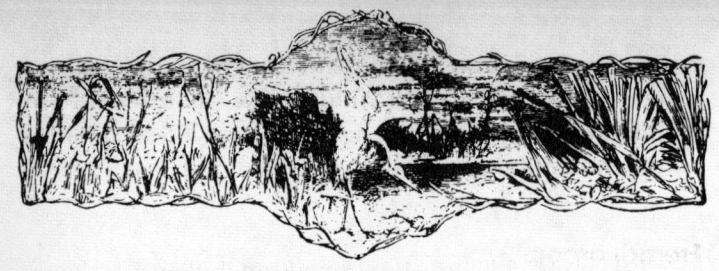

# 19 Augenbeschwerden

Schützen Sie Ihre Augen stets vor den schädigenden Wirkungen intensiver Sonneneinstrahlung. Selbst wenn Sie am Strand unter einem Sonnenschirm sitzen, wird vom Sand und weißen Gegenständen viel ultraviolette Strahlung reflektiert. Durch die dünner werdende Ozonschicht wird dieses Problem immer akuter, und Grauer Star (Linsentrübung) und Pterygium (siehe unten) treten heute immer häufiger auf. Tragen Sie eine Sonnenbrille und einen breitkrempigen Hut, um sich zu schützen. Wenn Sie Kontaktlinsen tragen und in ferne Länder reisen, sollten Sie stets ein Paar Ersatzlinsen mitnehmen.

## Blaues Auge

Bei Gewalteinwirkung auf das Auge durch stumpfe Gegenstände wie Bälle oder Fäuste:

1. Das beste Mittel für den Schmerz:
   *Symphytum C 30 1h*
2. Falls dieses Mittel den Schmerz nicht beseitigt:
   *Hypericum C 30 1h*

3. Anschließend kann die verbleibende Quetschung mit einem der folgenden Mittel aufgelöst werden:
   a) *Ledum C 30 4h*
   b) *Arnica C 30 4h*

## Fremdkörper

Staub, Sand oder kleine Insekten können eine erhebliche Reizung auslösen. Zur Beschleunigung der Austreibung und zur Linderung folgendes einnehmen:
   *Coccus cacti C 30 ¼h*

## Überanstrengung der Augen

Nach langen Autofahrten oder Lesen unter schlechten Lichtverhältnissen, oft von Kopfschmerzen begleitet:
   *Ruta graveolens C 6 2h*

## Akute Bindehautentzündung (Konjunktivitis)

Hierbei handelt es sich um eine Entzündung der Bindehaut, die das Weiße des Auges und die Innenflächen der Augenlider überzieht. Das Auge ist gerötet, juckt und tränt, und es kann sich gelber Eiter bilden. Wichtig ist es, die akute Bindehautentzündung von anderen, schwereren Erkrankungen zu unterscheiden, wie zum Beispiel dem akuten Glaukom (erhöhter Augeninnendruck), akuter Uveitis (Entzündung der Iris und damit zusammenhängender Strukturen) und Hornhautgeschwür, bei denen ärztliches Eingreifen erforderlich ist. Zum Glück ist diese Unterscheidung relativ einfach. Bei einer akuten Konjunktivitis ist die

Sehfähigkeit nicht beeinträchtigt (wenn dies der Fall ist, ist die Sehfähigkeit durch Zwinkern mit den Augen leicht wiederherzustellen), und der Schmerz ist leicht. Oft sind beide Augen betroffen. Bei den erwähnten schwereren Erkrankungen ist das Sehvermögen in der Regel herabgesetzt (keine Besserung durch Augenzwinkern), der Schmerz ist mäßig bis stark, und meist ist nur ein Auge betroffen. Bei einer Netzhautablösung, die umgehend chirurgisch behandelt werden muß, ist ein Auge betroffen, das weder gerötet ist noch schmerzt, jedoch ist auch hier das Sehvermögen beeinträchtigt (wie wenn ein Vorhang vor den Augen wäre). Eine akute Bindehautentzündung mit starkem Juckreiz und wäßrigem Ausfluß ist normalerweise allergisch bedingt und in den meisten Fällen Folge eines Heuschnupfens. Zum Glück tritt bei Menschen mit einer solchen Disposition das Leiden im Ausland meist nicht auf. Dies liegt daran, daß dort die »vertrauten« Pollen fehlen. Bei längeren Aufenthalten werden sie jedoch auch gegen diese allergisch. Eine akute Bindehautentzündung mit Eiterbildung weist eher auf einen Infekt hin. Sie kann entstehen durch schmutzige Handtücher oder Finger oder verschmutzte Fremdkörper. Sogenannte Augenfliegen können in Indien, Sri Lanka, auf Java und in den südlichen USA Auslöser einer epidemischen Bindehautentzündung sein. Die Behandlung einer akuten Bindehautentzündung kann wie folgt durchgeführt werden:

1. Von den folgenden Augentropfen *1–2 Tropfen 4h in jedes Auge* geben (alle paar Tage frisch zubereiten und kühl aufbewahren):

    *Rosenwasser (dreifach)*   5 ml (1 Teelöffel)
    *abgekochtes Wasser*       5 ml (1 Teelöffel)
    *Euphrasia Ø*              2 Tropfen

2. Wenn Obiges nicht verfügbar ist, kalten Tee in derselben Weise anwenden.
3. Zusätzlich folgendes einnehmen:
   a) Bei wäßrigem Ausfluß oder nur geringer Eiterbildung 4h die folgende Kombination von Mitteln geben:
   *Euphrasia C 30*
   *Allium cepa C 30*
   b) Bei starker Eiterbildung:
   *Argentum nitricum C 30 4h*

(Siehe auch nachfolgend *Schneeblindheit, Badekonjunktivitis* und *Trachom.*)

## Schneeblindheit

Diese Augenentzündung tritt bei Skiläufern und Bergsteigern auf (siehe Kapitel 13). Behandlung:

1. Die oben für akute Konjunktivitis angegebenen Augentropfen verwenden.
2. Zusätzlich eines der beiden folgenden Mittel einnehmen:
   *a Aconitum C 30 4h*
   *b Cicuta virosa C 30 4h*

## Badekonjunktivitis

Eine akute Konjunktivitis durch Kontakt mit chlorhaltigem Wasser in Schwimmbädern. Bestimmte Menschen neigen mehr zu dieser Erkrankung und sollten daher eine Schwimmbrille tragen. Man kann jedoch dieser Erkrankung weitgehend vorbeugen, indem man das nachfolgen-

de Mittel in 3 Dosen gibt: *1 Dosis eine Stunde vor dem Schwimmen, 1 Dosis unmittelbar vor dem Schwimmen und 1 Dosis beim Verlassen des Schwimmbades:*
*Chlorum D 8*

## Gerstenkorn (Hordeolum)

Eine verbreitete Staphylokokkeninfektion des Augenlides. Am Rand des Ober- oder Unterlides entsteht ein sehr empfindlicher, geschwollener und geröteter Bereich. Die Behandlung ist wie folgt möglich:

1. Zu Beginn:
   *Pulsatilla C 6 4h*
2. Danach, wenn der Schmerz und die Rötung deutlich geringer geworden sind:
   *Staphysagria C 6 6h*

## Pterygium

Eine Erkrankung, bei der sich fleischige Bindehaut dreiecksförmig zur Hornhaut hin ausbreitet, wobei die Spitze in Richtung der Pupille liegt. Ein Pterygium liegt meist auf der Nasenseite des Auges, und Wind, Staub, Sand und Sonneneinwirkung begünstigen die Entwicklung. Der Reizung kann durch die Verwendung von Augentropfen entgegengewirkt werden (siehe die oben unter *akute Bindehautentzündung* angegebene Mischung). Je größer das Pterygium wird, desto mehr wird das Sehen behindert. Die volksmedizinische Behandlung mit pulverisierten Muscheln ist nutzlos und schädlich. Die chirurgische Beseitigung löst das

Problem sofort, doch kehrt es oftmals wieder. Alternativ kann man es mit homöopathischen Mitteln oder in Kombination mit chirurgischem Vorgehen versuchen, um Rückfällen vorzubeugen:
1. *Ratanhia C 6 12h*
2. Falls Obiges nach vierwöchiger Behandlung nicht wirkt:
    *Zincum metallicum C 6 12h*

## Tropenblindheit

Die Hauptursachen der Erblindung in den Tropen sind: Mangelernährung, Trachom und Onchozerkose *(river blindness)*. Diese Erkrankungen werden im folgenden besprochen. Weitere wichtige Ursachen sind bakterielle Konjunktivitis (siehe oben), Lepra, Star und Atrophie (Schwund) des Sehnervs.

## Ernährungsbedingte Blindheit

In den Entwicklungsländern sind viele Augenerkrankungen durch Mangelernährung bedingt. Oft enthält die Nahrung zuwenig Vitamin $B_1$, $B_2$, $B_{12}$, Nikotinsäure, Folsäure, Vitamin C und Vitamin D. Die wichtigste Rolle spielt jedoch Vitamin-A-Mangel. Dieser ist bei Kindern zwischen zwei und zehn Jahren weit verbreitet; wenn er nicht rechtzeitig festgestellt und behandelt wird, kann dies zu dauernder Erblindung führen. Wichtig ist es daher, die ersten Krankheitsanzeichen zu erkennen:

1. Am Anfang steht Nachtblindheit, die Unfähigkeit, im Dunkeln Menschen und Gegenstände zu erkennen.
2. Es folgt Austrocknung der Augen. Die Schläfenseite des Weißen der Augen wird trüb und runzlig.

3. Auf dem Weißen der Augen können Flecken grauer Bläschen erscheinen, die sogenannten Bitot-Flecken (diese Flecken bestätigen für sich nicht die Diagnose Vitamin-A-Mangel, da sie auch von einer Vielzahl anderer Mangelzustände hervorgerufen sein können).
4. Mit fortschreitender Erkrankung trocknet die Hornhaut ein, wird trübe und manchmal narbig.
5. Später erweicht die Hornhaut, wölbt sich vor oder zerreißt, meist ohne Schmerzen. Es kann zu Entzündungen und Narbenbildung kommen. Die Blindheit verschlimmert sich.
6. Xerophthalmie beginnt oder verschlimmert sich oft im Verlauf einer anderen Erkrankung wie Masern, Ruhr und Tuberkulose. Es ist daher wichtig, die Augen aller kranken und untergewichtigen Kinder sorgfältig zu untersuchen.

Vorbeugend wirkt die Zufuhr ausreichender Mengen Vitamin-A-reicher Nahrung oder die Ergänzung dieses Vitamins:

1. Das Stillen ist zu fördern. Babys sind möglichst bis zum Alter von zwei Jahren mit Muttermilch zu ernähren.
2. Wenn das Kind sechs Monate alt ist, je nach Verfügbarkeit folgendes zuzufüttern:
   a) dunkelgrünes Blattgemüse,
   b) gelbes und rotes Gemüse,
   c) gelbes und rotes Obst,
   d) Eier, Leber, Nieren, Vollmilch.
3. Wenn diese Nahrungsmittel nicht verfügbar sind, *alle sechs Monate eine Kapsel Vitamin A 200 000 I.E. (Retinol 60 mg) geben.* Dies darf Kindern unter sechs Monaten nicht verabreicht werden.

Zur Behandlung der manifesten Erkrankung gehört die Zufuhr von Vitamin A oral oder durch Injektion:

1. Frühfälle von Nachtblindheit und Xerophthalmie wie oben unter (3) genannt behandeln. Manchmal ist auch Entwurmung sinnvoll (siehe *Askariasis* in Kapitel 27).
2. Bei schwereren Fällen, jedoch ohne Hornhautveränderungen, ist eine *einmalige Dosis von Vitamin A 200 000 I.E. (Retinol 60 mg)* zu geben, die eine Woche später wiederholt werden kann, wenn keine Besserung eintritt. **Ein Übermaß an Vitamin A ist toxisch.** Pro Woche dürfen höchstens 200 000 I.E. (eine Kapsel Retinol 60 mg) gegeben werden, und eine Gesamtdosis von 1 Million I.E. (5 Kapseln Retinol 60 mg) darf nicht überschritten werden.
3. Wenn die Hornhaut trübe oder narbig ist oder sich vorwölbt, ist eine *einmalige* intramuskuläre Injektion von *Vitamin A 100 000 I.E. (Retinylpalmitat)* zu geben. Die Augen sind zu verbinden, und der Patient ist ärztlich zu versorgen. Wenn keine Injektion möglich ist, sind orale Dosen wie oben beschrieben zu geben.

## Trachom

Es handelt sich um eine chronische, ansteckende (Chlamydien-)Konjunktivitis (Bindehautentzündung) durch Mangelernährung und schlechte Hygiene. Sie ist in den Tropen weit verbreitet, kommt jedoch auch in anderen Regionen mit niedrigem Hygienestand vor. Sie wird verbreitet durch Kontakt, Fliegen, Staub und feinen Sand. Sie kommt sogar in Australien unter Aborigines vor, die in unhygienischen Verhältnissen leben. Diese Krankheit ist die häufigste Ursache für Erblindung. Auch Reisende sind gefährdet, die unter extremen hygienischen Bedingungen leben. Die Krankheit kommt vor auf dem Balkan (vor allem Bulgarien), in Südspanien, im östlichen Mittelmeer (insbesondere Jordanien und Libanon), in Arabien, Iran, Marokko, Tunesien, Ägypten, Sudan, Indien, China, Indonesien, auf dem pazifischen Archipel und in Japan. Weit verbreitet ist sie in den meisten afrikanischen Ländern mit Ausnahme von Liberia und Zaire, wo die Bevölkerung überwiegend im Regenwald lebt, wo es weniger Staub und feinen Sand gibt, der die Infektion durch die Luft verbreitet.

Die ersten Anzeichen eines Trachoms ähneln denjenigen einer akuten Konjunktivitis (siehe oben). Die Augen sind gerötet und tränen. Etwa nach einem Monat erscheinen graurosa Körnchen, sogenannte Follikel, innen an den oberen Augenlidern. Um diese Follikel festzustellen, muß das Lid umgeklappt werden. Das Weiße der Augen ist leicht entzündet, und bei genauerer Prüfung erscheint die Oberseite der Hornhaut grau. Letztere Erscheinung beruht auf der Ausbildung neuer Blutgefäße und Infiltrate in der Hornhaut, Pannus genannt. Die Kombination Follikel und Pannus bestätigt die Trachomdiagnose. Nach einigen Jahren verschwinden die Follikel und hinterlassen Narben, die sich verdicken und die Augenlider deformieren. Wenn eine solche Deformierung die Wimpern auf die Hornhaut zieht, wird letztere zerkratzt; es kommt zu Narbenbildung und anschließender Erblindung.

Die schulmedizinische Therapie umfaßt antibiotische Behandlung (die nicht unproblematisch ist) und chirurgische Maßnahmen zur Behebung der Deformierung. Die homöopathische Behandlung besteht in folgendem:

1. Ein beginnendes Trachom ähnelt sehr einer wäßrigen akuten Konjunktivitis, und die Behandlung erfolgt in

derselben Weise wie bei dieser Erkrankung angegeben (siehe oben).
2. Wenn sich Follikel und Pannus entwickeln:
    a) *Kalium bichromicum C 6 12h*
    b) *Alumina C 6 12h*
3. In den späteren Phasen mit Narbenbildung am Lid:
    a) *Graphites C 6 12h*
    b) *Borax C 6 12h*
4. Augentropfen in der unter *akute Konjunktivitis* (siehe oben) angegebenen Zusammensetzung können in jeder Phase gute Wirkung haben.

## Onchozerkose (Knotenfilariose)

Diese Erkrankung tritt in vielen Teilen Afrikas, im südlichen Mexiko, in Guatemala, Kolumbien, Venezuela und in Nordbrasilien auf. Der Erreger ist ein parasitischer Nematode, der durch den Biß von Mücken der Gattung Simulium übertragen wird. Diese Mücken brüten in schnell fließendem Wasser, und zu ihrer Bekämpfung hat sich die Beseitigung der Vegetation am Ufer von Wasserläufen als hilfreich erwiesen. Sie stechen üblicherweise am Tage, und man sollte daher während dieser Zeit nicht im Freien schlafen. Einige Monate nach einem Stich erscheinen schmerzlose Knoten (nicht mehr als drei bis sechs) am Körper, die langsam zu einer Größe von 2 bis 3 Zentimeter Durchmesser anwachsen. In Afrika treten diese Knoten meist am Unterkörper und den Oberschenkeln auf, während sie in Amerika meist an Kopf und Oberkörper zu finden sind. Eine allergische Reaktion auf die Würmer kann zu starkem Juckreiz führen, und es können verdickte, schuppige und depigmentierte Hautbereiche entstehen. Eine häufige Folge sind Augenerkrankungen, die jedoch bei zeitweiligen Besuchern weniger wahrscheinlich sind. Anfänglich treten Rötung und Tränen auf. Es folgt eine Entzündung der Iris mit Schmerzen und Sehstörungen. Die Hornhaut wird schlaff, eingedellt und narbig. Der Patient erblindet. Zum Glück leben viele Menschen in Endemiegebieten in einem Gleichgewicht mit dem Parasiten und haben keine schweren Symptome. Die schulmedizinische Behandlung besteht im Einsatz von chemischen Substanzen zur Abtötung der Würmer, die jedoch gefährliche Nebenwirkungen haben. Homöopathisch können Mittel für die verschiedenen Augenbeschwerden gegeben werden; von allgemeinerer Wirkung ist in manchen Fällen das Mittel *Kalium jodatum C 30 12h*, in anderen Fällen *Sulfur C 6 12h*.

## Loiasis/Loa-loa-Infektion

*Siehe Kapitel 27*

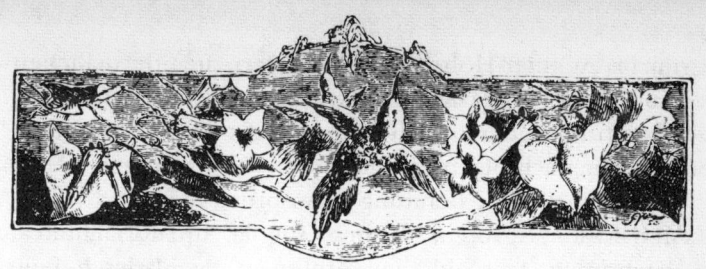

# 20 Malaria

Malaria, auch als *Wechselfieber* oder *Sumpffieber* bezeichnet, ist eine durch Parasiten hervorgerufene Krankheit, die vom Stich der weiblichen Anopheles-Mücke und gelegentlich auch durch Bluttransfusionen oder den gemeinsamen Gebrauch von Spritzen übertragen wird. Auch der menschliche Fetus kann über die Plazenta angesteckt werden. Die meisten Infektionen erfolgen in den Tropen oder Subtropen in Malaria-Endemiegebieten. Durchaus nicht selten ist jedoch auch der Fall, daß sich eine einzelne Mücke in ein Flugzeug verirrt, das in einem Endemiegebiet betankt wird oder zuletzt ein solches Gebiet angeflogen hat. Der Malaria fallen weltweit jährlich über eine Millionen Menschen zum Opfer. Die Vorbeugung ist in Kapitel 3 und Kapitel 14 dieses Handbuchs besprochen.

## Vorkommen der Malaria

Malaria ist zwar in vielen Ländern endemisch, doch schwankt das Risiko für den Reisenden je nach Jahreszeit und Ort. Viele städtische Gegenden sind diesbezüglich sehr sicher, ebenso hochgelegene Gegenden (Malaria tritt

nur bis zu einer Höhe von 3000 Metern auf). In manchen Ländern ist ein Malaria-Auskunftsdienst eingerichtet, bei dem man sich telefonisch beraten lassen kann. Wenn man eines der nachfolgend aufgeführten Gebiete besucht, sollte man eine solche Beratung in Anspruch nehmen:
Afghanistan, Ägypten, Algerien, Angola, Äquatorialguinea, Argentinien, Aserbaidschan, Äthiopien, Bangladesch, Belize, Benin, Bhutan, Bolivien, Botswana, Brasilien, Burkina Faso, Burundi, China, Costa Rica, Côte d'Ivoire, Dominikanische Republik, Dschibuti, Ecuador, El Salvador, Französisch-Guayana, Gabun, Gambia, Ghana, Guatemala, Guinea, Guinea-Bissau, Guyana, Haiti, Honduras, Hongkong, Indien, Indonesien, Irak, Iran, Jemen, Kambodscha, Kamerun, Kapverden, Kenia, Kolumbien, Komoren, Kongo, Laos, Liberia, Libyen, Madagaskar, Malawi, Malaysia, Malediven, Mali, Marokko, Mauretanien, Mauritius, Mayotte, Mexiko, Mosambik, Myanmar, Namibia, Nepal, Nicaragua, Niger, Nigeria, Oman, Pakistan, Panama, Papua-Neuguinea, Paraguay, Peru, Philippinen, Ruanda, Salomonen, Sambia, São Tomé und Príncipe, Saudi-Arabien, Senegal, Sierra Leone, Simbabwe, Somalia, Sri Lanka, Südafrika, Sudan, Surinam, Swasiland, Syrien, Tadschikistan, Tansania, Thailand, Tibet, Togo, Tschad, Türkei, Uganda, Vanuatu, Venezuela, Vereinigte Arabische Emirate, Vietnam, Zaire, Zentralafrikanische Republik.

## Malaria-Leitsymptome

Alljährlich werden Tausende von Malaria-Neuerkrankungen mit zunehmender Letalität gemeldet. Früherkennung von Malaria-Symptomen ist von äußerster Wichtigkeit nicht nur für die Bewohner eines Endemiegebietes, sondern

auch für den Reisenden, da ein frühzeitiges gezieltes Eingreifen bei den bösartigeren Verlaufsformen dieser Erkrankung (siehe unten) lebensrettend sein kann. Wie schon in Kapitel 3 erwähnt, können auch Menschen mit guter schulmedizinischer Prophylaxe betroffen sein. Die drei häufigsten Leitsymptome sind:
- Kopfschmerzen,
- Fieber,
- Schüttelfrost.

Weitere häufige Leitsymptome sind:
- Diarrhöe,
- Erbrechen,
- Husten,
- Unwohlsein,
- Muskelschmerzen,
- Gelbsucht (Haut und das Weiße der Augen verfärben sich gelb).

Malaria kann durchaus mit Grippe, Magen-Darm-Katarrh oder Hepatitis verwechselt werden. Für die diagnostische Differenzierung ist die Untersuchung eines *Blutausstrichs* auf das Vorhandensein von Malaria-Parasiten von großer Bedeutung.

## Formen der Malaria

Malaria wird von vier verschiedenen Arten von protozoischen Erregern hervorgerufen. *Plasmodium vivax* und *ovale* lösen die *Malaria tertiana* aus, eine leichtere Form der Malaria. Sie ist gekennzeichnet durch Wechselfieber, das Monate oder Jahre anhält, auch wenn sich der Patient nicht mehr im Malaria-Gebiet aufhält, und führt nur gelegentlich zum Tode, meist durch Zerreißung der Milz. Erreger der heute selteneren, ebenfalls leichter verlaufenden *Malaria quartana* ist *Plasmodium malariae*. Gefährlicher ist die Tropenmalaria *(Malaria tropica)*, die durch *Plasmodium falciparum* ausgelöst wird. Diese Form ist oft lebensbedrohlich und stellt einen schweren medizinischen Notfall dar.

### Malaria tertiana und quartana

Die übliche Inkubationszeit beträgt zwölf bis vierzig Tage, doch kann sich der Ausbruch über ein Jahr verzögern, insbesondere bei denjenigen, die prophylaktische Mittel eingenommen haben. Zu den ersten Anzeichen zählen Unwohlsein, Fieber, Appetitmangel, Geschmacksveränderungen (Abneigung gegen Kaffee oder Tabak), Durchfall, Erbrechen und Muskelschmerzen, jedoch sichert keine dieser Beschwerden die Malaria-Diagnose. Im weiteren Verlauf kommt es jedoch zu den typischen wiederkehrenden Anfällen, die meist einige bis mehrere Stunden dauern und die sich in drei Phasen gliedern lassen:

1. *Schüttelfrostphase.* Der Patient fröstelt stark und zittert oder wird geschüttelt. Diese Phase dauert zwischen 15 Minuten und einer Stunde.
2. *Fieberphase.* Dem Patienten ist sehr heiß, und er fühlt sich schwach. Das Gesicht ist gerötet. Es tritt Fieber mit einer Temperatur bis 41 °C auf. Möglicherweise bestehen daneben starker Durst, Erbrechen, Bauchschmerzen, vermehrte Harnausscheidung oder Fieberwahn. Diese Phase dauert meist vier bis sechs Stunden.
3. *Phase des Schweißausbruchs.* Ein bis zwei Stunden lang tritt

starkes Schwitzen auf, und die Temperatur normalisiert sich wieder. Anschließend fühlt sich der Patient schwach, aber meist nicht allzu unwohl – bis zum nächsten Anfall.

Wie häufig diese Anfälle auftreten, hängt von der Art des Erregers ab. »Vivax«- und »Ovale«-Malaria ähneln sich sehr stark und pendeln sich nach anfänglich unregelmäßigen Anfällen auf einen Rhythmus von 48 Stunden ein. Dies ist die *Malaria tertiana*, weil die Anfälle jeden dritten Tag auftreten. Bei der Plasmodium-Malaria beträgt der Rhythmus 72 Stunden. Diese Form bezeichnet man als *Malaria quartana*, weil die Anfälle jeden vierten Tag auftreten.

Durch diese Anfälle können sich Anämie, eine leichte Gelbsucht und eine Vergrößerung von Leber und Milz entwickeln, wobei letztere, wie schon erwähnt, zerreißen kann, was zum Tode führt. Gelegentlich kann eine schwere Nierenkomplikation hinzutreten (Malaria-Nephrose). Ständig wiederkehrendes Auftreten von Herpes simplex (Lippenbläschen) ist nicht selten.

Auch ohne Behandlung folgt meist eine fieberfreie Remissionsphase, die etwa zwei bis drei Monate dauert. Anschließend kommt es vielfach in einem Zeitraum von acht bis fünfzig Jahren zu Rückfällen, die ohne geeignete Therapie mit ähnlicher Häufigkeit wiederkehren. Rückkehr in ein kühleres Klima wirkt oft günstig, während erneute Reisen in warme Länder vielfach Rückfälle auslösen.

## Tropenmalaria (Falciparum-Malaria)

Diese Malaria-Form befindet sich leider auf dem Vormarsch. Der Falciparum-Erreger kommt in allen Malaria-Gebieten der Welt vor, doch besteht das größte Risiko bei

Reisen nach Westafrika. Die Inkubationszeit beträgt normalerweise neun bis vierzehn Tage. Spätestens innerhalb eines Monats treten bei 95 Prozent der infizierten Personen Symptome auf. In seltenen Fällen verzögern sich die Symptome bis zu einem Jahr, und zwar bevorzugt bei Menschen, die prophylaktische Mittel eingenommen haben. Das Fieber ist oft unregelmäßig, und es fehlt in der Regel die typische Periodizität, die bei einer manifesten *Malaria tertiana* oder *quartana* (siehe oben) zu beobachten ist. Falls sich überhaupt eine Periodizität entwickelt, handelt es sich um eine s*ubtertiane* Form, das heißt, die Anfälle treten etwas häufiger als jeden dritten Tag auf. Die Temperatur kann beständig erhöht sein, in selteneren Fällen auch normal. Es können Übelkeit, Erbrechen, Muskel-, Kopfschmerzen, lockerer Husten und Benommenheit auftreten. Durchfall ist eher selten, und oft tritt auch kein Zittern oder Schüttelfrost auf. In schweren Fällen, die durchaus nicht selten sind, können starke Gelbsucht (die bei den anderen Malaria-Formen leicht ist), schwere Anämie, Hypoglykämie (niedriger Blutzuckerspiegel), Lungenödem (Wasseransammlungen in den Lungen) und Schock (Kreislaufzusammenbruch, kardiale Malaria) auftreten. Eine Beteiligung des Gehirns (zerebrale Malaria) ist besonders gefährlich; typisch ist ein Koma, das oft von epilepsieähnlichen Anfällen begleitet ist. Eigenartigerweise bleiben meist keine neurologischen Schäden zurück, wenn sich der Patient von dieser Malariaform erholt. Gelegentlich kommt es zu einer Vergrößerung der Milz, jedoch tritt diese Erscheinung nur unregelmäßig auf. Schwarzwasserfieber ist eine heute seltene Komplikation der *Malaria tropica*, bei der aufgrund der Freisetzung von Hämoglobin (dem Sauerstoffträger des Bluts) aus den von dem Parasiten zerstörten roten Blutzellen tiefdunkler Urin ausgeschieden wird. Diese Kompli-

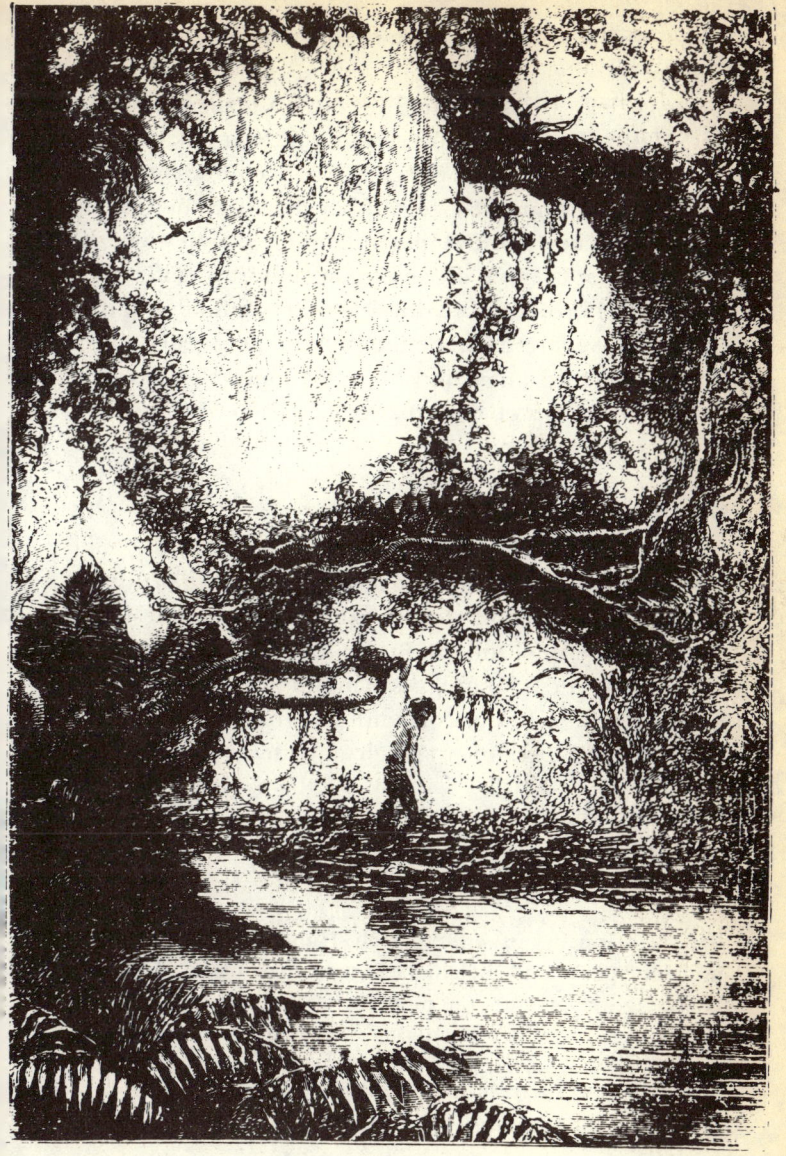

kation dürfte heute nur noch in seltenen Fällen zum Tode führen.

Ohne gezielte Behandlung führt ein erstmaliger Ausbruch der *Malaria tropica* oft aufgrund einer Komplikation zum Tode. Wenn der Patient überlebt, bleibt eine Anämie sowie eine gewisse Immunität gegenüber der Krankheit zurück. In den nächsten zwölf Monaten können jedoch wiederholte Anfälle auftreten, die spontan aufhören, sofern kein Neuinfekt hinzutritt. Die durch eine Erstinfektion mit Falciparum-Erregern entstehende Immunität ist jedoch leider nur von kurzer Dauer, und Neuinfektionen sind *erwünscht*, da diese einen guten dauerhaften Schutz gewährleisten.

## Mischinfektionen

Doppelbefall mit *Plasmodium vivax* und *falciparum* oder mit *Plasmodium vivax* und *malariae* sind in bestimmten Gegenden (zum Beispiel Indien, Burma, Sri Lanka) nicht selten. Diese können ein komplexes Symptomenbild hervorrufen. Eine solche Mischinfektion kann *Malaria quotidiana* hervorrufen, bei der das Fieber täglich auftritt.

## Babesiose (Piroplasmose)

Babesien sind Protozoen, die Vieh, Hunde, sonstige Vierbeiner und den Menschen befallen. Sie können eine malariaähnliche Erkrankung hervorrufen, die mild und nicht tödlich verläuft, oder aber eine schwerere Erkrankung, die dem Schwarzwasserfieber ähnelt und bei der Fieber und Gelbsucht auftreten. Erkrankungen sind im ehemaligen Jugoslawien, in Irland, in den USA und in Schottland aufgetreten. Für die leichteren Fälle wurde eine

Zecke als Überträger festgestellt (USA). Die homöopathische Behandlung kann in ähnlicher Form erfolgen, wie sie nachfolgend für Malaria angegeben ist.

## Homöopathische Behandlung von Malaria-Anfällen

Ich muß meinen Empfehlungen vorausschicken, daß bei jedem Verdacht auf Malaria möglichst ein erfahrener Arzt hinzuzuziehen ist; dies gilt vor allem dann, wenn eine Tropenmalaria vermutet wird. Weil die Resistenz der Malaria-Erreger gegen schulmedizinische Mittel in alarmierender Weise zunimmt, richten sich meine homöopathischen Bemerkungen nicht nur an diejenigen, für die überhaupt nur eine homöopathische Behandlung in Frage kommt, sondern auch an den Schulmediziner.

Die Behandlung eines Malaria-Anfalls muß möglichst frühzeitig einsetzen, auch wenn die Diagnose noch nicht durch eine Blutuntersuchung bestätigt ist. Man kann sie sogar schon in der Phase der prämonitorischen (warnenden) Symptome einleiten, bevor sich noch die eindeutigeren Malaria-Symptome zeigen. Wenn Malaria-Verdacht besteht, darf man mit der Behandlung nicht warten, bis sich die typische Periodizität der Fieberanfälle zeigt (bei *Malaria quartana* fehlt diese Periodizität ohnehin in vielen Fällen). Mit Ausnahme von Erkrankungen mit schweren Komplikationen wie Kreislaufkollaps und Befall des Gehirns kann folgender Behandlungsplan durchgeführt werden:

1. Für die homöopathische Behandlung sind drei Mittel besonders wichtig. Dies sind *Arsenicum album*, *Pulsatilla* und *Nux vomica*. Man beginne die Behandlung mit einem Wechsel dieser Mittel, zum Beispiel:

10.30 Uhr: *Arsenicum album C 6*
11.00 Uhr: *Pulsatilla C 6*
11.30 Uhr: *Nux vomica C 6*
12.00 Uhr: *Arsenicum album C 6 usw.*

Anmerkungen:
a) Wenn die Behandlung in der Schüttelfrostphase eingeleitet wird, mit *Nux vomica* beginnen: *Nux vom., Ars. alb., Puls., Nux vom.* usw.
b) Wenn die Behandlung in einer anderen Phase eingeleitet wird, mit *Arsenicum album* beginnen: *Ars. alb., Puls., Nux vom., Ars. alb.* usw.
c) Die Häufigkeit des Mittelwechsels, die Dosisintervalle, kann zwischen einer *halben Stunde* und *zwei Stunden* liegen, je nach Schwere des Falls und der Reaktion. Im Zweifelsfall mit einem halbstündlichen Wechsel beginnen.
d) Wenn eines oder alle der Mittel nicht in der sechsten Potenz verfügbar sind, kann man eine höhere Potenz (zum Beispiel C 30) anwenden. Die oben angegebenen Dosisintervalle sind jedoch beizubehalten.
e) Die Behandlung nach diesem Verfahren ist bis zum Abklingen des Anfalls fortzusetzen, sofern keine schweren Komplikationen auftreten (zum Beispiel kardiale oder zerebrale Malaria).
f) Die Behandlung kann als erfolgreich gelten, wenn eine der nachfolgenden Veränderungen eintritt: Milderung der Schwere der aktuellen Symptome (im Vergleich mit früheren Anfällen), Verlängerung der Zeitspanne zwischen dem letzten und dem nächsten Anfall, weniger schwere Symptome beim nächsten Anfall.
g) Wenn man eine Besserung feststellt, kann man alle weiteren Anfälle mit denselben im Wechsel gegebenen Mitteln behandeln.

2. Wenn das unter (1) beschriebene Verfahren nicht greift, kommen andere Mittel in Betracht. Im Falle eines Malaria-Anfalls ohne schwere Komplikationen sind eines oder zwei der Mittel aus der nachfolgenden Liste entsprechend der individuell ermittelten Symptome des Falls auszuwählen (einige der Leitindikationen für jedes Mittel sind angegeben):

   a) *Eupatorium perfoliatum C 6*. Starke Knochenschmerzen. Übelkeit und Erbrechen, wenn die Schüttelfrostphase vorübergeht. Druckgefühl am Schädel oder Schweregefühl an der Stirn. Bei vielen Fällen, die auf dieses Mittel ansprechen, fehlt eine Schweißausbruchphase praktisch völlig.

   b) *Gelsemium C 6*. Ausgeprägte Rötung des Gesichts während der Transpirationsphase. Kein Durst (oder normaler Durst) in allen Phasen. Gefühl, als ob die Muskeln gequetscht wären. Das Frösteln läuft am Rücken nach oben.

   c) *Rhus toxicodendron C 6*. Nesselsucht mit starkem Juckreiz und Unwohlsein während der Fieberphase, die in der Transpirationsphase abklingt. Gelber, wäßriger Stuhl in der Fieberphase. Starke Gelenkschmerzen.

   d) *Apis mellifica C 6*. Die Schüttelfrostphase beginnt mit plötzlichem und heftigem Erbrechen. Nesselsucht breitet sich über Kopf und Rumpf aus, während die Schüttelfrostphase abklingt, begleitet von einer Anschwellung der Lippen und des Gesichts. Gelenkschmerzen, die heftig sein können.

   e) *Chininum sulphuricum C 6*. Ohrgeräusche während der Schüttelfrostphase. Starke Empfindlichkeit der Wirbelsäule, die durch Berührung oder Druck verschlimmert wird. Die Anfälle sind sehr regelmäßig.

f) *Ipecacuanha C 6.* Ausgeprägte Übelkeit. Die Zunge ist dick mit einem gelblichen Belag überzogen. Starker Speichelfluß.

Zur Auswahl des in Frage kommenden Mittels müssen mindestens zwei der Leitsymptome vorhanden sein. Wenn eines der obigen Mittel sicher indiziert ist, kann es anfänglich *2h* gegeben werden. Wenn zwei Mittel gleichermaßen indiziert sind, gibt man sie im Wechsel mit einem anfänglichen Dosisintervall von *einer Stunde*. Auch hier können andere Potenzen als die oben angegebenen verabreicht werden, ohne das Zeitintervall zu ändern.

3. In Fällen ohne schwere Komplikationen wie zerebrale oder kardiale Malaria – diese sprechen auf (1) und (2) nicht an – ist eine Einzeldosis *Natrium muriaticum C 200* zu geben, um den Fall »eindeutig« zu machen, das heißt, das Symptomenbild so zu ändern, daß entweder Verfahren 1 oder Verfahren 2 »paßt«. Dieses Mittel ist unmittelbar nach dem Ende eines Anfalls zu geben. Diese Technik ist besonders in Fällen hilfreich, bei denen es durch die Gabe teilwirksamer schulmedizinischer Mittel zu einer Verzerrung der Symptome gekommen ist. Wenn das Symptomenbild »bereinigt« ist, ist Verfahren 1 nochmals anzuwenden, anschließend im Falle eines Versagens Verfahren 2.
4. Wenn ernsthafte Komplikationen bestehen bzw. sich entwickeln, ist umfassende medizinische Betreuung erforderlich, soweit möglich.

## Zerebrale Malaria

Hierfür kommen die nachfolgenden homöopathischen Mittel in Frage: *Stramonium, Hyoscyamus, Belladonna, Opium.*

## Kardiale Malaria

Es kommen die nachfolgenden homöopathischen Mittel in Frage: *Veratrum album, Carbo vegetabilis, Camphora, Arsenicum album*. Häufige Gaben (alle 10 bis 15 Minuten) sind indiziert.

## Homöopathische Behandlung während der Remission

Wenn die anfänglichen Malaria-Anfälle abgeklungen sind, tritt der Patient in eine Phase scheinbarer Remission ein. In dieser Phase empfiehlt es sich, andere homöopathische Mittel zu geben, um den Rückfall zu verhindern oder abzumildern, um die Wahrscheinlichkeit eines schweren Neuinfekts zu verringern und eine mögliche Vergrößerung der Milz zu behandeln:

1. Grundsätzlich beide folgende Mittel geben:
   *a) Cinchona officinalis C 30 12h*
   *b) Malaria officinalis C 30, 1 Dosis am Morgen und am Abend (im Abstand von etwa 12 Stunden) an einem festen Tag der Woche* (zum Beispiel Samstag); an diesem Tag *Cinchona officinalis* nicht einnehmen.
   (Diese Verordnung kann mehrere Wochen oder Monate fortgesetzt werden.)
2. In einigen Fällen ist die Milz vergrößert, was der Arzt bei einer Untersuchung des Bauchs feststellen kann. Auch ohne Untersuchung ist an eine Milzvergrößerung zu denken, wenn links unter dem Brustkorb Beschwerden im Oberbauch bestehen. In diesen Fällen ist neben den unter (1) genannten Mitteln über mehrere Monate eines der nachfolgenden Mittel zu verordnen:

*a) Ceanothus americanus C 6 12h*
   *b) Quercus glandium spiritus Ø 10 Tropfen 6h*
   (Die Dosis von [b] für Kinder verringern.)
3. Bei manchen Personen, die nach Malaria-Anfällen in eine kühlere Klimazone zurückgekehrt sind, treten Rückfälle nur bei einem erneuten Besuch der Tropen oder Subtropen auf. Diese Erscheinung beruht auf keinem Neuinfekt, sondern auf einem Wiederaufflammen der latenten Erkrankung. Vorbeugend kann folgendes gegeben werden:
   *Cinchona officinalis C 30 12h*
Zwei Wochen vor der Reise bis sechs Wochen nach der Rückkehr nehmen. Diese Verordnung ist der in Kapitel 3 genannten *D 8* vorzuziehen. Sinnvoll ist eine Kombination mit der für *Malaria officinalis* wie in diesem Kapitel angegeben.

## Katayama-Krankheit

Eine weitere Erkrankung, die diagnostisch mit Malaria verwechselt werden kann. Sie tritt in Verbindung mit Bilharziose auf und wird im nächsten Kapitel dieses Handbuchs besprochen. Eine Differenzierung gegenüber Malaria ist durch einen einfachen Bluttest möglich.

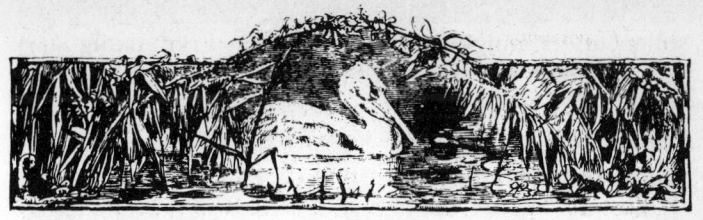

# 21 Bilharziose

Angesichts der Tatsache, daß über 200 Millionen Menschen an dieser Infektionskrankheit leiden, und angesichts der Gefährlichkeit des Reisenden verdient die Bilharziose unsere besondere Aufmerksamkeit. Schistosomen sind parasitische Saugwürmer (Trematoden), die im reifen Zustand 1 bis 2 Zentimeter lang sind und sich in den Gefäßen der Eingeweide oder der Blase des menschlichen Wirts ansiedeln. Hier legen sie ihre zahlreichen Eier, die das Gewebe erheblich irritieren können und über den Stuhl oder Urin ausgeschieden werden. Bei Kontakt mit Süßwasser schlüpfen Wimpernlarven (Miracidien), die dann bestimmte Arten von Wasserschnecken befallen. In letzteren entwickeln sie sich zu Schwanzlarven (Zerkarien), unreifen Formen, die nur junge Menschen noch ohne optische Vergrößerung sehen können. Sie verlassen die Schnecke, um einen menschlichen Wirt ausfindig zu machen. Sie schwimmen frei in Süßwasser und bohren sich bei Kontakt mit einem geeigneten Wirt durch die Haut, von wo aus sie weiterwandern und ihren Entwicklungszyklus abschließen.
Leider haben gerade Bewässerungsprojekte, die die landwirtschaftliche Unabhängigkeit und damit Selbstversorgung der Menschen in Entwicklungsländern verbessern

sollen, die Häufigkeit dieser schweren Erkrankung stark ansteigen lassen.

## Schutzmaßnahmen

Jeder, der in Bilharziose-Endemiegebiete reist, ist gefährdet, wenn er in Kontakt mit dem Wasser von Seen, Bächen, Flüssen oder Teichen kommt. Wenn man nur eine Hand in solches Wasser taucht, kann dies verheerende Folgen haben. Besonders gefährdet sind diejenigen, die einen großen Hautbereich verseuchtem Wasser aussetzen, wie zum Beispiel Badende, Wasserski-, Kanufahrer und Windsurfer. Da Paviane Träger einer Art von Schistosomen *(Schistosoma mansoni)* sein können, die auch den Menschen befallen, kann selbst Wasser gefährlich sein, das weit von menschlichen Ansiedlungen entfernt ist. Stark verschmutztes Wasser (das allerdings in anderer Hinsicht gefährlich ist) ist meist zerkarienfrei. Humanpathogene Schistosomen treten nicht in salzigem oder Brackwasser auf, jedoch können sich hier nichthumanpathogene Arten aufhalten, die eine schwere Zerkariendermatitis auslösen können (siehe Kapitel 16). Das Tragen von Taucheranzügen und Gummistiefeln bietet einen gewissen Schutz. Lange Hosen und Hemden mit langen Ärmeln bieten einigermaßen Schutz für diejenigen, die Wasserläufe überqueren oder auf Booten fahren. Zerkarien sind ohne Wasser nicht überlebensfähig; daher empfiehlt es sich, Haut, Taucheranzug, Stiefel oder Kleidung rasch zu trocknen, und zwar sobald sich Gelegenheit dazu bietet. Hygienisch nicht einwandfreie Swimmingpools stellen ebenfalls ein Risiko dar, da in ihnen Wasserschnecken leben können. Chloriertes Wasser oder schneckenfreies Wasser, das 48 Stunden steht, ist sicher. Wenn man Wasserläufe in der Nähe menschlicher Siedlungen überqueren muß, sollte man dies an einer Stelle oberhalb dieser Siedlungen tun. Wasser unmittelbar unterhalb eines Stausees ist oft stark mit Schnecken und Zerkarien verseucht.

## Formen und Vorkommen der Bilharziose

Die einzelnen Schistosomen-Arten haben eine unterschiedliche geographische Verteilung und lösen unterschiedliche Erkrankungen aus.
*Schistosoma haematobium* (Blasenpärchenegel) ruft eine Urogenital-Schistosomiasis hervor. Es sind die Blase und die damit zusammenhängenden Organe befallen. Sie tritt in vielen Teilen Afrikas (einschließlich Südafrika), auf Madagaskar, Mauritius, im Nahen Osten und in Teilen Arabiens auf. Besonders gefährlich ist der Nil. Mischinfektionen mit *S. haematobium* und *S. mansoni* kommen vor.
*Schistosoma mansoni* und *Schistosoma japonicum* führen zu einer Erkrankung der Eingeweide und der Leber. *S. mansoni* ist hauptsächlich in Afrika und Madagaskar endemisch, tritt aber auch im nordöstlichen Südamerika (vor allem Brasilien), in der Karibik und in Arabien auf. *S. japonicum* kommt in China, auf den Philippinen, auf Sulawesi (Celebes) und Japan vor.
*Schistosoma intercalatum,* das in Zentral- und Westafrika und auf São Tomé im Golf von Guinea vorkommt, ruft eine ähnliche Erkrankung wie *S. mansoni* hervor, ist jedoch milder im Verlauf. *Schistosoma mekongi,* das am Unterlauf des Mekong auftritt, ähnelt hinsichtlich des Krankheitspotentials *S. japonicum.*

## Folgen des Eindringens von Zerkarien

Kurz nach dem Eindringen des unreifen Schistosoma in die Haut kann sich Juckreiz einstellen, auf den ein juckender Ausschlag folgt *(Swimmer's itch)*. Der Ausschlag, den humanpathogene Schistosomen (mit Ausnahme von *Schistosoma japonicum*) hervorrufen, ist gegenüber demjenigen nichthumanpathogener Arten, die nicht in tieferes Gewebe vordringen und unter der Haut absterben (siehe Kapitel 16), relativ unbedeutend. In vielen Fällen bleibt die Reaktion unbemerkt oder fehlt überhaupt. Reisende in Endemiegebieten sind für eine Zerkariendermatitis anfälliger als Menschen, die in einer solchen Gegend leben.

## Schistosoma haematobium (Blasenpärchenegel)

Nach dem Eindringen von Zerkarien in die Haut folgt eine Inkubationszeit von 2 bis 24 Monaten. Die Krankheit beginnt dann oft mit einem leichten Fieber, allgemeiner Schwäche und starker Erschöpfung. Mit oder ohne diese Anfangssymptome tritt dann das typische Merkmal für die Erkrankung auf, das schmerzlose Ausscheiden von Blut im Urin, vor allem am Ende des Harnstrahls. Wenn Schmerzen auftreten, dann als dumpfer Schmerz über dem Schambein oder Brennen an der Spitze des Penis. Es können häufiges Wasserlassen und Harndrang auftreten. In manchen Fällen findet sich Blut im Stuhl. Spätere Komplikationen sind Blasenentzündung, Verdickung der Blasenwand, Nierensteine, Entzündung der Beckenorgane (unter anderem Prostata und innere weibliche Geschlechtsorgane), Polypenbildung (gestielte Formen), Blasenkrebs und Herzversagen. Schwerere Komplikationen treten eher bei wiederholtem Schistosomenbefall auf. Die Diagnose einer Urogenital-Schistosomiasis wird durch den Nachweis der typischen Trematodeneier im Urin bestätigt.

### Schistosoma mansoni

Der Befall mit diesem Erreger bewirkt eine erheblich höhere Letalität als mit *S. haematobium*. Auffällige Symptome entwickeln sich drei bis acht Wochen nach dem Eindringen der Zerkarien. Es tritt plötzliches Unwohlsein auf, Fieber, Husten, Durchfall und Nesselsucht. Dies bezeichnet man als *Katayama-Krankheit*, die im allgemeinen bei Menschen auftritt, die nicht in einem Endemiegebiet aufwuchsen. Eine Verwechslung mit Malaria (siehe Kapitel 20) oder Typhus (siehe Kapitel 23) ist möglich, doch liefert ein einfacher Bluttest die Differenzierung (Malaria-Erreger fehlen, und die Zahl der eosinophilen Leukozyten ist erhöht). Die Katayama-Krankheit ist bei dieser Infektion meist mild und klingt wieder ab. Eine Beteiligung der Darmwand führt zum Ausscheiden von Blut und Schleim, das an eine ulzeröse Kolitis oder andere Ruhrformen denken läßt (siehe Kapitel 10). In Stuhlproben finden sich die typischen Eier. Leber und Milz sind möglicherweise vergrößert. Es kann eine Anämie bestehen, und die Folge können eine schwere Nierenerkrankung (Glomerulonephritis) oder Herzversagen sein.

### Schistosoma japonicum

In Gebieten, in denen das Wasser stark mit Zerkarien verseucht ist, hat diese Krankheit in der Regel einen schwereren Verlauf als ein Befall mit *Schistosoma mansoni*. Die anfängliche Dermatitis und Reizung durch das Eindringen der Erreger in die Haut können sehr stark ausgeprägt sein. Einige Wochen später entwickelt sich eine schwere Katayama-Krankheit (siehe oben) mit ausgeprägter Nesselsucht (Urtikaria). Todesfälle sind möglich. Gelegentlich wird über längere Zeit Blut im Stuhl ausgeschieden, und es kann zu einer Vergrößerung der Leber und Milz kommen. In manchen Fällen tritt Epilepsie oder eine trommelartige Aufblähung des Bauchs als erstes schweres Leitsymptom auf.

Umgekehrt verläuft auf den Philippinen und in Indonesien, wo die Infektion weniger massiv ist, die Erkrankung insgesamt meist viel milder.

## Tropische Eosinophilie

Das Auftreten einer erhöhten Eosinophilenzahl bei einem sich krank fühlenden Patienten, der entweder in Afrika lebt oder vor kurzem dieses Land besucht hat, ist stark verdächtig auf einen Wurmbefall einschließlich Bilharziose.

## Homöopathische vorbeugende Maßnahmen

Es gibt keine schulmedizinische Immunisierungstechnik für Bilharziose, wohl aber eine homöopathische Vorbeugung, die allen zu empfehlen ist, die sich einer Gefährdung aussetzen, auch wenn das Verfahren bisher nicht bestätigt ist (siehe Kapitel 3). Ich werde jedoch nicht die Fehler meiner schulmedizinischen Kollegen wiederholen, die alles auf ein bestimmtes Mittel (oder bestimmte Mittel) setzen, sondern möchte nachdrücklich darauf hinweisen, daß die zu Beginn dieses Kapitels aufgeführten Schutzmaßnahmen möglichst zusätzlich durchgeführt werden. Wenn durch den Aufenthalt in einem Endemiegebiet Kontakt mit schistosomenverseuchtem Wasser als konkrete Möglichkeit besteht, ist folgendes einzunehmen:

*Methylenum caeruleum D 3 7 Tropfen 12h*

Bezüglich dieser Verordnung ist folgendes zu beachten:

1. Wenn der Kontakt mit verseuchtem Wasser zeitlich vorhersehbar ist (zum Beispiel bevorstehendes Kanu-Wettrennen oder eine Forschungsexkursion), ist die Einnahme des Mittels zwei Tage davor zu beginnen und bis drei Tage danach fortzusetzen.
2. Wenn sich in einem endemischen Bilharziose-Gebiet eine Zerkariendermatitis entwickelt oder wenn man in einem solchen Gebiet nicht nur unwesentlichen Kontakt mit Wasser hatte (zum Beispiel Sturz in das Wasser hinter einem Stausee), ist auch bei ausbleibenden Symptomen obiges Mittel mindestens acht Wochen lang einzunehmen.
3. Die Dosis ist für Kinder zu verringern: *1 Tropfen je 10 kg Körpergewicht 12h geben.*
4. Dieses Mittel nicht in den ersten drei Schwangerschaftsmonaten geben.
5. Menschen mit einem G-6-PDH-Mangel dürfen dieses Mittel nicht einnehmen (siehe Seite 26).
6. Die angegebene Potenz *D 3* nicht ändern.

## Homöopathische Behandlung der Bilharziose

In allen Fällen eines Verdachts auf Bilharziose ist ein Arzt aufzusuchen. Es gibt eine schulmedizinische Behandlung, die jedoch ihre Grenzen hat. Die meisten homöopathischen Erfahrungen bestehen bezüglich der Behandlung von *Schistosoma-haematobium*-Infekten, die Komplikationen im Harntrakt, in der Prostata und in den weiblichen Geschlechtsorganen auslösen. Die nachfolgenden therapeutischen Beobachtungen richten sich an den Personenkreis mit einer ärztlichen Ausbildung und Grundkenntnissen der Homöopathie:

1. Die Individualisierung eines jeden Falls, soweit möglich, liefert zwar die besten Ergebnisse, und die individuelle Reaktion auf die Infektion kann, homöopathisch gesprochen, sehr unterschiedlich sein, dennoch haben sich bestimmte Mittel bei der Behandlung der Bilharziose besonders bewährt.
2. Als Behandlungsgrundlage ist in praktisch allen Fällen folgendes zu geben:
    *Methylenum caeruleum D 3 7 Tropfen 6h*

Ausnahmen und Vorbehalte siehe Kapitel 3 über homöopathische Vorbeugung. Die Dosis für Kinder beträgt *1 Tropfen je 10 kg Körpergewicht 6h*. Dieses Mittel ist über einen längeren Zeitraum und in Verbindung mit einem der nachfolgend angegebenen Mittel zu geben.
3. Wie oft die Dosen der nachfolgend angegebenen Mittel wiederholt werden müssen, hängt stark von der Art des Mittels, der Schwere der Erkrankung, der Empfindlichkeit und der Reaktion ab. Wenn eine seltenere Wiederholung erforderlich ist, ist dies angegeben. Bezüglich der

übrigen Mittel schwankt die Dosis je nach den Umständen zwischen *zweimal täglich (12h)* und *zweimal wöchentlich* (oder noch seltener). Die Gabe tieferer Potenzen als angegeben ist möglich.
4. *Bilharzia C 200* ist für die Behandlung akuter (einsetzender) und chronischer Bilharziose wesentlich und wird meist in wöchentlichen Intervallen gegeben.
5. *Medorrhinum C 200* ist oft in chronischen Fällen mit fortgeschrittenen Erkrankungen der Beckenorgane erforderlich, da es die Fibrosen, Granulome, Papillome und chronischen Harnwegssymptome abdeckt. Dieses Mittel ist seltener zu geben (höchstens einmal alle zwei Wochen).
6. *Thuja C 200* oder höher ist oft in diesen chronischen Fällen angezeigt und ist wie (5) in größeren Abständen zu geben.
7. *Carcinosin C 200* ist wegen der Tendenz der Erkrankung, in Blasenkrebs zu münden, in chronischen Fällen ebenfalls in Betracht zu ziehen. Es kommt bei den meisten chronischen Fällen in Betracht, sollte jedoch in größeren Abständen (höchstens einmal monatlich) gegeben werden.
8. *Terebinthina C 200* oder höher ist das am häufigsten angezeigte Mittel für Bilharziose. Das Arzneimittelbild am Gesunden umfaßt nicht nur die Symptome von *Schistosoma haematobium*, sondern auch diejenigen von *S. mansoni* und *S. japonicum*. Es hat den juckenden erythematösen Ausschlag und die Urtikaria der Anfangsphase, alle Eingeweide-, Harntrakt- und selbst die Atemsymptome und die Bauchwassersucht (Aszites) der fortgeschrittenen Fälle. Die alten Bauern Südafrikas, die noch nicht völlig im Bann der »modernen Wissenschaft« stehen, kennen das Mittel. Sie sprechen mit Hochachtung von der Wirkung

eines »Schlückchens ›Turps‹« (Terpentin) zur Prophylaxe und Heilung.
9. *Chininum sulfuricum C 200* und *Cinchona officinalis C 200* umfassen viele der Symptome und Anzeichen der Darmvariante, und *Chininum arsenicosum C 200* hat vielen chronischen Fällen geholfen, in denen Übelkeit, schwere Erschöpfung und Schwäche die Leitsymptome waren.
10. *Antimonium tartaricum C 200* ist ein weiteres hervorragendes Mittel bei Bilharziose und ist häufig indiziert. Es umfaßt sowohl die Symptome der urogenitalen wie auch der intestinalen Variante. Das Auftreten von Schwindel und Schwäche spricht deutlich für die Indikation dieses Mittels. Es ist immer notwendig bei denjenigen Patienten, denen einmal für ihre Bilharziose Brechweinstein *(Tartarus stibiatus)* in Dosen verordnet wurde (und manchmal noch wird), die für ein Pferd gereicht hätten, und die nie richtig gesund geworden sind. Diese Fälle erfordern weiterhin *Bilharzia C 200* einmal wöchentlich oder alle 14 Tage.

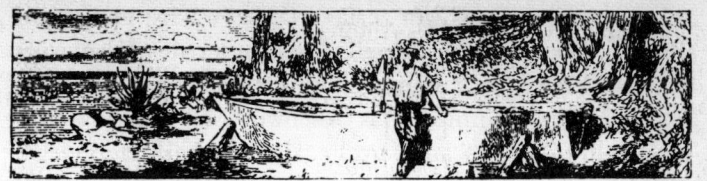

# 22 Tropische Hautgeschwüre

Hautgeschwüre sind in den Tropen außerordentlich häufig. Es ist wichtig, zwischen den verschiedenen Typen zu unterscheiden, da die Behandlung ganz unterschiedlich ist.

## Ulcus tropicum (phagedänisches Geschwür)

Mit dem Begriff *Ulcus tropicum* wird eine bestimmte Form von in den Tropen vorkommenden Geschwüren bezeichnet. Die weitaus meisten dieser Geschwüre treten unterhalb des Knies auf, und sie sind vor allem im tropischen Afrika, in Südamerika und in Südostasien verbreitet. Die genaue Entstehung ist unbekannt, doch nimmt man an, daß eine Sekundärinfektion (durch verschiedene Bakterien) von Insektenstichen oder kleineren Hautverletzungen zugrunde liegt. Sie treten vor allem bei Landarbeitern auf. Eine Vorbeugung ist möglich, wenn alle Hautverletzungen, auch geringfügige, mit entsprechender Hygiene behandelt werden.

Meist beginnt die Erkrankung mit einer schmerzenden Papel oder Blase (oft unterhalb des Knies), die zu einem schmerzhaften Geschwür zerfällt. Dieses wächst im Verlauf einiger Wochen sehr schnell. Die Ränder des Geschwürs sind rot, leicht erhaben, geschwollen und empfindlich, aber nicht unterminiert. Das Geschwür wächst nicht nur in die Breite, sondern auch in die Tiefe, wobei tiefergelegenes Gewebe zerfressen werden kann (es kann zur Zerstörung von Muskeln und sogar von Knochen kommen). Das Geschwür ist übelriechend und am Grund mit Eiter bedeckt. Nach einigen Wochen hört die Ausdehnung des Geschwürs auf, nachdem es einen Durchmesser von 1 bis 10 Zentimetern erreicht hat. Gelegentlich treten mehrere Geschwüre gleichzeitig auf.

Während manche Geschwüre spontan heilen, bleiben viele über Jahre bestehen. Wichtige mögliche Komplikationen sind Infektion von Knochen (Knochenmarkentzündung), Infektion von Gelenken (bakterielle Arthritis), Wundstarrkrampf, bakterielle Blutvergiftung (Septikämie), Sekundärinfektion mit Diphtheriebakterien (siehe nachfolgend unter *Diphtherie der Haut*) und Krebsbildung am Rand des Geschwürs. Bei alten Geschwüren ist der Grund mit dichtem Fasergewebe bedeckt, wodurch die Heilungsaussichten erheblich verschlechtert sind. Hier sind Ausscheidung und Hauttransplantation als die einzige sinnvolle Abhilfe indiziert. Daraus ergibt sich, daß der Frühbehandlung des *Ulcus tropicum* größte Bedeutung zukommt, wobei die *örtlichen* Maßnahmen am wichtigsten sind:

1. Oberflächliche Reinigung der Wunde zur Entfernung von Schorf (abgestorbenem Gewebe), Eiter und oberflächlichen Bakterien. Die Gliedmaße ist ruhigzustellen und das Geschwür mit *Wasserstoffperoxid 1%ig* zu spülen. Anschließend ist ein in *Rosenwasser (dreifach)* eingetauchter Verband anzulegen. Um eine Austrocknung zu ver-

hindern, ist er mit einer beliebigen verfügbaren Plastikumhüllung abzudecken. Das Geschwür ist in dieser Weise täglich zu spülen und zu verbinden, bis es sauber ist (drei bis sieben Tage). Diese Behandlung von Geschwüren mit feuchten Verbänden geht auf Paracelsus zurück.
2. Anwendung innerlicher homöopathischer Mittel zur Anregung der Immunreaktion auf Bakterien in den Geweben und der örtlichen Heilung. Die innerliche homöopathische Behandlung ist so früh wie möglich in Verbindung mit der örtlichen Reinigung aufzunehmen. Man beginne mit:
   *Mercurius solubilis C 6 6h*
3. Zeichen der Besserung ist ein deutlicher Rückgang oder ein Aufhören des Schmerzes. Das Mittel weiterhin geben.
4. Wenn der Schmerz nicht innerhalb von sieben Tagen besser wird, das Mittel zum Einnehmen wie folgt ändern:
   *Acidum nitricum C 6 6h*
5. In hartnäckigen Fällen statt dessen folgendes Mittel zum Einnehmen geben:
   *Carbo vegetabilis C 6 6h*
6. Wenn das Geschwür sauber und der Schmerz deutlich zurückgegangen ist, muß die lokale Heilung gefördert werden. Die Spülungen und die feuchten Umschläge werden jetzt beendet, während das entsprechende homöopathische Mittel zum Einnehmen weiter gegeben wird. Wichtig ist jetzt, *nicht anhaftende* Verbände täglich anzulegen und den heilenden Rand des Geschwürs möglichst zu schonen. Man kann Paraffingaze oder in Kokosöl getauchte Gaze verwenden; besser ist jedoch großzügig in *Unguentum Calendulae* 5% getauchte Gaze (*Cremor Calendulae* [Calendulasalbe] darf nicht verwendet werden, da der Verband mit dem Geschwür verkle-

ben und beim Abnehmen neugebildete Haut verletzen kann).
7. Wenn während der Behandlung mit fettigen Verbänden am Grund des Geschwürs Eiter erscheint, ist wieder mit den Spülungen und den feuchten Verbänden wie unter (1) beschrieben zu beginnen. Wenn das Geschwür sauber ist, können erneut Salbenverbände angelegt werden.
8. Die Behandlung ist fortzusetzen, bis eine vollständige Heilung erzielt ist. Schwere Komplikationen sind normalerweise mit rechtzeitiger Behandlung zu verhindern; wenn sie jedoch auftreten, ist ärztliches Eingreifen erforderlich.

## Buruli-Ulkus

Hierbei handelt es sich um ein schwere Schäden hervorrufendes Hautgeschwür, das in Afrika, Südostasien, Papua-Neuguinea und auf dem amerikanischen Kontinent vorkommt. Es wird hervorgerufen durch das Bakterium *Mycobacterium ulcerans*, das dem Tuberkulosebakterium ähnelt. Im Gegensatz zu letzterem ist hier der Übertragungsmechanismus unbekannt, weshalb man keine sinnvollen Vorschläge zur Vorbeugung geben kann.

Das Geschwür befällt vor allem die Gliedmaßen, kann jedoch überall am Körper mit Ausnahme der Kopfhaut auftreten. Es beginnt mit festen, schmerzlosen Knoten (oder Knötchen), die eventuell leicht jucken. In dieser Phase ist eine Verwechslung mit einem Insektenstich möglich, doch ergibt eine sorgfältige Untersuchung, daß in der Mitte der Erhebung die Vertiefung fehlt, die typischerweise bei einem Insektenstich vorhanden ist. Weiterhin besteht keine auffällige Entzündung. Dieser Knoten kann entweder im

Verlaufe mehrerer Wochen rasch oder im Verlaufe mehrerer Monate langsamer wachsen. Rechtzeitige Erkennung und Ausschneidung in dieser Phase führt zu einer vollständigen Heilung. Meist jedoch wird die Art der Erkrankung nicht erkannt, und es bildet sich ein Geschwür, das sich sehr schnell ausbreiten und schwere Schädigungen des Hautgewebes hervorrufen kann. Diese Erkrankung läßt sich anhand des klinischen Bildes leicht vom *Ulcus tropicum* (siehe oben) unterscheiden: Es ist schmerzlos, und die Geschwürsränder sind unterminiert (ein *Ulcus tropicum* ist schmerzhaft, und die Ränder sind nicht unterminiert). Es können Satellitengeschwüre auftreten, die mit dem Hauptgeschwür über Kanäle unter der Haut verbunden sind. Nach der anfänglichen raschen Ausbreitung hat das Geschwür die Tendenz, spontan im Verlaufe von Monaten oder Jahren zu heilen, wobei es jedoch eine schwere Narbenbildung und Verformung der Gewebe hinterläßt. Die Bestätigung der Diagnose ist mittels einer bakteriologischen Analyse des befallenen Gewebes möglich.

Neben der Bekämpfung der Infektion ist die chirurgische Wiederherstellung der Integrität der Haut wichtig. Behandlung mit Antiseptika kann sinnvoll sein. Wirksam ist eine frisch zubereitete *Silbernitratlösung (Lotio Argenti Nitratis) 0,5 %*. Feuchte Umschläge mit einer *Chelidonium-majus*-Lösung können wegen ihrer antimykobakteriellen Wirkung in Betracht gezogen werden *(Chelidonium majus Ø 1 Teil + sauberes Wasser 9 Teile)*. Es gibt auch schulmedizinische Mittel zum Einnehmen. Homöopathisch kann das Mittel *Bacillinum* in hohen Dosen und großen zeitlichen Abständen unter der Aufsicht eines homöopathischen Arztes bzw. Heilpraktikers hilfreich sein.

### Diphtherie der Haut

Diphtherie der Haut (siehe auch Kapitel 3) erscheint meist am Bein, kann aber auch an sonstigen Bereichen auftreten, wo Kleidung scheuert. Schlechte Hygiene führt insbesondere in den Tropen und Subtropen zur Infektion selbst kleinster Hautverletzungen. Zunächst zeigt sich eine kleine, schmerzhafte Blase, die mit einer strohfarbenen Flüssigkeit gefüllt ist. Platzt sie auf, entsteht hieraus ein Ulkus. Dieses Geschwür ist meist solitär, kreisförmig, von ausgestanztem Aussehen mit unterminierten, verdickten, dunkelblauen Rändern. Der Grund ist mit grauen Zelltrümmern bedeckt, unter denen man gelegentlich eine anhaftende Schorfmembran findet. Das Geschwür kann viele Monate bestehen, bevor es spontan heilt. Allerdings ist nicht das Geschwür selbst das Hauptproblem. Weitaus wichtiger ist, daß die eingedrungenen Diphtheriebakterien ein starkes Gift erzeugen, das auf das Nervensystem wirkt. Die Anfangssymptome sind Empfindungsausfall, Kälte der Extremitäten und Schleier vor den Augen. Später treten Koordinationsstörungen, Halslähmung, Schwäche der Gelenke und Knöchel (Handgelenk und Fußlähmung) auf. Der Beginn der lokalen Lähmungen hängt von der Lage des Geschwürs ab. Es können sich schwerere Lähmungen anschließen, auf die der Tod folgen kann.

Die Kombination des charakteristischen Erscheinungsbildes des Geschwürs mit seinen ausgestanzten Rändern und dem anhaftenden Schorf mit dem Auftreten von Lähmungen sichert praktisch die Diagnose Diphtherie der Haut, selbst wenn keine bakteriologische Gewebeanalyse durchgeführt wurde. Angesichts der möglichen schwerwiegenden Folgen ist sofort ein Arzt hinzuzuziehen. Die homöopathische Behandlung umfaßt folgendes:

1. Regelmäßige Anwendung feuchter Umschläge mit *Hydrastis-Lösung* am Geschwür *(Hydrastis Ø 1 Teil + sauberes Wasser 9 Teile).*
2. Zusätzlich können die nachfolgenden Mittel in Kombination 6h gegeben werden:
    a) *Kalium bichromicum C 6*
    b) *Causticum C 30*
3. Zusätzlich folgendes geben, falls verfügbar:
    *Diphtherinum C 30 12 h*

## Drakunkulose (Drankontiase/Medinawurm-Infektion)

Etwa zehn Millionen Menschen sind weltweit mit dem *Medinawurm (Dracunculus medinensis)* infiziert. Er tritt in West- und Zentralafrika (Kamerun bis Mauretanien, Uganda, Südsudan), in Saudi-Arabien, Jemen, Iran, Turkestan, Brasilien und auf dem indischen Subkontinent auf. In einzelnen Gegenden sind bis zu 60 Prozent der Bevölkerung befallen.

Die Infektion erfolgt durch Verschlucken von Wasser mit Wasserflöhen (Hüpferlingen, Zyklopsarten), die Zwischenwirt der unreifen Formen (Larven) des Wurms sind. Diese Larven dringen dann in die Eingeweide ein und reifen im Gewebe. Der männliche Wurm verursacht in seinem menschlichen Wirt keine direkten Beschwerden und stirbt unmittelbar nach der Paarung mit einem Weibchen. Das befruchtete Weibchen, das eine Länge von 1 Meter und mehr erreichen kann, wandert allmählich zur Körperoberfläche, die sie etwa neun bis vierzehn Monate nach der Erstinfektion erreicht. Die ersten Krankheitsanzeichen treten auf, wenn der Kopf des Wurms sich der inneren Oberfläche der Haut nähert. Die örtlichen Symptome sind Rötung, Empfindlichkeit, Brennen und Jucken. Fieber und Nesselsucht können ebenfalls auftreten. Seltener sind Durchfall, Erbrechen, Giemen und Ohnmacht. Der Kopf des Wurms erzeugt eine Blase auf der Haut, die spontan aufplatzt, woraufhin die Allgemeinsymptome zurückgehen. Es entsteht ein schmerzhaftes Geschwür meist am Bein oder Fuß (gelegentlich auch anderswo), in dessen Mitte man eine perlenartige Schleife (den Uterus des Wurms) sehen kann. Wenn das Geschwür mit Wasser in Berührung kommt, werden Larven entlassen, die als milchige Flüssigkeit erscheinen und von den Hüpferlingen aufgenommen werden. In manchen Fällen sind mehrfache Geschwüre vorhanden. Zu den Komplikationen, die durchaus nicht selten sind, gehören Abszeßbildung, bakterielle Blutvergiftung (Septikämie), Arthritis (wenn der Wurm in ein Gelenk eindringt) und Tetanus. Einige septische Komplikationen können auch durch ungeeignete Versuche entstehen, den Wurm zu entfernen.

Auch ohne Behandlung verschwinden viele Geschwüre spontan innerhalb von sechs Wochen, wobei der Wurm im Gewebe abstirbt und verkalkt. Die nachfolgend beschriebene Behandlung ist nur geeignet, wenn sie kompetent und aseptisch durchgeführt werden kann. Anderenfalls ist es besser, nichts zu unternehmen, bis Versorgung durch einen Arzt möglich ist.

Ziel der Behandlung ist es, die Zeit der Erkrankung zu verkürzen und die Wahrscheinlichkeit von Komplikationen zu beschränken. Der Wurm wird mit geringfügigen modernen Verbesserungen nach dem Verfahren entfernt, das der griechische Arzt Hippokrates beschrieb. Einige Tage lang wird der Fuß (bzw. das Bein) täglich 30 Minuten in Wasser getaucht. Dadurch wird der Uterus des Wurms entleert. Bei Geschwüren an anderen Körperteilen werden im selben

zeitlichen Rahmen feuchte Umschläge angewandt. Der Uterus ist leer, wenn keine milchige Flüssigkeit (das heißt Larven) mehr entleert wird. Der Wurm, der jetzt in der Mitte des Geschwürs besser sichtbar ist und ein wenig heraustritt, wird mit einer Pinzette gefaßt und ein wenig weiter herausgezogen. Der Wurm ist mit einem Faden oder durch Einklemmen an einem dünnen, runden, sterilisierten Hölzchen von einigen Millimetern Durchmesser zu befestigen. Dann wird der Wurm durch Aufrollen auf dem Hölzchen leicht gezogen, wobei man sofort aufhört, wenn Widerstand spürbar ist. Zu starker Zug führt zum Abreißen des Wurms und möglicherweise zu einer schweren Entzündung des Gewebes. Dieses Verfahren ist täglich zu wiederholen, bis der Wurm vollständig herausgezogen ist, was vierzehn Tage oder länger dauern kann. Das nachfolgende homöopathische Mittel zum Einnehmen kann das Entfernen des Wurms beschleunigen:
*Silicea C 6 6h*

Wenn nicht gerade das Geschwür in Wasser eingetaucht, mit feuchten Kompressen behandelt oder der Wurm gezogen wird, muß das Geschwür zur Vermeidung von Sekundärinfekten mit sauberen Verbänden geschützt werden. Diese können wegen der antiseptischen Eigenschaften mit *Rosenwasser (dreifach)* getränkt werden.
Einer Medinawurminfektion kann man vorbeugen, indem man Wasser durch zwei Lagen eines Hemdstoffs filtert, die die Hüpferlinge wirksam entfernen. Alternativ kann man das Wasser abkochen. Wegen der Ansteckungsgefahr besonders gefürchtet sind vor allem die Treppenbrunnen Indiens, wo die Wasserträger häufig Medinawurmgeschwüre auf ihrem Rücken entwickeln. Fließendes Wasser ist meist weniger gefährlich als Brunnenwasser.

## Hautleishmaniase (kutane Leishmaniase)

Diese Krankheit ist eine der bedeutendsten Ursachen von geschwürigen und entstellenden Hautschädigungen der Welt, und Reisende können sie sich sehr leicht zuziehen. Die Erreger, Leishmanien, von denen es drei Typen gibt, sind protozoische Parasiten, die durch den Stich der Weibchen bestimmter Arten von Sandmücken übertragen werden. Verschiedene Tiere (wie zum Beispiel Hunde, Füchse, Schakale und Wüstenspringmäuse) sind Reservoire der Infektion.

Der Vorbeugung gegen Sandmückenstiche kommt größte Bedeutung zu. Neben den allgemeinen, in Kapitel 14 genannten Maßnahmen sind zusätzliche Vorbeugungsmaßnahmen notwendig, die sich aus der bekannten Lebensweise und der Größe der Sandmücke ergeben. Folgende Punkte sind zu beachten:

1. Sandmücken sind hellgelbe oder graue Mücken mit langen, schlanken Beinen, derentwegen es aussieht, als ob sie auf Stelzen stünden. Sie sind meist höchstens 2 bis 3 Millimeter lang und schlüpfen ohne weiteres durch normale Moskitonetze. Einsprühen der letzteren mit einem Insektizid verbessert den Schutz und ist möglicherweise angenehmer als die Verwendung eines feineren Sandmückennetzes, das so dicht gewebt ist, daß man in einem heißen Klima nachts darunter nicht schlafen kann.
2. Sandmücken fliegen nicht sehr hoch, meist nicht höher als 60 Zentimeter. Man wird also weniger leicht gestochen, wenn man zu Pferde oder zu Kamel reist und in Gebäuden im ersten Stock oder höher schläft. Wenn das Gebäude nur ein Erdgeschoß hat, schlafen Sie am besten auf dem Dach.

3. Sandmücken haben einen geringen Flugradius und entfernen sich selten weiter als 200 Meter von ihren Brutplätzen. Brutplätze sind Abfallhaufen, Risse in Mauern, Höhlen, Toiletten im Freien, Termitenhügel und andere dunkle und feuchte Orte. Diese sind oft gut erkennbar und leicht zu vermeiden. Zelten Sie im Nahen Osten nicht in der Nähe von Kolonien der Wüstenspringmaus, und schlafen Sie nicht in Orten, deren Bewohner viele unregelmäßige Narben im Gesicht tragen.
4. Sandmücken stechen nicht nur nachts. Besonders aggressiv sind sie in der Morgen- und Abenddämmerung, und man sollte um diese Zeit keine Spaziergänge machen.

Es gibt drei Hauptformen der kutanen Leishmaniase:
a) kutane Leishmaniase der Alten Welt (Orientbeule),
b) kutane Leishmaniase Südamerikas,
c) mukokutane Leishmaniase Südamerikas.

Eine weitere Form, die viszerale Leishmaniase (Kala-Azar), die hauptsächlich eine Krankheit der inneren Organe ist, wird in Kapitel 26 besprochen.

## Kutane Leishmaniase (Orientbeule)

Diese Erkrankung tritt in vielen tropischen und subtropischen Gegenden auf, am Mittelmeer, im Nahen Osten, in Nordafrika und im asiatischen Teil Rußlands. Das klinische Erscheinungsbild ist unterschiedlich und hängt von der jeweiligen Art des Parasiten ab. Die städtische Form *(Leishmania tropica)*, bei der der Hund das natürliche Reservoir der Infektion ist, tritt oft in großen Städten wie zum Beispiel Bagdad, Aleppo, Damaskus, Teheran und Delhi auf, außerdem an der Costa del Sol, in Südfrankreich und Italien, auf

Mallorca und den griechischen Inseln. Die ländliche Form *(Leishmania major)* kommt vor allem in den Halbwüsten von Iran, Irak, im nordöstlichen Saudi-Arabien, in Jordanien und Israel vor, wobei hier das natürliche Erregerreservoir die Wüstenspringmaus ist. Sie tritt weiterhin in Afghanistan, im südlichen Teil der ehemaligen Sowjetunion und in Afrika auf.

Die Infektion ist im allgemeinen auf den Bereich des Sandmückenstichs (oft Gesicht oder Arm) beschränkt. Die ersten Anzeichen erscheinen einige Tage bis mehrere Monate danach. Die typische *städtische* Schädigung ist ein einzelner, trockener Knoten auf der Haut, der langsam oder überhaupt nicht ulzeriert, meist schmerzhaft ohne sekundären bakteriellen Infekt ist und innerhalb etwa eines Jahres ohne wesentliche Narbenbildung heilt. Im Gegensatz dazu geht die typische *ländliche* Form nach der Entwicklung eines großen Knotens (2 Zentimeter Durchmesser) rasch in mehrfache nässende, ulzerierende Beulen mit Krustenbildung über, die zwar schneller heilen, dafür aber mit schwereren Narben. Wieder eine andere Form ruft *Leishmania aethiopica* im Hochland Äthiopiens und Kenias sowie in Südwestafrika hervor, wo Felsenmarder, Baummarder und Riesenratte die natürlichen Erregerreservoire sind. Die Hautschädigungen ähneln hier denjenigen der oben beschriebenen städtischen Form, doch erfolgt die Spontanheilung langsam und kann sich über mehrere Jahre hinziehen. Eine seltene Komplikation dieser Infektion ist die Entstehung mehrfacher nicht ulzerierender Schädigungen am ganzen Körper, die einer Knotenlepra (siehe Kapitel 23) ähneln.

Die Diagnose der Krankheit wird durch Geschabsel oder abgesaugte Flüssigkeit vom gesäuberten Rand des Geschwürs bestätigt, nicht aus normalen Absonderungen, da diese niemals Parasiten enthalten.

Im allgemeinen heilen die Schädigungen der kutanen Leishmaniase (Orientbeule) spontan und ohne besondere Behandlung, wobei Immunität gegenüber weiteren Infektionen zurückbleibt. Das größte Problem ist die Bildung von Narben, die entweder entstellend sind oder, wenn sie im Bereich eines Gelenks wie zum Beispiel dem Handgelenk auftreten, zu Bewegungseinschränkungen führen. Sekundärinfektionen geschwüriger Bereiche ist durch sorgfältige Hygiene einschließlich regelmäßiger Spülungen mit *Rosenwasser (dreifach)* zu vermeiden. Weitere Behandlungsformen einschließlich des Einsatzes schulmedizinischer parasitentötender Mittel sind möglich, um den Verlauf und die Schwere der Erkrankung zu beeinflussen und die Bildung von Narbengewebe auf ein Mindestmaß zu beschränken. Homöopathisch kann während der Dauer der Erkrankung eine Nosode entsprechend der jeweiligen Art von *Leishmania* eingesetzt werden. Dies ist zum Beispiel bei der »städtischen« Leishmaniase der Fall:

*Leishmania tropica (canis), C 30 einmal wöchentlich*

Darüber hinaus kann bei beginnender Heilung Nachstehendes eingesetzt werden, um die Narbenbildung zu verringern:

1. Folgendes einnehmen:
   *Thiosinaminum C 6 12h*
2. Äußerlich die folgende Salbe 12h auftragen:
   *Cremor Graphitum D 8*        30 g
   *d-α-Tocopheryl acetati*        600 I.E.

### Kutane Leishmaniasis Südamerikas

Auf dem amerikanischen Kontinent ist die kutane Leishmaniasis von Argentinien bis Mexiko (Yucatán) endemisch und tritt gelegentlich auch in den südlichen USA auf. Die tierischen Erregerreservoire sind Nagetiere, Krallenaffen, Faultiere und Ameisenbären. Die Diagnose wird durch Geschabsel, Biopsie oder abgesaugte Gewebsflüssigkeit bestätigt. Die Hautschädigungen bei dieser Leishmaniasis-Form sind in der Regel Geschwüre, doch treten auch Knoten und warzenförmige Schädigungen auf. In Yucatán und Mittelamerika ist *L. mexicana mexicana* der Erreger des *Chiclero-Ulkus*, einer ulzerierenden Form, die den Ohrknorpel zerstört und vielfach bei Gummisammlern (für die Kaugummiproduktion) auftritt. *L. mexicana amazonensis* und *L. mexicana pifanoi* können mehrfache Hautschädigungen ähnlich denjenigen von *L. aethiopica* (siehe oben) hervorrufen, die einer Knotenlepra ähneln. Die von *L. braziliensis braziliensis* hervorgerufene Erkrankung kann in die schwere Form mukokutane Leishmaniasis übergehen, der nachfolgend ein eigenes Kapitel gewidmet ist.

## Mukokutane Leishmaniasis Südamerikas (Espundia)

*L. braziliensis braziliensis* ist die Ursache schwerer zerstörerischer Schädigungen von Mund und Nase in den Regenwäldern Südamerikas und Mittelamerikas bis nach Belize. Diese Erkrankung wird als mukokutane Leishmaniasis oder *Espundia* bezeichnet. Da sie hauptsächlich auf dem Lande auftritt, stellt sie für diejenigen weniger ein Problem dar, die in den Städten bleiben. Überträger ist eine aggressive Sandmücke, die selbst am Tage angreift, wenn der Himmel bedeckt ist. Das Erregerreservoir ist nicht sicher bekannt, jedoch könnte es der Hund oder das Pferd sein. In selteneren Fällen wird Espundia durch *L. braziliensis panamensis* hervorgerufen, das in Panama und möglicherweise anderswo in Südamerika auftritt, wo das Erregerreservoir das Faultier ist.

Zum Leidwesen des Klinikers sind die hervorgerufenen Anfangsschädigungen von denjenigen der gutartigeren Formen der kutanen Leishmaniasis Südamerikas (siehe oben) praktisch nicht zu unterscheiden. Nach einer Inkubationszeit von mindestens fünfzehn Tagen erscheint die Anfangsläsion, eine einzelne oder mehrfache Schädigung, auf exponierter Haut, meist vorne auf dem unteren Drittel des Beins. Es handelt sich um eine juckende oder schmerzende Erhebung, die zu einem Knoten wird und anschließend ulzeriert oder eine warzenähnliche Form annimmt. Diese Schädigung heilt anschließend in einem Zeitraum von drei bis zwölf Monaten langsam unter Bildung von Narbengewebe ab. Bei bis zu 80 Prozent der Erkrankten erscheinen dann Folgeschädigungen in der Nase. Diese können gleichzeitig mit der Anfangsläsion, kurz nach der Heilung oder aber erst nach zwei bis zwanzig Jahren erscheinen. Im allgemeinen wird zuerst die Vorderseite der Nasenscheidewand befallen. Es können Verstopfung, Schnupfen, Schmerzen oder Blutungen auftreten. Dann kann die Erkrankung auf die übrige Nase, den Gaumen, den Mund, den Rachen und den Kehlkopf übergreifen. Bei der Untersuchung finden sich Geschwüre und Polypen mit erheblichen Gewebszerstörungen, die unbehandelt zu schwersten Verstümmelungen führen. Sekundäre bakterielle Infekte sind nicht selten. Das gesamte Erscheinungsbild eines manifesten Falles läßt an eine krebsige Zerstörung des Gesichts denken, mit der sie verwechselt werden kann, doch sichert eine Biopsie die Diagnose.

## Behandlung der kutanen Leishmaniasis Südamerikas und der mukokutanen Leishmaniasis Südamerikas

Zwar heilen die meisten Knoten oder Geschwüre spontan auch dann, wenn keine andere Behandlung als die Vorbeugung gegen sekundäre bakterielle Infekte durchgeführt wird, doch besteht neben dem Problem der Narbenbildung die konkrete Gefahr, daß sich bei einigen eine Espundia entwickelt. Da spezielle Tests fehlen, dürfte es sinnvoll sein, in endemischen Espundia-Gebieten alle Erkrankungen zum frühestmöglichen Zeitpunkt zu behandeln. Knoten, warzenähnliche Schädigungen oder Geschwüre, die man sich möglicherweise bei einem Besuch in einem solchen Gebiet zugezogen hat, dürfen nicht ignoriert und müssen einem Arzt vorgestellt werden. Es gibt schulmedizinische Mittel, während die Homöopathie wertvolle Unterstützung leisten kann, insbesondere im Falle einer manifesten schweren Espundia, wo die Schulmedizin in vielen Fällen versagt. Die nachfolgenden Anmerkungen richten sich insbesondere an Mediziner oder Heilpraktiker mit homöopathischen Kenntnissen:

1. In allen Fällen kann eine Nosode aus dem erkrankten Gewebe, die zu der an dem jeweiligen Fall beteiligten Art von *Leishmania* paßt, in der *dreißigsten* Potenz oder höher einmal wöchentlich gegeben werden. Wenn keine mikrobiologische Bestätigung des Erregers vorhanden ist, können Geschabsel oder abgesaugte Flüssigkeit vom Rand eines Geschwürs oder Biopsiematerial in achtzig- bis neunzigprozentigem Alkohol zur Potenzierung an eine homöopathische Apotheke geschickt werden. Alternativ kann eine gemischte Nosode mit verschiedenen

*Leishmania*-Stämmen, insbesondere *L. braziliensis braziliensis*, in derselben Weise verordnet werden.
2. Zusätzlich ist bei manifesten Espundia-Fällen das Mittel *Medorrhinum C 200* höchstens einmal in zwei Wochen zum Einnehmen zu geben, insbesondere bei Polypenbildung. Weiterhin kommt *Thuja C 200* in ähnlich großen zeitlichen Abständen in Betracht.
3. Zusätzlich ist bei manifesten Espundia-Fällen mit Erosion und Zerstörung der Nasenscheidewand eines der nachfolgenden Mittel zum Einnehmen zu geben:
    *a) Aurum metallicum C 6 6–12h*
    *b) Kalium bichromicum C 6 6–12h*
    *c) Hippozaenium C 30 einmal wöchentlich*

## Weitere Ursachen chronischer tropischer Hautgeschwüre

1. Tuberkulose (siehe Kapitel 23),
2. Sichelzellenanämie beim Erwachsenen (in Afrika selten),
3. tropisches Geschwür bei Lepra (siehe Kapitel 23),
4. tertiäre Syphilis (Gumma).

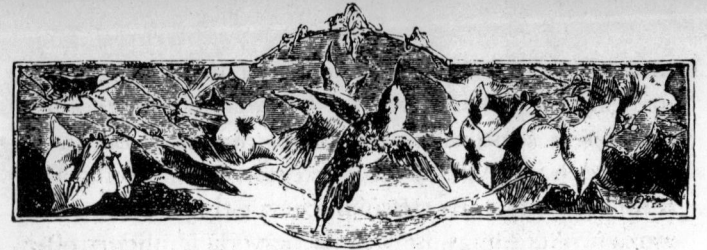

# 23 Einige gefürchtete Bakterien

Obwohl es heute Antibiotika gibt, sind bakterielle Erkrankungen nach wie vor eine bedeutende Krankheits- und Todesursache.

## Typhus

Die beiden häufigsten Fieberursachen bei Rückkehrern aus warmen Klimazonen sind Malaria (siehe Kapitel 20) und Typhus. Typhus, der durch infizierte Nahrungsmittel oder infiziertes Wasser übertragen wird und somit eine Krankheit mangelnder Hygiene ist, kommt weltweit vor, vor allem aber in den Tropen und Subtropen. Der Erreger ist *Salmonella typhi*. Bezüglich vorbeugender Maßnahmen siehe Kapitel 3 und 10 dieses Handbuchs. Zu beachten ist, daß Menschen mit niedriger Magensäure (zum Beispiel Patienten, die Mittel gegen Magensäure einnehmen) für diese Erkrankung anfälliger sind.

Die Inkubationszeit beträgt im allgemeinen acht bis achtzehn Tage; möglich sind aber auch drei bis zu sechzig Tagen. Für den typischen Verlauf können die folgenden Phasen der Krankheit angegeben werden:

1. *Erste Woche.* Unwohlsein, starke Kopfschmerzen, Appetitmangel, Heiserkeit, belegte Zunge, Halsentzündung, trockener Husten, Nasenbluten, unklare Bauchbeschwerden und Verstopfung. In dieser Phase könnte die Krankheit mit einer gewöhnlichen Grippe verwechselt werden. Allerdings ist der Fieberverlauf anders. Die Temperatur kann in der ersten Woche stufenweise auf 39 bis 40 °C ansteigen, während der Puls ungewöhnlich langsam bleibt. Bei Fieber nimmt der Puls normalerweise je 1°C Temperaturanstieg um achtzehn Schläge pro Minute zu. Bei Typhus dagegen kann der Puls zwanzig bis vierzig Schläge pro Minute unter dem normalerweise zu erwartenden Wert liegen. Selbst bei 40°C kann der Puls weniger als hundert Schläge pro Minute betragen. (Einen ähnlich langsamen Puls findet man auch bei Gelbfieber, Dengue, Fleckfieber und Papataci-Fieber.)
2. *Die zweite Woche.* Die Temperatur bleibt hoch, und der Puls steigt. Die Bauchsymptome werden ausgeprägter, und es können Schmerzen und Empfindlichkeit an der rechten Seite des Unterleibs (im »Blinddarmbereich«) auftreten. Leber und Milz vergrößern sich und sind vom Arzt zu tasten. Nach sieben bis zehn Tagen erscheinen hellrosa Flecken (Roseolen) von etwa 2 bis 5 Millimeter Durchmesser, die leicht erhaben sind und auf Druck verschwinden. In den meisten Fällen finden sie sich auf dem Rumpf, und ihre Zahl schwankt zwischen zwei bis drei und vielen.
3. *Ende der zweiten Woche, Anfang der dritten Woche.* Dies ist die kritische Phase der Erkrankung. In 25 Prozent der Fälle weicht die Verstopfung einem Durchfall, der einem »Erbsbrei« ähnelt. Es können Verwirrung, Starre (mit leerem Blick, aber ansprechbar), Unwohlsein, Desorientierung oder Delirium auftreten. Es bestehen starke

Kopfschmerzen und gelegentlich Steifigkeit des Nackens (ähnlich einer Meningitis). Es können Darmblutungen und Perforation der Eingeweide mit tödlichem Ausgang folgen. Perforation der Eingeweide erfolgt in 3 bis 5 Prozent der Fälle, Darmblutungen in 2 bis 8 Prozent.

Dies sind also die Merkmale eines »typischen« Typhus, und der Kliniker wäre »froh«, wenn sich alle Fälle in dieser Weise präsentierten, denn die Diagnose wäre auch ohne spezielle Tests (einschließlich Blutuntersuchungen) auf Anhieb gesichert. Leider gibt es aber mehr atypische als typische Fälle.

1. In der ersten Woche steigt die Temperatur nicht immer treppenförmig an. Sie kann am ersten oder an den ersten beiden Tagen plötzlich ansteigen, nach einer Kontinua (gleichbleibender Höhe) am Morgen zurückgehen und allmählich wieder auf Normaltemperatur absinken. In anderen Fällen ist das Fieber periodisch wie bei einer Malaria, in wieder anderen bleibt es niedrig.
2. Der oben beschriebene relativ langsame Puls ist sehr typisch für Typhus, kann aber auch fehlen.
3. Die Roseolen können fehlen, wie dies bei Schwarzen meist der Fall ist.
4. Bei Kleinkindern können schwere Diarrhöe, Erbrechen, Dehydratation, steifer Nacken und Krämpfe auftreten.
5. Leichte tropische Fälle bei Kindern können die Verlaufsform einer gewöhnlichen Diarrhöe haben.
6. Gelbsucht tritt bei Erwachsenen selten auf, jedoch bei 7 Prozent der Kinder.
7. In den Tropen bleiben viele Patienten mit Fieber ambulant, bis plötzlich schwere Bauchschmerzen einsetzen.

Es gibt zahlreiche Komplikationen von Typhus. Darmblutungen und Darmperforationen wurden bereits erwähnt. Weiterhin kommen vor: akute Entzündung der Gallenblase, Lungenentzündung, Thrombose (Venengerinnsel), hämolytische Anämie (Zerstörung roter Blutzellen), Meningitis (1 Prozent der Fälle), Abszesse der Ohrspeicheldrüsen, Hepatitis, Endokarditis (Entzündung der Herzinnenhaut), Neuritis (»Burning-feet-Syndrom«), vorübergehende nervöse Taubheit, Harnwegsinfekte, Milzabszeß, akute Arthritis und Knochenmarkentzündung (Osteomyelitis).

Etwa 10 Prozent der Patienten scheiden auch nach der Genesung noch einige Monate lang in ihrem Stuhl oder Harn Typhusbakterien aus; 3 Prozent scheiden sie länger als zwölf Monate aus, und diese »Dauerausscheider« stellen ein erhebliches Gesundheitsrisiko dar, vor allem, wenn sie beruflich mit der Zubereitung von Speisen oder Getränken zu tun haben. In manchen Fällen ist eine Entfernung der Gallenblase angezeigt, in der sich die Bakterien festsetzen können.

## Paratyphus

Die Stäbchenbakterien *Salmonella paratyphi A, B* und *C* können Paratyphus hervorrufen, eine Krankheit bzw. Gruppe von Krankheiten, die in vielerlei Hinsicht dem Typhus ähnelt. Die Übertragung von Paratyphus erfolgt meist durch infizierte Nahrungsmittel. Bezüglich der Vorbeugung siehe auch Kapitel 3 und 10.

Paratyphus A tritt in den USA, in Osteuropa, in Indien und im Fernen Osten auf. Paratyphus B ist in Europa und Nordamerika verbreitet. Beide Formen unterscheiden sich vom Typhus dadurch, daß vor den schwereren Phasen der

Erkrankung oft Durchfall und Erbrechen auftreten. Es gibt viele leichte Verläufe ohne schwere Komplikationen.
Paratyphus C kommt in Osteuropa und sehr häufig in Guyana vor. Bei dieser Form ist eine Beteiligung des Darms (Blutungen oder Perforation) selten, jedoch treten häufig in der Tiefe liegende Abszesse auf.
Roseolen werden bei Paratyphusinfekten häufiger beobachtet, insbesondere bei Paratyphus A.

## Behandlung von Typhus und Paratyphus

Angesichts der möglichen schweren Komplikationen ist eine frühzeitige Erkennung und Behandlung wichtig. Wie ich schon angedeutet habe, ist angesichts der vielfältigen Symptome für eine richtige Diagnose große ärztliche Erfahrung erforderlich. Zur Behandlung stehen schulmedizinische Mittel zur Verfügung; bei Blutungen können Bluttransfusionen notwendig werden, bei Dehydratation intravenöse Flüssigkeitszufuhr und bei Darmperforationen mit Peritonitis (Entzündung des Bauchraums) chirurgische Eingriffe. Dennoch hat die Homöopathie einen Platz bei der Behandlung dieser Erkrankungen, und diesbezüglich sind die folgenden Beobachtungen und Vorschläge anzugeben:

1. Die homöopathische Behandlung mit Mitteln zum Einnehmen muß zum frühestmöglichen Zeitpunkt einsetzen, am besten innerhalb der ersten sieben Tage der Erkrankung. Auch wenn der Fall »atypisch« ist, jedoch aufgrund der Symptome oder Umstände (zum Beispiel Typhusfälle in der näheren Umgebung) Verdacht auf Typhus oder Paratyphus besteht, ist eine geeignete Behandlung wie im folgenden dargestellt durchzuführen.

2. Bei »typischen« und vermuteten »atypischen« Frühfällen folgendes geben:
   *Ipecacuanha C 30 6h*
   Dieses Mittel ist zwei Tage lang, nicht länger, zu geben. Wenn sich zerebrale Symptome entwickeln (wie zum Beispiel Verwirrung, Desorientierung, Bewegungsunfähigkeit, Unruhe oder Delirium), ist statt dessen folgendes zu geben:
3. Nach zwei oder weniger Tagen *Ipecacuanha* bei Hinzutreten zerebraler Symptome zusammen folgendes geben:
   *a) Belladonna C 30 eine Dosis am Morgen, eine weitere sechs Stunden später*
   *b) Acidum muriaticum C 6 eine Dosis am Abend, etwa sechs Stunden nach der zweiten Dosis des Obigen*
   Diese Verordnung ist täglich zu geben, bis eine deutliche Besserung eintritt (bei Entwicklung schwerer Komplikationen sind andere Mittel angezeigt).
4. Als Alternative können in Frühfällen statt der obigen Verordnungen 2 und 3 die beiden folgenden Mittel in einem Dosisintervall von vier Stunden gegeben werden:
   *a) Baptisia C 30*
   *b) Gelsemium C 30*
5. Sobald eine deutliche Besserung eingetreten ist, die Durchfälle aufgehört haben, der Patient aber schwach ist und einen trockenen Mund und trockene Lippen hat, Obiges absetzen und zwei Tage lang folgendes geben:
   *Cinchona officinalis C 30 6h*
6. Fünf bis vierzehn Tage nach einer scheinbaren Erholung kann es zu einem Rückfall kommen, wenn die Anfangsbehandlung nicht richtig war. Diese Rückfälle sind meist weniger schwer als der erste Ausbruch. In der Regel ist eine Wiederholung der obigen Behandlung erforderlich.

7. In Fällen einer vorübergehenden nervösen Taubheit ist zur Beschleunigung der Besserung folgendes zu geben: *Nux vomica C 6 6h*
8. In Fällen einer Neuritis mit »Burning-feet-Syndrom« über mehrere Wochen oral hohe Dosen *Vitamin-B-Komplex* geben.

## Weitere Indikationen für homöopathische Mittel bei Typhus und Paratyphus

1. Delirium: *Belladonna, Gelsemium, Hyoscyamus, Stramonium.*
2. Bronchitis oder Lungenentzündung: *Phosphorus* und *Bryonia* im Wechsel.
3. Darmperforation und Peritonitis: *Aconitum* in kurzen zeitlichen Abständen.
4. Darmblutungen: *Acidum nitricum, Phosphorus, Lachesis, Hamamelis.*
5. Harnwegssymptome: *Terebinthina.*
6. Gefühl der Zerschlagenheit (klagt über zu hartes Bett): *Arnica.*
7. Schmerzen an Gliedern und Rumpf, die durch Bewegung besser werden, und große Unruhe: *Rhus toxicodendron.*

## Pest

Die Pest, einst die Geißel Europas, stellt für den Durchschnittsreisenden heute keine besondere Gefahr mehr dar. Wirt des Erregers *Yersinia pestis* sind Nagetiere, und die Krankheit wird auf den Menschen hauptsächlich durch den Biß bestimmter Floharten übertragen, die auf diesen Tieren leben. Das größte Risiko besteht in den warmen, nicht heißen Sommermonaten. Eine Übertragung ohne

Flöhe ist ebenfalls möglich, wenn man mit angesteckten Tieren (lebenden oder toten) Kontakt hat, sowie durch Tröpfcheninfektion durch einen erkrankten Menschen, wodurch die Lungenpest hervorgerufen wird. Pest ist sehr ansteckend. Sie ist zur Zeit endemisch in den westlichen USA, in Südamerika, in Asien und Afrika. Gefährdet sind insbesondere Jäger, Naturforscher, Camper und Forschungsreisende. Vorbeugung ist wie folgt möglich:

1. In endemischen Pestgebieten keine lebenden oder toten Nagetiere (zum Beispiel Ratten, Backenhörnchen, Murmeltiere, Kaninchen, Eichhörnchen) anfassen.
2. Bei Wanderungen und Ausflügen Flohabwehrmittel, zu Hause Insektizide verwenden (siehe Kapitel 14).
3. Im Haus keine Nagetiere dulden.
4. Bei stark gefährdeten Menschen wie zum Beispiel Zoologen Schutzimpfung (siehe Kapitel 3).
5. Da Infektionen in Endemiegebieten gelegentlich über Haustiere möglich sind, sind diese regelmäßig mit Flohmitteln zu behandeln.

Die klassische Form der Erkrankung ist die Beulenpest. Nach einer Inkubationszeit von zwei bis sieben Tagen kommt es zu plötzlich auftretendem hohem Fieber, starken Kopfschmerzen, Schüttelfrost und Muskelschmerzen. Puls und Atmung beschleunigen sich. Eine anfängliche Lethargie geht in einen Zustand der Ängstlichkeit über, einen angespannten Gesichtsausdruck, der für die Krankheit typisch ist. Die Zunge ist belegt, Augen und Gesicht sind gerötet, und Übelkeit, Erbrechen, Verstopfung und spärliches Wasserlassen treten als relativ typische Symptome hinzu. Es können Delirium, Koma oder Krämpfe (bei Kindern) auftreten. In 75 Prozent der Fälle schwellen die

Lymphknoten zu sogenannten *Bubonen* an. Diese erscheinen meist zwei bis fünf Tage nach dem Ausbruch der Krankheit nach lokalen Schmerzen. Sie können in der Leistenbeuge (65 bis 75 Prozent), in der Achselhöhle (15 bis 20 Prozent), am Hals (5 bis 10 Prozent) oder anderswo auftreten. Sie sind äußerst schmerzhaft und können bis zu Hühnereigröße anschwellen. In Fällen, in denen tödlicher Ausgang droht, bleiben sie hart, während in anderen Fällen Abszeßbildung eintritt. Die Eröffnung dieser Abszesse birgt ein hohes Risiko, da es zu einer Infektion des Blutes (Septikämie) kommen kann. An der Stelle der Impfung wird gelegentlich eine Pustel (kleine eitergefüllte Blase) beobachtet. Manchmal tritt ein pockenähnlicher Hautausschlag auf.
Als Komplikation der Beulenpest kann eine Lungenentzündung auftreten, jedoch gibt es auch eine primäre Pestpneumonie (Lungenpest) in Form einer fulminanten und meist tödlichen Lungenentzündung. Bei einer Pestsepsis breiten sich die Bakterien rasch über den ganzen Körper aus, und der Patient stirbt meist innerhalb von drei Tagen, bevor sich überhaupt Bubonen entwickeln. Bei dieser Form sind Blutungen nicht selten. Die abortive Pest ist die mildeste Verlaufsform dieser Erkrankung. Der Patient ist nicht bettlägerig, hat nur geringes Fieber, und es erscheint in einer Leistenbeuge, auf einer Halsseite oder in einer Achsel ein einzelner Bubo. Dieser verschwindet allmählich oder geht in einen Abszeß über. Auf die Gefahren einer Eröffnung wurde bereits hingewiesen.
Bakteriologische Untersuchungen sind für die Bestätigung der Erkrankung sinnvoll, doch darf in Verdachtsfällen mit der Behandlung nicht bis zum Vorliegen von Ergebnissen gewartet werden. Bei unbehandelten Fällen liegt die Letalität bei 60 bis 95 Prozent. Es gibt eine schulmedizinische

Behandlung, und Homöopathie kann eine sinnvolle Ergänzung sein. In Frühfällen ist das nachfolgende Mittel zum Einnehmen zu geben, bis ärztliche Betreuung möglich ist:

*Baptisia C 30 1h*

## Weitere homöopathische Mittel bei Pest

Cellulitis des Halses: *Apis mellifica* (Ø-tief).
Meningismus: *Apis mellifica* (Ø-tief).
Delirium (Zusammenhanglosigkeit, Zupfen an der Bettwäsche): *Hyoscyamus*.
Delirium (schwer): *Stramonium*.
Fortgeschrittene Pest mit Bubonenabszessen: *Mercurius cyanatus*.
Primäre Septikämie: *Naja*.
Lungenpest: *Phosphorus*.
Blutungen: *Crotalus horridus* (D 6 – D 12).
Rekonvaleszenz: *Silicea*.

## Tularämie (Hasenpest, Lemming-Fieber, Nagetierseuche)

Diese pestähnliche Erkrankung, die durch das Bakterium *Francisella tularensis* hervorgerufen wird und eigentlich eine Infektion wilder Nagetiere ist, kann durch den Umgang mit infizierten Tieren (tot oder lebendig), den Biß von Gliederfüßern (Zecken, Rentierfliegen, Moskitos und anderen) und die Aufnahme verseuchten Wassers auf den Menschen übergehen. Die Hauptreservoire sind in Nordamerika Kaninchen und Hase, in Skandinavien Lemming und Hase, in Mitteleuropa und Frankreich Kaninchen und Hase und in der ehemaligen Sowjetunion Wasser- und Bisamratte. Die Krankheit tritt auch in der Türkei und in Japan auf.

Nach einer Inkubationszeit von zwei bis zehn Tagen setzen plötzlich Fieber, Übelkeit und Kopfschmerzen ein. Am Eintrittsort erscheint eine rote Papel, die sich zu einer Pustel (kleine eitergefüllte Blase) entwickelt und in ein ausgestanztes Geschwür übergeht. Diese lokale Schädigung liegt meist an einer Extremität, kann aber auch im Auge auftreten. Die regionalen Lymphknoten vergrößern sich und können Abszesse entwickeln. Es kann eine Lungenentzündung auftreten. Wenn der Erreger verschluckt wurde und nicht über die Haut eindrang, entsteht eine typhusähnliche Erkrankung (siehe oben unter *Typhus*). Bei allen Formen der Krankheit kann es zu einer Vergrößerung der Milz, zu generalisierten Schmerzen, Hautausschlägen und Erschöpfung kommen.

Die Diagnose wird durch Blutuntersuchungen bestätigt. Bei unbehandelten Fällen liegt die Letalität bei etwa 7 Prozent. Man kann mit schulmedizinischen Mitteln behandeln. Die homöopathische Behandlung kann je nach Krankheitsform wie für Pest oder wie für Typhus (siehe oben) angegeben erfolgen.

### Rückfallfieber

Diese Krankheit, die durch verschiedene Arten der Spirochäte *Borrelia* ausgelöst wird, findet sich in vielen Teilen der Welt. Sie wird von Läusen und Zecken übertragen. Von Läusen übertragenes Rückfallfieber ist vor allem durch Schmutz, Armut und schlechte Ernährung bedingt und kann praktisch überall auftreten, wo entsprechende Bedingungen herrschen. Von Zecken übertragenes Rückfallfieber, bei dem Nagetiere das natürliche Erregerreservoir bilden, kommt in den südlichen USA, in Mittel- und Südamerika, in Afrika (südlich der Sahara), im Mittelmeergebiet (Spanien, Zypern, Israel und Nordafrika), im Nahen Osten und im südlichen Teil der ehemaligen Sowjetunion vor; Australien ist von dieser Krankheit frei. In Nordafrika sollte man sich vor Höhlen hüten, in denen es meist Zecken gibt. Allgemeine Vorbeugungsmaßnahmen siehe Kapitel 14 und 16.

Die Inkubationszeit beträgt ein bis vierzehn Tage. Die Symptome sind plötzlich einsetzendes Fieber, Schüttelfrost, starke Kopfschmerzen, Gelenkschmerzen, Übelkeit und Erbrechen. Am dritten oder vierten Tag hört der Anfall plötzlich auf. Typischerweise kehrt der Anfall nach sieben bis vierzehn Tagen oft in einer milderen Form zurück, und zwar ebenso plötzlich einsetzend und endend. Bis zum endgültigen Verschwinden der Krankheit können drei bis zehn Rückfälle auftreten. Komplikationen sind Vergrößerung der Milz (45 Prozent), Vergrößerung der Leber (11 Prozent), Gelbsucht, Bronchitis, Lungenentzündung, Lähmung (einschließlich Gesichtslähmung) und Augenentzündung (Iritis, Iridozyklitis). Die Letalität liegt insgesamt bei etwa 5 Prozent.

Der erste Anfall kann mit Malaria verwechselt werden (siehe Kapitel 20), doch ist der zeitliche Abstand zum nächsten Anfall beim Rückfallfieber charakteristisch kürzer. Mikrobiologische Untersuchungen tragen zur Klärung bei. Die Behandlung ist so bald wie möglich einzuleiten, auch ohne Untersuchungen, wenn Verdacht auf Rückfallfieber besteht. Es gibt eine schulmedizinische Therapie. Homöopathisch ist die Behandlung mit den beiden nachfolgenden Mitteln zu beginnen, die im *zweistündlichen Wechsel* gegeben werden:

*1. Bryonia C 30*
*2. Rhus toxicodendron C 30*

### Weitere homöopathische Mittel bei Rückfallfieber

Starke Schmerzen in Gliedmaßen und Rücken: *Eupatorium perfoliatum.*
Vergrößerung von Leber und Milz: *Mercurius solubilis.*
Rückfälle mit starker Erschöpfung und Drang, kleine Schlucke zu trinken: *Arsenicum album.*
Delirium: *Hyoscyamus.*
Plötzlicher Zusammenbruch mit Kälte des Körpers: *Veratrum album.*

### Brucellose (Maltafieber, Bang-Krankheit)

Die durch die Bakterien *Brucella abortus* und *Brucella melitensis* hervorgerufene Brucellose ist für den Reisenden von Bedeutung, da sie durch den Genuß nichtpasteurisierter Milch oder Milchprodukte erworben werden kann. *B. abortus* findet sich vor allem in Kuhmilch, *B. melitensis* in Ziegenmilch. Maltesischer Ziegenkäse war und ist eine besonders berüchtigte Ansteckungsquelle.
Die Inkubationszeit beträgt normalerweise ein bis drei Wochen, kann jedoch auch mehrere Monate dauern. Das Einsetzen der Krankheit kann plötzlich (akut) oder schleichend sein. Die akute Form, die mehrere Wochen dauern kann, besteht in Fieber (mit Spitzen am späten Nachmittag bis zu 40 °C), Schüttelfrost, reichlichem sauer riechendem Schweiß, starken Gelenkschmerzen (eines oder mehrere größere Gelenke) und Hodenentzündung (Orchitis bzw.

Epididymitis). Nach der akuten Phase kann sich eine chronische Phase anschließen, die manchmal jahrelang dauert. Die chronische Phase, die sich entweder an die akute Erkrankung anschließt oder aber schleichend entwickelt, ist charakterisiert durch Schwäche, Gewichtsverlust, Erschöpfung, Schweißausbrüche, Fieber, Vergrößerung der Lymphdrüsen und der Milz (50 Prozent) und gelegentlich Vergrößerung der Leber. Im Zusammenhang mit der Brucellose wurden verschiedene Fieberformen beschrieben; die charakteristischste ist jedoch das Maltafieber, das monatelang anhalten kann. Typischerweise besteht ein stufenweiser Anstieg über sieben bis zehn Tage bis zu 40 °C, dem sich ein allmählicher Rückgang über einen Zeitraum von sieben bis zehn Tagen anschließt. An die Phase der Normaltemperatur, die einige Tage dauert, schließt sich unmittelbar erneutes Fieber der beschriebenen Form an.

In einigen Fällen ist eine Verwechslung mit Typhus (siehe oben) möglich, doch ermöglicht die Fieberkurve eine Differenzierung: Bei der Brucellose liegt die tägliche Fieberspitze am späten Vormittag oder am Nachmittag, während sie bei Typhus gegen Abend zu liegt. Eine chronische Form der Brucellose, die in Ostafrika auftritt und mit einer starken Vergrößerung von Milz und Leber einhergeht, kann mit Kala-Azar (siehe Kapitel 26) verwechselt werden. Zur Bestätigung der Diagnose können spezielle Untersuchungen notwendig sein.

Im allgemeinen erschöpft sich die Brucellose von selbst, und 50 Prozent der Erkrankten genesen spontan innerhalb von zwölf Monaten. Die Letalität bei unbehandelten Fällen liegt bei 2 Prozent, wobei der Tod meist durch eine Infektion des Herzens (Endokarditis) verursacht wird. Es gibt eine schulmedizinische Behandlung, doch ist eine homöopathische Behandlungsform sehr erfolgreich, insbesondere bei chronischen Fällen. Folgendes ist entweder als Alleinbehandlung oder in Kombination mit anderen indizierten homöopathischen Mitteln routinemäßig in allen Fällen zu geben:

*Brucella abortus et melitensis Nosode C 30 einmal wöchentlich*

### Weitere homöopathische Mittel bei Brucellose

*Baptisia, Gelsemium, Eupatorium perfoliatum* und *Rhus toxicodendron* wurden entsprechend ihren jeweiligen Indikationen vorgeschlagen. Bei Fieber am späten Nachmittag mit saurem Schweiß kommt außerdem *Lycopodium* in Betracht. Bei Orchitis oder Epididymitis kommt entweder *Pulsatilla* oder *Rhododendron* in Frage.

### Leptospirose

Diese weltweit vorkommende Erkrankung bzw. Gruppe von Erkrankungen wird durch den Kontakt von (Schürf-) Wunden mit infiziertem Rattenurin übertragen. Die Erreger sind verschiedene Arten von Spirochäten (schraubenförmige Bakterien) der Gattung *Leptospira*. Für den Reisenden von Bedeutung ist diejenige Form der Erkrankung, die in Südostasien auftritt. In Malaysia ist dieser Erreger für über 10 Prozent der Neuaufnahmen wegen Fieber verantwortlich. Er ist außerdem in den ländlichen Gebieten Thailands verbreitet. Besonders gefährdet sind diejenigen, die längs Wasserläufen reisen oder sich in Reisfelder wagen. Der Erreger *Leptospira interrogans* löst im Gegensatz zu seinen europäischen und amerikanischen Verwandten selten Gelbsucht aus. Die Krankheit beginnt mit plötzlichem hohem Fieber (39 bis 40 °C), Blutandrang zum Kopf, starken

Kopfschmerzen, Schüttelfrost, Schmerzen und Empfindlichkeit am Bauch und Erbrechen. Die Muskeln, insbesondere die Wadenmuskeln, schmerzen sehr stark und sind empfindlich, und das Ausmaß der Erschöpfung steht in keinem Verhältnis zu den Befunden (Blutdruck, Puls usw.). Komplikationen sind Blutungen (zum Beispiel in der Lunge) und Nierenversagen. Zur Bestätigung der Diagnose können spezielle Tests erforderlich sein, und es besteht eine schulmedizinische Behandlung. Homöopathisch kann die Behandlung mit der Einnahme des folgenden Mittels eingeleitet werden:

*Arsenicum album C 6 2h*


## Bartonellose (Oroyafieber, Peruwarze)

Diese von dem Bakterium *Bartonella bacilliformis* und von den Stichen der Sandmücke hervorgerufene Erkrankung ist in den hochgelegenen Andentälern von Kolumbien, Ecuador und Peru endemisch. Bezüglich der allgemeinen Vorbeugungsmaßnahmen siehe Kapitel 14 und 22.

Die Inkubationszeit beträgt etwa zwei bis drei Wochen. Der Beginn der Krankheit ist durch Fieber, Muskel- und Gelenkschmerzen und eine schmerzhafte Vergrößerung der Lymphdrüsen gekennzeichnet. Es können hämolytische Anämie durch den Untergang der roten Blutkörperchen und Vergrößerung von Leber und Milz auftreten. Diese Phase der Krankheit, das sogenannte Oroyafieber, kann vier bis acht Wochen dauern und hat unbehandelt eine Letalität von bis zu 40 Prozent. Das Bakterium läßt sich in den roten Blutkörperchen nachweisen.

Die zweite Phase der Krankheit, die Peruwarze *(Verruga peruana)*, die etwa sechzehn Wochen nach der Infektion auf-

tritt, kann sich auch ohne vorangegangenes Oroyafieber entwickeln. Auf der Haut, insbesondere im Gesicht und an den Gliedmaßen, erscheinen flache oder gestielte Gefäßknötchen, die aus kleinen Blutgefäßen bestehen, wobei die größten Taubeneigröße haben können und am Knie oder Ellbogen sitzen. Weitere Warzen können sich im oberen Bereich des Verdauungssystems oder der weiblichen Genitalien entwickeln und bluten. Unbehandelt bleiben sie mehrere Jahre bestehen.
Es gibt eine schulmedizinische Therapie für Oroyafieber, aber keine herkömmliche Behandlung für *Verruga peruana*. Bezüglich der letzteren kann neben anderen Mitteln zum Einnehmen folgendes gegeben werden:
*Thuja C 6 12h*

## Lepra

Diese in den heißeren Weltteilen endemische und von dem Bakterium *Mycobacterium leprae* hervorgerufene Erkrankung ist für den Durchschnittsreisenden kaum von Bedeutung. Sie wird durch Tröpfchen aus der Nase oder dem Mund eines Erkrankten verbreitet, ist aber kaum ansteckend und tritt selten bei Menschen auf, die nur flüchtigen Kontakt mit einem Erkrankten hatten.
Die Symptome entwickeln sich langsam und sind je nach den natürlichen Abwehrkräften sehr unterschiedlich. Im folgenden sollen nur die Hauptmanifestationen der Krankheit genannt werden:

1. Empfindungsverlust in den Händen, dann in den Füßen. Der Patient kann sich verbrennen, ohne dies zu bemerken. Durch Verletzungen an Händen oder Füßen entwickeln sich schmerzlose Hautgeschwüre.

2. Verschiedene Hautsymptome. Helle, flache Flecken oder tineaähnliche Ringe mit Sensibilitätsverlust in der Mitte. Mehrfache knotenförmige Hautläsionen (lepromatöse Lepra). Geschwüre (siehe oben).
3. Verkürzung der Finger und Zehen.
4. Verlust der Augenbrauen (zunächst außen, dann insgesamt).
5. Erblindung.

Zur Behandlung stehen schulmedizinische und homöopathische Therapien zur Verfügung. Der Patient ist außerdem auf die Verletzungsgefahr der Haut an Händen und Füßen hinzuweisen.

### Homöopathische Behandlung der Lepra

*Bacillinum* in hohen Dosen und großen zeitlichen Abständen ist für jede Form der Erkrankung geeignet. Weiterhin kommen in Betracht *Arsenicum album, Alumina, Antimonium tartaricum, Anacardium, Sepia, Silicea* und *Sulfur*.

### Einige weitere wichtige bakterielle Erkrankungen

Einige weitere bakterielle Erkrankungen sind angesichts der Möglichkeit, daß man aufgrund der Reiseroute oder der Umstände mit ihnen in Kontakt kommt, im folgenden zu erwähnen, auch wenn deren homöopathische Behandlung außerhalb des Themas dieses Buchs liegt. Umgehendes ärztliches Eingreifen ist in allen Fällen erforderlich.
*Tuberkulose (Tb)* ist eine schwere und ansteckende Krankheit, die in Entwicklungsländern und in den Tropen nicht

selten vorkommt. Die wichtigste Form der Krankheit ist diejenige, die die Lungen befällt und die durch Einatmen von Speicheltröpfchen eines Erkrankten übertragen wird. Die häufigsten Zeichen einer Lungen-Tb sind chronischer Husten (beim Aufwachen schlimmer), Fieber am Nachmittag, Nachtschweiß, Schmerzen in der Brust oder am oberen Rücken, chronischer Gewichtsverlust und zunehmende Schwäche. In fortgeschritteneren Fällen wird die Haut blaß und wächsern, es wird Blut ausgehustet, und die Stimme wird heiser, wobei letzteres ein sehr schweres Symptom ist. Hauttuberkulose führt zu verschiedenen schmerzhaften Schädigungen: Hautgeschwüre, große, warzenähnliche Schädigungen oder verstümmelnde Tumoren. Tuberkulose der Halslymphknoten, die durch den Genuß nichtpasteurisierter Milch oder Milchprodukte hervorgerufen werden kann, führt zu einer schmerzlosen Vergrößerung dieser Strukturen mit einer Tendenz zu Abszeß- und Eiterbildung. Tuberkulose kann Meningitis auslösen, insbesondere bei Kleinkindern, doch entwickelt sie sich langsamer (im Verlauf von Tagen oder Wochen) als die Meningokokken-Meningitis. Die Vorbeugung gegen Meningokokken-Meningitis und die Hauptverbreitungsgebiete wurden in Kapitel 3 erörtert. Zu den Symptomen zählen Fieber, starke Kopfschmerzen, steifer Nacken, Erbrechen, Schlafwandeln, Krämpfe und Koma. Ein fleckiger Hautausschlag kann schweren Symptomen vorausgehen, und der Tod kann innerhalb weniger Stunden eintreten. Eine Virus-Meningitis ruft ein ähnliches Symptomenbild hervor, doch fehlt der charakteristische Ausschlag.

Die *Legionärskrankheit* ist eine bakterielle Pneumonie, die bevorzugt bei Rauchern und bei Personen mit chronischen Lungenerkrankungen oder einer Immunschwäche auftritt. Die Infektion erfolgt hauptsächlich über schlecht gewartete Klimaanlagen in Büros oder Hotels oder durch Duschen in Appartements und Hotels, in denen mangelnde Hygiene herrscht oder die wenig benutzt werden. Die Symptome sind Husten, Schmerzen in der Brust, Fieber, Diarrhöe, Erbrechen, Verwirrung und Gleichgewichtsverlust.

*Melioidose* tritt vor allem in Malaysia, Vietnam, Sri Lanka und Burma auf. Die Ansteckung erfolgt wahrscheinlich durch Kontakt von (Schürf-)Wunden mit feuchtem Boden oder Oberflächenwasser, das das Bakterium *Malleomyces pseudomallei* enthält. Die Krankheit präsentiert sich in verschiedener Weise, wie zum Beispiel: ein einzelner und hartnäckiger Abszeß unter der Haut, kurzes Fieber mit spontanem Rückgang, hohes Fieber mit Schüttelfrost, Durchfall und gelegentlich Abszeßbildung, Pneumonie oder chronische Entzündung von Lymphknoten, Knochen, Gelenken oder Leber.

Wer sich auf sexuelle Abenteuer einläßt, kann sich eine Reihe bakterieller *Geschlechtskrankheiten* einschließlich Syphilis und Gonorrhöe zuziehen. Sexuelle Kontakte mit unbekannten Partnern oder solchen, die offensichtlich häufig wechselnde Beziehungen haben, stellen für den Reisenden ein erhebliches Risiko dar. Wie man heute weiß, erhöht die Ansteckung mit diesen Krankheiten auch das Aids-Risiko. Wer es nicht lassen kann, sollte wenigstens stets ein Kondom benutzen.

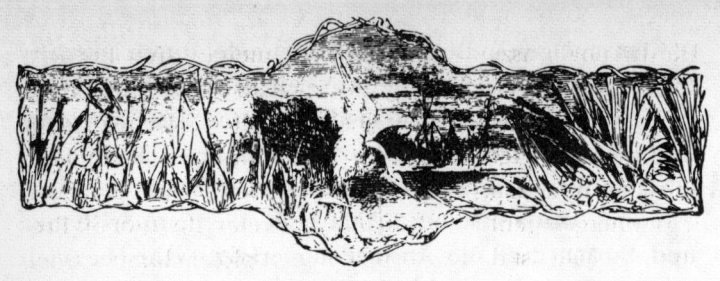

# 24 Verschiedene Viren

Während das Instrumentarium der Schulmedizin zur Bekämpfung von Viren äußerst dürftig ist, liegt hier gerade eine der Stärken der Homöopathie, deren Mittel die Abwehrkräfte (das Immunsystem) des Körpers stärken. Die Diagnose der nachfolgend beschriebenen Krankheiten kann vielfach mit speziellen Untersuchungen bestätigt werden; in bestimmten Situationen besteht diese Möglichkeit jedoch nicht oder nur in eingeschränktem Maße, so daß man sich auf eine sorgfältige Auswertung der äußeren Befunde zur Festlegung der geeigneten Behandlung verlassen muß.

## Dengue-Fieber

Diese Erkrankung wird durch den Stich verschiedener Mückenarten der Gattung *Aëdes* von Mensch zu Mensch übertragen. Dengue-Fieber ist endemisch in Afrika, im Pazifikraum, in Südostasien und auf dem amerikanischen Kontinent; wiederkehrende Epidemien treten in der Karibik auf. Bezüglich der Vorbeugung siehe Kapitel 3 und 14.

Die Inkubationszeit beträgt im allgemeinen fünf bis acht Tage, kann aber auch nur zweieinhalb Tage oder bis zu fünfzehn Tage betragen. Sechs bis zwölf Stunden vor dem Ausbruch des Fiebers können Kopfschmerzen, Steifigkeit, Rückenschmerzen, Appetitmangel, Schwäche, Schüttelfrost und gelegentlich Ausschlag auftreten. In etwa 50 Prozent der Fälle ist der Ausbruch jedoch plötzlich mit schnellem Temperaturanstieg, Blutandrang zum Gesicht, starken Muskel- und Gelenkschmerzen (wie wenn die Knochen gebrochen wären), heftigen Schmerzen an Stirn und hinter den Augen (die gestaut sind), Rückenschmerzen und Frösteln. Im Gegensatz zur *Malaria tertiana* tritt Schüttelfrost selten auf. Das Fieber bleibt meist fünf bis sechs Tage gleich und fällt dann ab. In einigen Fällen zeigt die Fieberkurve einen sattelförmigen (biphasischen) Verlauf, wobei sich die Temperatur nach drei bis vier Tagen normalisiert und nach einem Tag wieder ansteigt (ein ähnlicher biphasischer Verlauf kann beim Gelbfieber auftreten). Wie bei Typhus, Fleckfieber, Gelbfieber und Papataci-Fieber kann der Puls langsamer sein, als dem Fieber entsprechend zu erwarten wäre, wobei diese Erscheinung in der Phase des wiederansteigenden Fiebers besonders ausgeprägt ist. In vielen Fällen vergrößern sich die Lymphdrüsen, die Milz dagegen nur selten. Etwa am dritten bis fünften Tag erscheint zuerst am Rumpf, dann an Gliedern und Brust ein Ausschlag in Form leicht erhabener, roter Flecken, die bei Druck verschwinden. Das Fieber klingt normalerweise nach wenigen Tagen ab und verschwindet. Auch unbehandelt wird die Mehrzahl der Fälle spontan gesund, und die Letalität ist äußerst niedrig.

In einigen Fällen kann sich jedoch eine schwere Erkrankung anschließen, das Dengue-hämorrhagische Fieber. Während die von einem Dengue-Anfall zurückbleibende

Immunität nur kurzdauernd ist (ein bis zwei Jahre), kann bei Personen, die noch Antikörper von einem früheren Anfall besitzen, bei einer Neuinfektion mit einem anderen Stamm des Dengue-Virus eine sehr schwere Reaktion auftreten. Diese Reaktion ist vor allem bei Kindern zwischen drei und sechzehn Jahren häufig, jedoch sind auch Erwachsene nicht ausgenommen. Während die ersten drei bis vier Tage der Erkrankung mit dem milden Dengue-Verlauf praktisch identisch sind, folgt eine Phase einer schweren, rasch fortschreitenden und in vielen Fällen tödlichen Erkrankung mit Schock (Kreislaufzusammenbruch) und Blutungen. Die Haut ist feuchtkalt, die Glieder sind kalt, auf dem Gesicht treten blaue Flecken auf (Zyanose), der Blutdruck ist niedrig (und oft nicht mehr feststellbar), der Puls fliegend und die Leber vergrößert. Blutungen zeigen sich in verschiedener Weise: aus der Nase (Epistaxis), am Gaumen, im Harn (Hämaturie), im Erbrochenen (Hämatemesis), im Stuhl, der schwarz und teerartig ist, und unter der Haut, auf der blaurote Flecken erscheinen, sogenannte Petechien. Der Tod kann innerhalb von Stunden eintreten.

Für die Behandlung von Infektionen mit dem Dengue-Virus gibt es keine orthodoxen Virenmittel. Es kann jedoch eine homöopathische Behandlung wie folgt durchgeführt werden:

1. In den Anfangsphasen von Dengue sind die beiden nachfolgenden Mittel *im stündlichen Wechsel* zu geben:
    *a) Aconitum C 30*
    *b) Belladonna C 30*
2. Bei sehr starken Muskel- oder Gelenkschmerzen statt dessen die beiden nachfolgenden Mittel *im stündlichen Wechsel* geben:

a) *Eupatorium perfoliatum C 6*
   b) *Rhus toxicodendron C 6*
3. Alternativ können statt Verordnung 2 die beiden nachfolgenden Mittel ebenfalls *im Wechsel* gegeben werden:
   a) *Bryonia C 6*
   b) *Rhus toxicodendron C 6*
4. Bei biphasischem Fieber (Sattelform in der Fieberkurve) sind in der zweiten Phase die beiden nachfolgenden Mittel indiziert, die *im stündlichen Wechsel* zu geben sind:
   a) *Gelsemium C 6*
   b) *Rhus toxicodendron C 6*
5. Wenn Schock oder Blutungen (Dengue-hämorrhagisches Fieber) auftreten, sind intravenöse und andere Unterstützungsmaßnahmen unter ärztlicher Aufsicht erforderlich. Homöopathisch sind Mittel wie *Veratrum album* oder *Carbo vegetabilis* für die Schockbehandlung angezeigt, während andere Mittel wie *Crotalus horridus* oder *Lachesis* die Blutungsneigung verringern können.

(Wenn die verfügbaren Mittel eine andere Potenz als oben angegeben haben, können sie im allgemeinen mit ähnlicher Häufigkeit gegeben werden.)

## O'nyong-nyong-Fieber

Eine gutartige, dengueähnliche Erkrankung, die epidemisch in Afrika auftritt. Merkmale sind leichtes Fieber, starke Gelenkschmerzen, ein juckender Hautausschlag, Bindehautentzündung, Entzündung des Gaumens und Vergrößerung der Lymphknoten. Homöopathisch kann *Rhus toxicodendron* eingesetzt werden.

## Lassafieber

Ein weiteres virales hämorrhagisches Fieber, das nur für Besucher oder Bewohner von Westafrika von Bedeutung ist. Es wird meist durch den Verzehr von mit Rattenurin verunreinigten Speisen übertragen; gefährdet sind also vor allem diejenigen, die freiwillig in primitiven Behausungen essen.

Die Inkubationszeit beträgt im allgemeinen drei bis sechzehn Tage. Die Krankheit bricht nicht plötzlich aus, sondern entwickelt sich allmählich im Laufe von drei bis sechs Tagen. Die ersten Symptome ähneln einer Grippe, mit der Verwechslung möglich ist: Unwohlsein, Appetitmangel, Heiserkeit, Kopf-, Muskelschmerzen und ein allmählicher Temperaturanstieg. Es folgt eine plötzliche Verschlechterung des Zustands. Typischerweise erscheinen weiße Flecken im Rachen, der so stark entzündet ist, daß Schluckbeschwerden (Dysphagie) auftreten. Die Halslymphknoten vergrößern sich, und es kommt zu Schwellungen an Hals und Gesicht. Die Temperatur ist jetzt hoch, und es besteht eine hochgradige Erschöpfung. Vielfach treten Bauchschmerzen, Durchfall und Erbrechen auf. Es können sich pneumonieähnliche Symptome entwickeln. Es treten Blutungen auf, die aber nicht schwer sind: Nasenbluten (Epistaxis), Bluthusten (Hämoptysis) oder purpurne Flecken unter der Haut (Purpura), die bei Druck nicht verschwinden. Unbehandelt führt die Krankheit durch Schock und Vergiftung bei 55 Prozent der Fälle innerhalb von sieben bis vierzehn Tagen zum Tode.

Ärzte in der westlichen Welt sollten über diese schwere Erkrankung Bescheid wissen, da sie bei Patienten auftreten kann, die aus ländlichen Gegenden Westafrikas zurückkehren und mit vertrauteren Krankheiten wie Grippe, Strepto-

kokkenangina und Drüsenfieber verwechselt werden kann. Es gibt eine schulmedizinische Behandlung, die die Letalität auf 5 Prozent verringert, doch sollte man die Homöopathie nicht vergessen, vor allem bei hartnäckigen Fällen oder unter Bedingungen, in denen keine herkömmliche Behandlung möglich ist. Es kommen die beiden nachfolgenden Mittel entweder einzeln oder gemeinsam in Betracht:
 1. *Lachesis C 6 4h*
 2. *Lassafieber Nosode C 30 4h*

## Anmerkungen

1. Pflegepersonal, das Lassafieber-Patienten betreut, sollte beachten, daß das Virus nach dem Ausbruch der Krankheit vierzehn Tage im Rachen und 35 Tage im Harn verbleibt.
2. Es gibt zwei weitere Erkrankungen, deren Symptomenbild dem Lassafieber stark ähnelt. Das *argentinische hämorrhagische Fieber* tritt vor allem bei Erntehelfern während der Maisernte in den argentinischen Provinzen Buenos Aires, Córdoba und Santa Fé auf. Ansteckung erfolgt vermutlich durch Einatmen getrockneter Partikel von infiziertem Mäuseurin oder durch Schürfwundenkontakt mit Mäuseurin. Die Letalität beträgt 10 bis 20 Prozent. Das *bolivianische hämorrhagische Fieber*, dessen natürliches Erregerreservoir die Maus ist, tritt in epidemischer Form im ländlichen Bolivien auf und hat eine Letalität zwischen 5 und 30 Prozent. Die homöopathische Behandlung kann in ähnlicher Weise erfolgen wie beim Lassafieber angegeben, wobei man eine Nosode (*Lassafieber* oder eine spezifische Nosode) sowie zusätzlich weitere Mittel einschließlich antihämorrhagischer Mittel wie *Lachesis* einsetzt.

## Gelbfieber

Diese Viruskrankheit, die in den tropischen und subtropischen Gebieten von Süd- und Mittelamerika und Afrika edemisch ist, wird durch *Aëdes*-Mücken und Dschungelmoskitos übertragen. Bei heißer Witterung wurden Epidemien bis weit in die gemäßigten Zonen getragen. Das natürliche Erregerreservoir sind Affen, und Moskitos können die Infektion von Affen auf den Menschen oder von Mensch zu Mensch übertragen. Bezüglich der vorbeugenden Maßnahmen siehe Kapitel 3 und 14.

Die Inkubationszeit liegt zwischen drei und sechs Tagen. Die Schwere der Krankheitserscheinungen schwankt erheblich, und es gibt viele milde Verläufe. In schweren Fällen tritt ein plötzlicher Fieberanstieg auf, Frösteln, Muskel-, Knochen-, Rücken-, starke Kopfschmerzen, Schmerzen im Oberbauch, Erbrechen, Rötung des Gesichts, belegte Zunge und übelriechender Atem. Bezüglich der Entwicklung des Pulses ist charakteristisch, daß der Puls sinkt, während die Temperatur gleich bleibt, oder die Temperatur steigt, während der Puls konstant bleibt (einen relativ langsamen Puls findet man auch bei Typhus, Fleckfieber, Papataci-Fieber und Dengue). Das Temperaturmaximum beträgt 40 °C. Nach drei bis vier Tagen kann eine gewisse Remission und Temperaturrückgang eintreten. In milden Fällen folgt anschließend die Genesung. In schweren Fällen endet jedoch nach einigen Stunden bis einem Tag die Remission, und es folgt eine rasche Verschlimmerung der Krankheit. Das Fieber steigt nochmals an, so daß die Fieberkurve ähnlich wie bei Dengue (siehe oben) eine Einsattelung zeigt. Gelbsucht (Gelbfärbung der Haut und des Weißen der Augen), die sich verschärft, und Blutungen treten meist am vierten bis fünften Tag auf. Übelkeit und Erbrechen sind häufig, wobei in schweren Fällen schwarzes Blut erbrochen wird (ein ungünstiges Zeichen). Es können Purpura (purpurne Flecken auf der Haut, die bei Druck nicht verschwinden), Zahnfleisch-, Nasenbluten (Epistaxis) und schwarzer Teerstuhl (Melaena) auftreten. Der Urin fließt spärlich, wird dunkel und dick und erstarrt beim Erwärmen beinahe. Im allgemeinen ist der Patient bei klarem Bewußtsein, doch können auch Phasen der Verwirrung und des Deliriums auftreten. Auf das Koma folgt der Tod, der in etwa 50 Prozent der schweren Fälle eintritt. Bei der einheimischen Bevölkerung in Endemiegebieten liegt die Letalität im allgemeinen zwischen 7 und 10 Prozent. Die meisten Todesfälle ereignen sich zwischen dem vierten und dem neunten Tag; wenn der Patient am zehnten Tag noch lebt, ist eine Genesung wahrscheinlich. Rückfälle sind selten, und die Krankheit hinterläßt dauerhafte Immunität.

Gelbfieber ist gegenüber Hepatitis, Malaria, Leptospirose und anderen Gelbsuchtformen abzugrenzen. Dies kann vor allem bei leichten Fällen nur anhand des klinischen Befunds schwierig sein. Das Auftreten von Fieber bei einem nichtgeimpften Patienten während eines Ausbruchs von Gelbsucht mit einer hohen Letalität ist immer ein Alarmzeichen.

Außer Stützungsmaßnahmen einschließlich der Flüssigkeitszufuhr gegen die Austrocknung hat die Schulmedizin keine Behandlung für diese Erkrankung. Homöopathisch kann eine Behandlung mit Arzneimitteln wie folgt durchgeführt werden:

1. In allen Fällen ist während der gesamten Behandlung neben den anderen indizierten Mitteln folgendes zu geben:
   *Gelbfieber Nosode C 30 6h*
2. In den Frühphasen des Fiebers sind die beiden nachfolgenden Mittel *im stündlichen Wechsel* zu geben:

*a) Aconitum C 6*
   *b) Belladonna C 6*
3. Falls Schmerzen im Oberbauch (Epigastrium) auftreten, begleitet von schweren Rücken- oder Knochenschmerzen, die beiden nachfolgenden Mittel *im stündlichen Wechsel* geben:
   *a) Bryonia C 6*
   *b) Belladonna C 6*
4. Nach jeder Brechepisode folgendes geben:
   *Ipecacuanha C 6*
5. Bei Schlaflosigkeit und Unruhe bei einem bei Bewußtsein befindlichen Patienten folgendes geben:
   *Coffea cruda C 6 $1/_4$h*
6. Falls Delirium auftritt, folgendes geben:
   *Hyoscyamus C 6 $1/_4$h*
7. Falls das Fieber anhält, folgendes geben:
   *Gelsemium C 6 1h*
8. Wenn dunkle Blutungen auftreten, die beiden nachfolgenden Mittel im stündlichen Wechsel geben:
   *a) Crotalus horridus C 6*
   *b) Arsenicum album C 6*
9. Als Alternative zu Verordnung 8 mit denselben Indikationen die beiden nachfolgenden Mittel im Wechsel mit derselben Häufigkeit geben:
   *a) Lachesis C 6*
   *b) Arsenicum album C 6*
10. Nach jedem Anfall von Bluterbrechen eine Einzeldosis von folgendem geben:
    *Argentum nitricum C 6*
11. Bei hellen Blutungen, Purpurflecken auf der Haut und ausgeprägter Gelbsucht folgendes geben:
    *Phosphorus C 6 2h*

12. Bei Harnverhaltung die beiden nachfolgenden Mittel
    *im stündlichen Wechsel* geben:
    a) *Apis mellifica D 2*
    b) *Opium C 6*
13. Als letzten Ausweg in schweren Fällen folgendes geben:
    *Carbo vegetabilis C 30 $^1/_4$h*
14. Während der Rekonvaleszenz folgendes geben:
    *Cinchona officinalis C 6 6h*

## Akute Hepatitis

Verschiedene Viren können eine akute Entzündung der Leber hervorrufen. Für den Reisenden am bedeutsamsten ist die Virus-A-Hepatitis. Die Übertragung von Hepatitis A erfolgt weitgehend über flüssige oder feste Nahrung, die mit infizierten Fäkalien verunreinigt sind. Die Krankheit tritt zwar weltweit auf, jedoch häufiger unter unhygienischen Bedingungen. Sie kann sporadisch oder epidemisch vorkommen. Eine andere Form der Hepatitis, die in ähnlicher Weise übertragen wird, ist Hepatitis E, die für Epidemien in Asien und Afrika verantwortlich ist. Bezüglich der vorbeugenden Maßnahmen siehe Kapitel 3 und 10.

Hepatitis A ist normalerweise eine selbsterlöschende Krankheit mit geringer Letalität (unter 0,2 Prozent), die keine chronische Hepatitis zur Folge hat. Gelegentlich kann jedoch die Erkrankung auch fulminant auftreten, wobei innerhalb weniger Tage der Tod eintritt. Die Krankheit hat bei älteren Menschen einen schwereren Verlauf.

Eine Virus-Hepatitis jeglichen Typs kann abrupt oder schleichend einsetzen. Die Frühsymptome sind Unwohlsein, Frösteln, Schüttelfrost, Muskel-, Gelenkschmerzen, Halsentzündung, Nasenausfluß, schwerer Appetitmangel,

Übelkeit, Erbrechen und Durchfall oder Verstopfung. Das Fieber steigt selten über 39,5 °C an, und das Symptomenbild des Frühstadiums kann mit einer Grippe verwechselt werden. Vielfach treten rechtsseitig leichte Oberbauchschmerzen auf, die durch Erschütterungen oder Bewegung schlimmer werden. In seltenen Fällen kann diese Empfindlichkeit sehr stark sein. In über 50 Prozent der Fälle kommt es zu einer schmerzhaften Vergrößerung der Leber, in 15 Prozent zu einer Vergrößerung der Milz. Die Lymphdrüsen des Halses können vergrößert sein. Gelbsucht kann, muß aber nicht auftreten. Sie kann gleichzeitig mit den ersten Krankheitserscheinungen oder aber fünf bis zehn Tage nach den ersten Symptomen erscheinen. Der Harn färbt sich dunkel. Die akute Erkrankung dauert meist zwei bis drei Wochen; anschließend erfolgt die Genesung. Zu einer vollständigen Wiederherstellung kommt es bei Hepatitis A innerhalb von neun Wochen nach dem Ausbruch der Krankheit.
Akute Hepatitis mit Gelbsucht muß gegenüber anderen Erkrankungen wie Malaria, Leptospirose und Gelbfieber abgegrenzt werden. Neben Stützungsmaßnahmen gibt es eine schulmedizinische Therapie. Homöopathisch wird in allen Fällen eines Verdachts auf Virus-Hepatitis ohne Rücksicht auf den Typ (A, B oder E) folgendes gegeben:
*Phosphorus C 6 6h*
Zusätzlich kann folgendes gegeben werden:
*Hepatitis AB Nosode C30 6h*

## Papataci-Fieber (Phlebotomen-, Sandmückenfieber)

Diese Erkrankung wird durch Sandmücken übertragen. Bezüglich der Vorbeugung gegen Sandmückenstiche siehe auch Kapitel 14 und 22. Es tritt in Italien, an der Adriaküste des ehemaligen Jugoslawien, in Griechenland, auf Kreta, Zypern, Malta, in Ägypten, Syrien, Irak, Iran, Israel, an der Krimküste, an den Küsten des Asowschen und Schwarzen Meers, in Teilen der ehemaligen Sowjetunion und in Indien auf. Die Inkubationszeit beträgt drei bis vier Tage. Die Symptome sind Fieber, Kopfschmerzen, Lichtscheu, brennende Augen, steifer Nacken und Rücken, Rücken-, Gelenk- und Gliederschmerzen, Übelkeit, Erbrechen, Geschmacksveränderungen oder -verlust, Halsschmerzen, starkes Schwitzen, Frösteln, Schüttelfrost und anfängliche Verstopfung. Die unbekleideten Teile von Kopf und Hals sind stark gerötet wie bei einem schweren Sonnenbrand. In den meisten Fällen hält das Fieber zwei bis vier Tage an (Schwankungsbreite: ein bis neun Tage). Der Puls ist zunächst schnell, sinkt dann jedoch schneller ab als die Temperatur (ein relativ langsamer Puls tritt auch bei Typhus, Dengue-, Gelb- und Fleckfieber auf). Der Puls kann während der Rekonvaleszenz niedrig bleiben. Todesfälle sind nicht bekannt, doch können Rückfälle auftreten. Warme Packungen helfen gegen die Muskelschmerzen. Homöopathisch sind die beiden folgenden Mittel *im stündlichen bis zweistündlichen Wechsel* zu geben:

1. *Belladonna C 30*
2. *Rhus toxicodendron C 6*

### Einige weitere wichtige Viruskrankheiten

Nachfolgend einige weitere Viruserkrankungen, die von allgemeinem Interesse sind. Für die homöopathische Behandlung ist grundsätzlich die Anwendung spezifischer Nosoden angezeigt, die aus erkranktem Gewebe mit dem entsprechenden Virus zubereitet werden. Diese werden normalerweise in *dreißigster Potenz 6–12h* gegeben, je nach Schwere der Erkrankung. Darüber hinaus können weitere Mittel entsprechend dem Symptomenbild eingesetzt werden. Soweit möglich, sind für den homöopathischen Praktiker in Frage kommende Mittel in Klammern angegeben.

1. *Encephalitis japonica B.* Bezüglich der Vorbeugung siehe auch Kapitel 3 und 14. In Indien und Südostasien eine der wichtigsten Virusinfektionen, auch wenn die Städte weniger betroffen sind. Die Inkubationszeit beträgt sechs bis acht Tage. Fieber, gefolgt von Enzephalitis (Gehirnentzündung). Schwindel, Reizbarkeit, Schlaflosigkeit und starke Kopfschmerzen, im weiteren Verlauf Lähmungen, Koma und Tod (20 bis 65 Prozent). Verwechslung mit zerebraler Malaria möglich. *(Belladonna, Hyoscyamus, Opium)*
2. *Poliomyelitis.* Die Ansteckung erfolgt im allgemeinen durch den Genuß fester oder flüssiger Speisen, die mit Fäkalien verschmutzt sind. Bezüglich der Vorbeugung siehe auch Kapitel 3 und 10. Todesfälle sind möglich. Fieber, Übelkeit, Erbrechen, Muskelschwäche, Kopfschmerzen, steifer Nacken und Halsentzündung gehen in ein Lähmungsstadium über. *(Lathyrus)*
3. *Rifttal-Fieber.* Süd- und Ostafrika, Ägypten. Wird von Moskitos übertragen (siehe Kapitel 14). Inkubationszeit drei bis sieben Tage. In der Regel eine von selbst erlöschende Krankheit, die mehrere Tage dauert und mit Fieber, Kopf-, Muskel- und Gelenkschmerzen und Lichtscheu (Photophobie) verbunden ist. Rückfälle und langwierige Rekonvaleszenz sind selten. Bei etwa 5 Prozent der Fälle treten schwerere Symptome wie Gelbsucht und Blutungen auf. *(Aconitum, Belladonna, Rhus toxicodendron, Eupato-*

*rium perfoliatum;* bei Blutungen und Gelbsucht: *Crotalus horridus, Lachesis)*
4. »*Ross-River-Fieber*«. Eine epidemische Form der Polyarthritis (Gelenkentzündung), die von Moskitos verbreitet wird. Bezüglich der Vorbeugung gegen Moskitostiche siehe auch Kapitel 14. Diese Erkrankung tritt nicht nur im australischen Ross-River-Gebiet auf, sondern auch auf den Cook-Inseln und Samoa, Fidschi, den Salomonen und anderen Inseln Melanesiens. Fast alle Erkrankungen treten zwischen Dezember und Juni auf. Der Ausbruch der Krankheit ist gekennzeichnet durch Kopfschmerzen, leichten Nasenkatarrh und empfindliche Handflächen und Fußsohlen. Fieber fehlt oder ist leicht und erreicht höchstens 38 °C. Die beiden wichtigsten Merkmale sind Gelenkentzündung und Hautausschlag. In 50 Prozent der Fälle kommt es ein bis fünfzehn Tage vor dem Ausschlag zu Gelenksymptomen. In den übrigen Fällen geht der Ausschlag der Gelenkentzündung zwei bis zehn Tage voran. Der Ausschlag ist leicht erhaben (makulopapulös) und beginnt meist an Wangen und Stirn, von wo aus er sich auf den Rumpf ausbreitet. Es kann Juckreiz bestehen, und in einigen Fällen erscheinen kleine, flüssigkeitsgefüllte Bläschen. Die Arthritis betrifft vor allem die kleinen Gelenke von Finger und Hand, jedoch können auch Hand- und Sprunggelenk betroffen sein. Es bestehen Schmerzen, und in einigen Fällen kann auch eine Schwellung vorliegen. In 20 Prozent der Fälle zeigt sich eine schmerzhafte Vergrößerung der Lymphdrüsen. Die Gelenksymptome können drei bis zwölf Wochen anhalten. *(Rhus toxicodendron, Bryonia)*
5. *Coloradozeckenfieber.* Eine auf den Westen der USA beschränkte Krankheit, die durch Zecken übertragen wird, und zwar hauptsächlich zwischen März und August. Be-

züglich der Vorbeugung siehe Kapitel 14. Inkubationszeit: ein bis neunzehn Tage. Die Krankheit beginnt plötzlich mit hohem Fieber (bis zu 40,6 °C), starken Muskelschmerzen, Frösteln (Schüttelfrost), Kopfschmerzen, Erbrechen, Schwäche, und gelegentlich zeigt sich ein schwacher Ausschlag. Das Fieber dauert typischerweise drei Tage, gefolgt von einer ein bis drei Tage dauernden Remission, der sich wiederum ein zwei bis vier Tage dauernder vollständiger Rückfall anschließt. Gelegentlich können drei Fieberschübe auftreten. Komplikationen sind möglich (Meningitis, Enzephalitis, Blutungen), doch ist die Krankheit üblicherweise gutartig und heilt spontan (auch wenn noch einige Zeit eine Restschwäche zurückbleiben kann). Eine Differenzierung gegenüber Rocky-Mountain-Fleckfieber und Grippe ist notwendig. *(Rhus toxicodendron, Eupatorium perfoliatum, Kalium phosphoricum)*

6. *Zentraleuropäische Enzephalitis.* Die Symptome ähneln denjenigen der *Encephalitis Japonica B* (siehe oben). Siehe auch Kapitel 3 und 14.

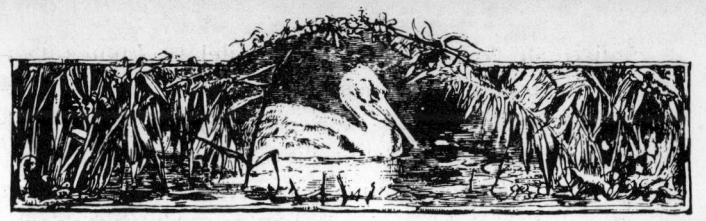

# 25 Rickettsiosen

Rickettsien sind Mikroben, die zwar der Form nach Bakterien, jedoch obligatorische intrazelluläre Parasiten sind; sie müssen wie Viren innerhalb der Wirtszelle bleiben. Sie werden meist von verschiedenen Arthropoden (Gliederfüßern) auf den Menschen übertragen und lösen vor allem verschiedene Fleckfiebererkrankungen aus. Bezüglich der vorbeugenden Maßnahmen siehe Kapitel 3, 14 und 16.

## Epidemisches Fleckfieber
(Läusefleckfieber, Flecktyphus)

Diese Krankheit, durch Unterernährung, Armut, Übervölkerung und mangelnde Hygiene begünstigt, wird durch Läuse übertragen. Heute tritt sie vor allem in Südamerika, Afrika und Asien auf. Sie braucht diejenigen nicht zu beunruhigen, die in einer sauberen Unterkunft leben. Die Inkubationszeit beträgt zehn bis vierzehn Tage. Es gibt ein Vorläuferstadium mit Kopf-, Rücken-, Gelenk- und Brustschmerzen. Anschließend folgen plötzliches hohes Fieber, Frösteln und schwere, hartnäckige Kopfschmerzen; später kann ein Delirium auftreten. Die Augen sind entzündet, das Gesicht ist gerötet und die Milz oft vergrößert. Die klinische Identifizierung der Erkrankung stützt sich hauptsächlich auf den erscheinenden typischen Hautausschlag. Er entsteht typischerweise zwischen dem dritten und siebten Tag zunächst in den Achselhöhlen und an den Flanken und breitet sich dann auf Brust und Rücken aus, wobei er am Rücken am ausgeprägtesten ist. Später erfaßt er auch die Extremitäten, wobei Handflächen und Sohlen selten betroffen sind und das Gesicht frei bleibt. Zunächst besteht er in leicht erhabenen, mattrosa Flecken, die bei Druck weiß werden und zusammenfließen können. Später können sie purpurfarben (blutend, bei Druck nicht weiß werdend) werden. In der Rekonvaleszenz werden sie bräunlich und verschwinden allmählich. Beim Ausbruch des Ausschlags verschlechtert sich der Zustand des Patienten, und es können übler Mundgeruch, Husten und Verstopfung auftreten. Im Falle einer spontanen Besserung tritt diese meist zwischen dem dreizehnten und dem sechzehnten Tag in Verbindung mit einem Fieberrückgang ein. Komplikationen sind Bronchitis, Lungenentzündung, Nierenversagen (Urämie), Entzündung des Herzens (Myocarditis), Mittelohrentzündung *(Otitis media)* und Gangrän der Zehen, der Finger oder der Haut über dem Kreuzbein. Die Letalität hängt teilweise vom Alter ab und ist bei Kindern bis zu zehn Jahren niedrig; bei den Zehn- bis Dreißigjährigen liegt sie bei 10 Prozent und bei den über Fünfzigjährigen bei 60 Prozent. Nach Überstehen der Ersterkrankung können manchmal Jahre später latent Rickettsien reaktiviert werden und eine meist mildere Form der Erkrankung hervorrufen *(Brill-Zinsser-Krankheit)*, bei der eine geringe Letalität besteht.

## Murines Fleckfieber
### (endemisches Fleckfieber, Rattenfleckfieber)

Diese weltweit in allen wärmeren Gebieten vorkommende Erkrankung wird durch den Biß des Rattenflohs auf den Menschen übertragen. Es ist eine milder verlaufende Erkrankung als das Läusefleckfieber und ähnelt mehr der Brill-Zinsser-Krankheit (siehe oben). Der Beginn ist langsamer, die Dauer kürzer (sechs bis dreizehn Tage), und die Symptome sind weniger schwer als oben beim Läusefleckfieber beschrieben. Lungenentzündung und Gangrän sind selten, ebenso Todesfälle, die meist ältere Erkrankte betreffen.

## Tsutsugamushi-Krankheit
### (Milbenfleckfieber, Buschfleckfieber)

Diese Krankheit ist in Ost- und Südasien, auf den Inseln des westlichen Pazifiks und in Australien weit verbreitet. Sie wird durch Milben übertragen. Gefährdet sind Personen, die durch die freie Natur gehen, insbesondere hohes Gras, und da meist kein auffälliger Juckreiz besteht, ist man sich der Gefahr einer möglichen Infektion meist nicht bewußt. Die Inkubationszeit beträgt sieben bis achtzehn Tage. Typischerweise tritt bei 50 bis 80 Prozent der Fälle an der Stelle des Milbenbisses ein schwarzer Brandschorf auf, ein 2 bis 4 Millimeter großes Geschwür. Es tritt oft im Bereich der Genitalien oder Achselhöhlen auf, kann aber auch anderswo liegen. Gelegentlich finden sich mehrere Brandschorfe. Die allgemeinen Anfangssymptome sind starke Kopfschmerzen, Frösteln und Fieber. In der ersten Woche steigt die Temperatur stetig auf 40 bis 40,5 °C an, während der

Puls relativ niedrig bleibt und meist hundert Schläge pro Minute nicht überschreitet (langsamer Puls findet sich auch bei Typhus, Dengue, Gelbfieber und Papataci-Fieber). Die Lymphdrüsen im Bereich des Milbenbisses vergrößern sich und schmerzen. Andere Lymphdrüsen können sich ebenfalls vergrößern, wenn auch weniger auffällig, und auch die Milz kann anschwellen. Zwischen dem fünften und dem zehnten Tag erscheint ein typischer flacher, roter Ausschlag am Rumpf, der auf die Glieder übergreifen kann. Dieser Ausschlag dauert meist nur einige Tage, gelegentlich eine Woche. In der zweiten Woche bleibt die Temperatur hoch, während sich der Puls beschleunigt. Es können Bindehautentzündung, Taubheit, Kopfschmerzen, Apathie und Verwirrung auftreten. In schweren Fällen kommt es zu Delirium und Muskelzuckungen. Husten ist häufig und in über 50 Prozent der Fälle mit einer Lungenentzündung verbunden. Es können Herzentzündung (Myocarditis) und -versagen auftreten. Die Letalität liegt im Bereich zwischen 10 und 60 Prozent. In Fällen einer spontanen Erholung sinkt das Fieber Ende der zweiten oder Anfang der dritten Woche. Die Erholungsphase dauert meist lang, und es können Taubheit und psychologische Abweichungen zurückbleiben.
Die Tsutsugamushi-Krankheit ist gegenüber Malaria, Leptospirose, Dengue und Typhus abzugrenzen.

## Zeckenfleckfieber

Boutonneuse-Fieber, Kenia-, südafrikanisches und indisches Zeckenfleckfieber werden sämtlich von derselben Art von Rickettsien hervorgerufen und durch Zeckenbiß übertragen. Risikogebiete sind das Mittelmeer, Afrika und Indi-

en. Diese Krankheiten verlaufen meist mild und sind gekennzeichnet durch einen Brandschorf (siehe oben), schmerzhafte Vergrößerung der regionalen Lymphdrüsen, einen leicht erhabenen Ausschlag vor allem am Rumpf (gelegentlich mit kleinen Blutungen, sogenannten Petechien), der um den fünften Tag erscheint, und Anzeichen einer Beteiligung des Gehirns wie langsame Reaktionen, Apathie oder Verwirrung. Augen und Gesicht können gerötet sein, und der Patient kann unter Kopf- und Muskelschmerzen leiden. Die Letalität ist sehr gering, und Spontanheilung tritt innerhalb weniger Wochen ein. Nordasiatisches Zeckenbißfieber (Sibirien und Mongolei) und Queensland-Zeckenfieber (Nord- und Südqueensland, Australien) sind von ähnlicher Art und Schwere.
Im Gegensatz dazu ist das Rocky-Mountain-Fleckfieber eine Fleckfieberform mit teilweise schweren Symptomen und Folgen. Es gibt milde Verläufe, doch kann die Letalität unbehandelt bei älteren Menschen bis zu 70 Prozent, bei Kindern bis zu 20 Prozent betragen. Die Infektion wird in den westlichen USA durch die Schildzecke und in den östlichen USA durch die Hundezecke übertragen. Weiterhin trat die Erkrankung in den südlichen USA, in Kanada (British Columbia, Alberta, Saskatchewan), in Mexiko, Panama, Brasilien und Kolumbien auf. Die meisten Fälle ereignen sich im späten Frühjahr oder Sommer. Die Inkubationszeit beträgt drei bis vierzehn Tage. Außer in Brasilien tritt kein Brandschorf auf (siehe oben). Anfänglich grippeähnliche Symptome gehen über in Frösteln, hohes Fieber, starke Kopfschmerzen, starke Muskel- und Gelenkschmerzen, große Unruhe und Erschöpfung. Es kann Delirium oder sogar ein Koma auftreten. Zwischen dem zweiten und sechsten Tag des Fiebers erscheint ein charakteristischer flacher roter Ausschlag zunächst an Handgelenk und

Knöcheln, der sich dann proximal (rumpfwärts) auf Arme, Beine und Rumpf ausbreitet. Der Ausschlag nimmt eine leicht erhabene Form an, und anschließend erscheinen Petechien. Komplikationen sind Gelbsucht, Gangrän, Nieren- und Herzversagen. Eine spontane Heilung tritt im allgemeinen gegen Ende der zweiten Woche ein. Es folgt dann rasche Besserung und eine kurze Rekonvaleszenz. Der Ausschlag des Rocky-Mountain-Fleckfiebers kann mit demjenigen von Typhus, Meningokokkeninfektion oder Masern verwechselt werden.

Mit Hilfe spezieller Tests kann die Diagnose bei allen Formen von Fleckfieber gesichert werden.

## Behandlung der Rickettsiosen

Es gibt eine schulmedizinische Behandlung. Bezüglich der homöopathischen Therapie können die folgenden Leitlinien angegeben werden:

1. Es können spezifische Nosoden (die aus dem entsprechenden erkrankten Gewebe zubereitet werden) *in der dreißigsten Potenz 6–12h,* je nach Schwere als Grundbehandlung mit anderen indizierten Mitteln gegeben werden.
2. In leichten Fällen mit Muskel- oder Gelenkschmerzen und großer Unruhe:
    *Rhus toxicodendron C 6 1h*
3. In schweren Fällen mit starkem Schwindel oder Delirium:
    *Baptisia C 30 1h*
4. In schweren Fällen mit großer Ängstlichkeit, Durst nach kleinen Schlückchen, Frösteln trotz hoher Temperatur:
    *Arsenicum album C 6 1h*

5. Wenn Verdacht auf eine Lungenentzündung besteht, zusätzlich folgendes geben:
   *Phosphorus C 6 1h*
6. Bei einer starken Vergrößerung der regionalen Lymphknoten:
   *Mercurius solubilis C 6 2h*

## Wolhynisches Fieber (Schützengrabenfieber)

Eine in Mittelamerika endemische, von Läusen übertragene, spontan heilende Rickettsiose. Plötzliches Einsetzen. Das Fieber dauert drei bis fünf Tage. Schwäche, starke Schmerzen hinter den Augen, am Rücken und in den Beinen. Es kann ein flüchtiger Ausschlag erscheinen. Gelegentlich Vergrößerung von Milz und Lymphknoten. Rückfälle treten auf. Eventuell ist *Rhus toxicodendron* indiziert.

## Q-Fieber

Eine Rickettsiose, die oft durch den Genuß nichtpasteurisierter Milch und gelegentlich durch Einatmen erregerhaltigen Staubs von infizierten Tieren (Rinder, Schafe, Ziegen) übertragen wird. Weltweite Verbreitung. Halsschmerzen, gerötete Augen und Husten. Die Krankheit klingt meist nach einer bis drei Wochen ab, kann jedoch latent bestehenbleiben und später in Form verschiedener schwerer Herz- und Gehirnerkrankungen wiederaufflammen. Es kommt eine spezifische homöopathische Nosode in Betracht.

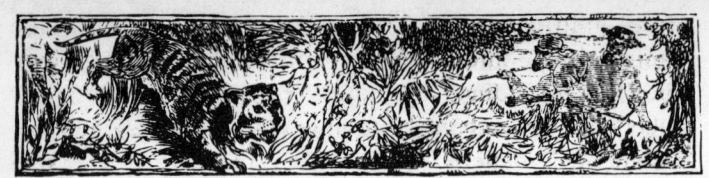

# 26 Einige wichtige Parasiten

In diesem Kapitel werden drei wichtige parasitische Erkrankungen behandelt: *viszerale Leishmaniase, Chagas-Krankheit* und *afrikanische Trypanosomiasis*.

## Viszerale Leishmaniase (Kala-Azar)

Vor der Beschäftigung mit diesem Thema sollte sich der Leser mit der kutanen und mukokutanen Leishmaniase in Kapitel 22 vertraut machen. Viszerale Leishmaniase, durch verschiedene Unterarten des protozoischen Parasiten *Leishmania donovani* hervorgerufen, wird in ähnlicher Weise durch den Stich von Sandmücken und gelegentlich über Bluttransfusionen übertragen. Sie tritt auf im Mittelmeergebiet (einschließlich Nordafrika), im Nahen Osten, in Zentralasien, China, Teilen von Mittel- und Südamerika, in Indien und im tropischen Afrika. Die Krankheit befällt zwar selten gewöhnliche Reisende, doch können selbst Besucher von Gegenden wie Südspanien, Südfrankreich, Nordafrika und dem griechischen Festland (vor allem Athen und Piräus) betroffen sein. Im Mittelmeergebiet und in Südafrika, wo die natürlichen Erregerreservoire

Hund und Fuchs sind, ist die viszerale Leishmaniase hauptsächlich eine Krankheit von Säuglingen und Kleinkindern. In Indien scheint es kein tierisches Reservoir außer dem Menschen selbst zu geben. Im Sudan sind verschiedene Nagetiere Träger der Erkrankung. Die Erkennung dieser Krankheit ist von äußerster Wichtigkeit, da sie ohne entsprechende Behandlung innerhalb von 3 bis 24 Monaten fast immer zum Tode führt. Todesursache sind überwiegend Sekundärinfekte insbesondere der Lungen oder Eingeweide; Lungenentzündung, Tuberkulose und Amöben- oder Bazillenruhr sind häufig. Die Krankheit kann in Form von Fieber, Auszehrung und Durchfall erscheinen. In Ländern, in denen die Krankheit nicht endemisch ist, kann die Diagnose in Fällen mit einer langen Inkubationszeit (siehe unten) leicht verfehlt werden. Die Infektion kann schon vor Monaten (oder sogar Jahren) auf einer Reise in ein Endemiegebiet erfolgt sein. Darüber hinaus kann die Krankheit andere Erkrankungen vortäuschen, die in nichtendemischen Gebieten häufiger sind, wie zum Beispiel Leukämie oder Krebs des Lymphsystems, wodurch der Arzt auf eine falsche Spur geführt wird. Spezielle Untersuchungen sind immer hilfreich.

In seltenen Fällen, hauptsächlich bei Krankheitsfällen aus dem Sudan, kann ein Knötchen oder eine Art Orientbeule (siehe Kapitel 22) an der Stelle des Sandmückenbisses auftreten, das dem Einsetzen der Allgemeinsymptome um vier bis sechs Monate vorausgeht. Gelegentlich zeigt die mediterrane Variante einer *Leishmania-donovani*-Infektion ein ähnliches Bild, doch bleibt die Erkrankung lokal im Bereich der Haut und geht nicht in eine disseminierte (ausgeweitete) Infektion über; dies ist vermutlich auf eine gute Abwehrlage zurückzuführen. Wiederum im Sudan können bei der Erkrankung espundiaähnliche Schädigungen (siehe Kapitel 22) mit Erosionen im Bereich von Mund und Nase mit oder ohne Anzeichen einer mehr generalisierten viszeralen Leishmaniase auftreten. In den meisten Fällen fehlen anfängliche Hautsymptome.

Die Inkubationszeit kann zwischen zehn Tagen und drei Jahren liegen, wobei in einigen außergewöhnlichen Fällen der Infekt bereits neun Jahre zurücklag. Die Krankheit kann abrupt oder schleichend einsetzen. Bei Reisenden und Menschen, die im Ausland leben, beginnt sie meist plötzlich mit hohem Fieber, Frösteln (Schüttelfrost) und starkem Schwitzen. Bei 20 Prozent der Patienten zeigt die Temperatur einen zweimaligen Anstieg innerhalb von 24 Stunden wie bei der Tropenmalaria. Das Fieber steigt am frühen Nachmittag, sinkt gegen Abend und steigt meist vor Mitternacht wieder. Das erste Fieber kann zwei bis sechs Wochen und manchmal noch länger anhalten. Später können Fieberschübe in ähnlicher Form wie bei der Brucellose (siehe Kapitel 23) auftreten. Paradoxerweise fühlt sich der Patient relativ gut und geht seinen Tagesgeschäften nach, oft ohne sich seines Fiebers bewußt zu sein. Der Appetit ist gut, die Zunge frei, der Geist klar und aktiv. Hier liegt ein wesentlicher Unterschied zu dem Symptomenbild von Malaria oder Typhus. Die Milz vergrößert sich teilweise erheblich, doch ist diese Vergrößerung in einigen Fällen erst im fünften Monat der Erkrankung feststellbar. Auch die Leber kann sich vergrößern. Mit fortschreitender Krankheit erscheint eine typische graue Hautpigmentierung, besonders auffällig an Stirn, Mittellinie des Bauchs, Händen und Nägeln (daher *Kala-Azar*, »schwarzes Fieber«). Weiterhin besteht eine Anämie.

Bei der einheimischen Bevölkerung in Endemiegebieten setzt die Krankheit dagegen oft schleichend ein. Das Fieber ist vielfach niedrig und kann anschließend einen sehr unterschiedlichen Verlauf haben. Die häufigste Beschwerde insbesondere bei Kindern sind Schmerzen unter den Rippen der linken Seite und eine Schwellung des Bauchs, beides durch die Vergrößerung der Milz bedingt. Die Haut wird rauh und entwickelt die charakteristische graue Pigmentierung, das Haar wird dünn und schütter, die Beine können anschwellen und rötliche Flecken zeigen (Purpurae), und es kann eine Gelbsucht bestehen. Husten ist ein relativ häufiges Symptom und in manchen Fällen auf eine Lungentuberkulose zurückzuführen.

Wenn bei einem Patienten Gewichtsverlust, Anämie, Fieber und Milzvergrößerung vorliegen und er bis zu neun Jahre vor dem Ausbruch der Erkrankung sich in einem Endemiegebiet aufhielt, ist viszerale Leishmaniase als diagnostische Möglichkeit unbedingt zu berücksichtigen.

Bezüglich der Therapie besteht eine schulmedizinische Behandlungsmöglichkeit, doch erweisen sich manche Infektionen als therapieresistent, und es können Rückfälle auftreten. Homöopathisch können je nach den individuellen Symptomen viele verschiedene Mittel indiziert sein, doch kann konkret folgendes genannt werden:

1. *Kala-Azar Nosode C 30 einmal wöchentlich*
2. In Fällen einer mediterranen kindlichen viszeralen Leishmaniase kann folgendes Mittel eingesetzt werden:
   *Arsenicum album C 6 6h*
3. Zusätzlich kann eines der beiden nachfolgenden Milzmittel gegeben werden:
   *a) Ceanothus americanus 12h*
   *b) Quercus glandium spiritus 10 Tropfen 6h*
   (die Dosis von [b] für Kinder verringern)

## Chagas-Krankheit (amerikanische Trypanosomiasis)

Diese hauptsächlich in ländlichen Gegenden vorkommende, durch den protozoischen Parasiten *Trypanosoma cruzi* hervorgerufene Krankheit ist auf den amerikanischen Kontinent beschränkt. Sie ist insbesondere in den ländlichen Gegenden Mittel- und Südamerikas und in Mexiko verbreitet. Gelegentlich wurden auch Fälle in den Vereinigten Staaten bekannt (Texas). Schätzungsweise 12 Millionen Menschen sind mit dieser Krankheit infiziert, von denen jährlich etwa 60 000 Menschen sterben, meist an Herzerkrankungen, deren häufigste Ursache in Südamerika die Chagas-Krankheit ist.

Die Krankheit wird durch Raubwanzen übertragen, die bevorzugt in die Wangen beißen und meist nachts attackieren, wenn das Opfer schläft. Sie sind 1 bis 4 cm lang und treten vor allem in ärmlichen Behausungen auf. Der Durchschnittsreisende, der in sauberen Unterkünften Logis nimmt, hat wenig zu befürchten. Die Krankheit kann auch erblich und durch Bluttransfusion übertragen werden.

Der im Kot der Wanze enthaltene Erreger dringt über die Bißwunde oder die Bindehaut des Auges ein. In den meisten Fällen verursacht die Infektion nicht sofort Symptome und bleibt jahrelang stumm im Körper (latente Phase). In einigen Fällen jedoch tritt zunächst eine akute Phase auf. Akute Chagas-Krankheit kommt vor allem bei Kindern vor. Die ersten Symptome sind an der Stelle des Eindringens sichtbar. Wenn dies die Haut ist, erscheint eine schmerzhafte Schwellung (Chagom), das einem Furunkel ähnelt und viele Monate bestehenbleibt. Wenn dies das Auge ist, tritt das Romana-Zeichen auf, eine einseitige starke Schwellung des oberen und unteren Augenlids, Bindehautentzündung und Vergrößerung der Lymphdrüsen unter dem Kiefer derselben Seite. Nach 7 bis 14 Tagen treten Allgemeinsymptome auf. Es setzt plötzlich (hohes) Fieber ein, das mehrere Wochen anhält. Gelegentlich zeigt die Fieberkurve eine Doppelspitze innerhalb von 24 Stunden (siehe oben unter »*Kala-Azar*«). Der Patient fühlt sich unwohl, und es kann eine generalisierte Vergrößerung der Lymphknoten eintreten. Es kommt zu einer mäßigen Vergrößerung von Milz und Leber. Der Puls bleibt schnell, auch wenn die Temperatur sinkt. Eine Entzündung der Hoden ist möglich. Bei schweren Verläufen führt eine Entzündung von Herz oder Gehirn oft zum Tode, der in 10 Prozent der akuten Fälle eintritt. Die Mehrheit der Patienten erholt sich spontan innerhalb von vier bis acht Wochen, jedoch erfolgt dann ein Übergang in die latente Phase.

Die latente Phase, die zwischen zehn und dreißig Jahre dauern kann, folgt entweder unmittelbar nach dem Eindringen des Parasiten (die Mehrzahl der Fälle) oder nach überstandener akuter Erkrankung (vor allem bei Kindern). Der Erreger ist, wie gesagt, in diesem Fall stumm, und es zeigen sich keine Symptome.

Die chronische Phase, die auf die latente Phase folgt, entsteht im allgemeinen zwischen dem zwanzigsten und dreißigsten Lebensjahr. Merkmale sind schwere Herzerkrankungen, die oft innerhalb von fünf bis sechs Jahren zum Tode führen, eine Vergrößerung des Dickdarms und der Speiseröhre, wodurch Verstopfung, Schluckbeschwerden und Rückfluß von Speisen auftreten.

Die Diagnose kann durch spezielle Untersuchungen bestätigt werden. Eine Behandlung mit schulmedizinischen Mitteln ist möglich, aber nicht befriedigend. Diese Mittel sind entweder stark toxisch oder wirkungslos. Homöopathisch gibt es folgende Möglichkeiten:

1. In akuten Fällen zusätzlich zu den sonstigen indizierten Mitteln:
   *Chagas Nosode C 30 6h*
2. In latenten und chronischen Fällen zusätzlich zu sonstigen indizierten Mitteln langfristig folgendes geben:
   *Chagas Nosode C 30 bis C 200 einmal wöchentlich, eine bis vier Wochen lang*
3. In akuten Fällen mit Romana-Zeichen:
   *Kalium carbonicum C 6 6h*
4. In akuten Fällen mit Chagom:
   *Ledum C 6 6h*
5. In chronischen Fällen können verschiedene unterstützende Mittel notwendig sein, zum Beispiel Phosphorus bei Speisenrückfluß, *Alumina* bei Verstopfung, *Crataegus* Ø bei Herzbeschwerden.

## Afrikanische Trypanosomiasis (afrikanische Schlafkrankheit)

Unbehandelt führt diese Erkrankung bei den meisten Menschen zum Tode. Die Trypanosomiasis, die in zwei Formen vorkommt, wird in Westafrika durch den protozoischen Erreger *Trypanosoma brucei gambiense* und in Ostafrika durch *Trypanosoma brucei rhodesiense* hervorgerufen. Überträger beider Krankheitsformen sind verschiedene Arten der Tsetsefliege. In Ostafrika leben Tsetsefliegen in Waldland und im Busch, in Westafrika dagegen an Wasserläufen. Die wichtigsten Infektionsreservoire sind in Westafrika der Mensch, in Ostafrika Wild.

Risikogegenden sind daher für den Reisenden Flußläufe in Westafrika und Wildreservate in Ostafrika. Städtische Gebiete sind weitgehend sicher. Die Tsetsefliege, die etwa die

Größe der Stubenfliege hat, sticht am Tage und wird vor allem von bewegten Fahrzeugen und der Farbe Dunkelblau angezogen. Bei allen Autosafaris sind die Fenster dicht zu schließen, und der Fahrgastraum ist regelmäßig mit *Pyrethrum* zu sprühen. Zu Pferde wird man weniger leicht gestochen. Insektenvertreibungsmittel haben eine gewisse Wirksamkeit, doch sollte man sich nicht vollständig auf sie verlassen. Der Körper sollte soweit wie möglich mit Kleidung bedeckt sein.

Die ostafrikanische Infektion, die in drei Stufen verläuft, ist erheblich virulenter als die westafrikanische, und der Tod kann innerhalb von Wochen bis zu einem Jahr eintreten. Die westafrikanische Erkrankung dagegen nimmt einen schleichenden Verlauf: Die erste Phase, bei der die Haut und die regionalen Lymphknoten betroffen sind, fehlt; die zweite Phase mit Allgemeinsymptomen ist mild oder fehlt ebenfalls, die dritte Phase, die das Gehirn ergreift, beginnt mild und endet mit dem Tod innerhalb von zwei bis drei Jahren.

*Erste Phase: lokale Reaktion.* Etwa zwei Tage nach einem Tsetsestich erscheint an der Stichstelle eine dunkelrote Schwellung, die einem Furunkel ähnelt, aber relativ schmerzlos ist. Diese Schädigung, die sich heiß anfühlt, kann 2 bis 5 cm Durchmesser haben und bleibt 2 bis 4 Wochen lang bestehen. Gleichzeitig mit diesem Trypanosomenschanker, der bei Kaukasiern häufiger auftritt als bei Afrikanern, besteht eine Vergrößerung der regionalen Lymphknoten.

*Zweite Phase: allgemeine Ausbreitung des Erregers.* 5 bis 21 Tage nach dem ansteckenden Biß erscheinen Allgemeinsymptome: unregelmäßige Fieberschübe, starke Kopfschmerzen, Muskelschmerzen, unterbrochen durch symptomfreie Perioden von bis zu 14 Tagen. Während dieser Intermissionen bleibt der schnelle Puls bestehen. Es kann eine Vergrößerung von Milz und Leber auftreten und eine Schwellung im Bereich der Augen sowie Schwellung von Händen und Füßen. Oft erscheinen juckende Ausschläge. Bei 75 Prozent der Patienten finden sich schmerzlos vergrößerte Lymphdrüsen, jedoch sind bei der ostafrikanischen Erkrankung nur die Halslymphknoten betroffen. Gelegentlich wird eine übermäßige Schmerzempfindung bei Berührung oder Druck festgestellt, und zwar vor allem an den Schienbeinen. Es entwickeln sich schlimmer werdender Gewichtsverlust, Anämie und Schwäche. Es kann zu einer Herzentzündung kommen, so daß der Tod noch vor der dritten Phase eintritt.

*Dritte Phase: Erkrankung des Gehirns.* Bei der ostafrikanischen Form tritt diese Phase innerhalb einiger Wochen oder Monate nach der Infektion auf, während sie bei der westafrikanischen Form schleichend sechs Monate bis mehrere Jahre nach der Infektion einsetzt. Erste Anzeichen sind Stimmungsschwankungen, Persönlichkeitsveränderungen, streitsüchtiges oder schwieriges Verhalten, Vernachlässigung des persönlichen Erscheinungsbildes und Apathie. Später kommen hinzu: Schwierigkeiten beim Gehen, Sprechen und Essen, Zittern und Anfälle. Die Schlafsucht, die der Krankheit ihren Namen gab, erscheint erst spät. Der abgezehrte Patient stirbt im Koma oder durch einen Sekundärinfekt.

Die Schlafkrankheit, die mittels spezieller Tests bestätigt werden kann, verwechselt man leicht mit anderen Erkrankungen wie Malaria, Grippe, Drüsenfieber und verschiedenen psychischen Störungen. Es gibt eine schulmedizinische arzneiliche Therapie, die in vielen Fällen sehr wirksam ist, soweit das Zentralnervensystem noch nicht zu sehr geschädigt wurde. Homöopathisch kann folgendes indiziert sein:

1. Eine spezifische Nosode (aus erkranktem Gewebe) kann als Grundbehandlung zusätzlich zu anderen indizierten Mitteln gegeben werden. Je nach dem Typ der Erkrankung ist entweder *Ostafrikanische-Schlafkrankheit-Nosode* oder *Westafrikanische-Schlafkrankheit-Nosode* zu verwenden:

   a) ostafrikanischer Typ, Phase 1 und 2: *C 30 6 bis 12h*
   b) ostafrikanischer Typ, Phase 3; westafrikanischer Typ, Phase 2 und 3: *C 30 bis C 200 einmal wöchentlich.*

2. Auszehrung, große Schwäche, Schwellungen, Depression:

   *Arsenicum album C 6 bis C 30 6h*
   (paßt in vielen Fällen sehr gut)

3. Schwäche mit Überempfindlichkeit gegenüber Berührung/Druck:

   *Cinchona officinalis C 6 bis C 30 6h*

4. Geistige Trägheit, antwortet langsam, Stottern, Schwellungen, Schwindel:

   *Plumbum metallicum C 6 6h*

5. Lethargie, Schläfrigkeit, wacht mit großer Angst oder Erregung auf:

   *Opium C 30 6h*

Weitere homöopathische Mittel für afrikanische Trypanosomiasis:
*Antimonium tartaricum, Calcarea phosphorica, Ferrum metallicum, Kalium carbonicum, Manganum, Natrium muriaticum, Nux moschata, Phosphorus.*

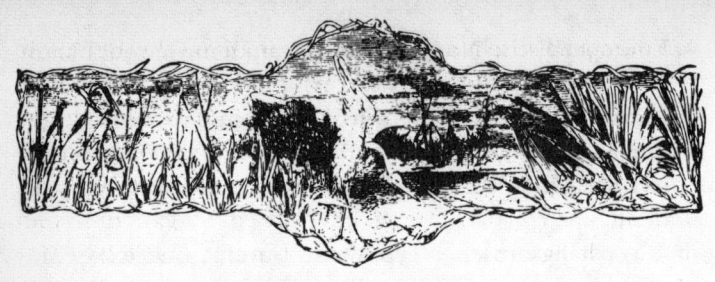

# 27 Verschiedene Würmer

In diesem letzten Hauptkapitel des Handbuchs werden eine Reihe wichtiger Wurmerkrankungen behandelt. Vor einer Besprechung der einzelnen Würmer sind jedoch einige allgemeine Anmerkungen zur Therapie zu machen.
Man muß sich darüber im klaren sein, daß vor allem in den Tropen Wurminfekte sehr häufig sind, daß sie meist mild verlaufen und die Gesundheit des Wirts kaum, wenn überhaupt, beeinträchtigen und daß selbst bei erfolgreicher Behandlung bei den Bewohnern von Wurmgebieten Neuinfektionen häufig sind. Die Behandlung ist daher auf Patienten zu beschränken, die unter gesundheitlichen Beeinträchtigungen leiden, und im übrigen auf diejenigen, bei denen eine Neuinfektion unwahrscheinlich ist, d.h. also einige Einheimische und die meisten Reisenden.
Die Therapie selbst erfolgt in zwei Hauptrichtungen. Zum einen können die Würmer durch schulmedizinische oder pflanzliche Mittel vergiftet oder abgetrieben werden. Zum anderen können homöopathische Mittel gegeben werden, die mehr auf den Wirt als den Wurm wirken und das Gewebe für solche Infekte weniger anfällig machen.
In einigen Fällen kann die Homöopathie allein den Wirt

von dem parasitischen Wurm befreien. Dies ist bei den meisten Fadenwurminfekten der Fall. In vielen Fällen ist die Wirkung jedoch nicht so massiv. Es können eine ausgeprägte Besserung der Gesundheit, gekennzeichnet durch einen Rückgang der Symptome, und eine Verringerung der Zahl der Würmer eintreten; während der Patient so mit dem Eindringling seinen Frieden macht, ist eine völlige Beseitigung allein mit Homöopathie manchmal doch nicht möglich. Für diejenigen, die Neuinfektionen erleiden können, vor allem die einheimische Bevölkerung in einem Gebiet, in dem beispielsweise die Hygiene nicht geändert werden kann, mag dies ein befriedigendes Ergebnis sein. Bei anderen genügt es möglicherweise nicht. Wenn also der Behandelnde den Patienten völlig wurmfrei machen will, muß man möglicherweise auf allopathische oder pflanzliche Mittel zurückgreifen, um den Wurm zu vergiften oder abzuführen. Dabei ist allerdings zu bedenken, daß homöopathische Mittel für den Wirt stets ungiftig sind, während dies für allopathische oder pflanzliche Mittel nicht immer gilt. Irgendein kleinerer oder größerer Nachteil ist mit ihrer Verwendung immer verbunden.

Man kann daher sagen, daß die Behandlung parasitischer Würmer sich nach den Lebensumständen des Patienten und der Verfügbarkeit von Arzneimitteln richten muß. Homöopathische und allopathische oder pflanzliche Mittel können nacheinander, in Kombination oder einzeln eingesetzt werden, um das durch Abwägung und therapeutisches Wissen bestimmte Ziel zu erreichen. Bei den nachfolgend beschriebenen Erkrankungen werden wir uns jedoch weitgehend auf eine Darstellung des Einsatzes homöopathischer Mittel oder anderer nichttoxischer Maßnahmen beschränken. Darüber hinaus ist auf den Wert einer homöopathischen Konstitutionsbehandlung zu verweisen, die ein homöopathischer Arzt bzw. Heilpraktiker auf der Grundlage der allgemeinen Wesensmerkmale des Patienten durchführt.

## Madenwürmer (Enterobiasis)

Hierbei handelt es sich um schlanke, weiße, parasitische Rundwürmer *(Enterobius vermicularis)* von bis zu 1 cm Länge, die weltweit vorkommen und vor allem bei Kindern auftreten. Diese Würmer besiedeln den Darm, wobei das weibliche Tier nachts aus dem Anus kriecht, um Eier abzulegen. Dadurch entsteht das im Vordergrund stehende Symptom des Juckreizes am Anus. Es können Allgemeinsymptome entstehen wie Appetitmangel und Gewichtsverlust, Bettnässen, psychologische Instabilität, Unruhe und Reizbarkeit. Die Infektion erfolgt durch mangelnde Hygiene (meist Finger mit dem Erreger im Mund). Homöopathisch kommt folgendes in Betracht:

1. Allgemein:
   *Cina C 30 bis C 200 12h*
2. Falls das Mittel nicht wirkt, nacheinander folgendes geben:
   *a) Lycopodium C 30 6h 2 Tage lang, gefolgt von*
   *b) Veratrum album C 30 6h 4 Tage lang, gefolgt von*
   *c) Ipecacuanha C 6 6h 4 Tage lang*

## Spulwürmer (Askariasis)

Schätzungsweise 600 Millionen Menschen sind weltweit mit *Ascaris lumbricoides* infiziert, dem häufigsten Spulwurm im

Menschen. Er tritt in Afrika, auf dem amerikanischen Kontinent, in Europa und Asien auf. Weit verbreitet ist er in China, Südostasien, den zentralasiatischen Republiken der ehemaligen Sowjetunion, in Lateinamerika und Afrika. In einigen dieser Gebiete sind bis zu 95 Prozent der Bevölkerung infiziert.

Der Spulwurm ist weiß bis rosafarben und kann bis zu 35 cm lang werden. Die Infektion des Menschen erfolgt über die Aufnahme von im Erdboden enthaltenen Wurmeiern, die bis zu zehn Jahre nach Ausscheidung mit dem Kot des Wirts ansteckend bleiben können. Häufig geschieht die Übertragung über Gemüse. Die meisten Infektionen sind symptomfrei, doch verraten mit dem Kot ausgeschiedene Würmer bzw. Würmer in Erbrochenem oder in den Nasenlöchern ihre Anwesenheit. In einigen Fällen tritt starker Juckreiz im Bereich des Anus auf. Schwere Infektionen mit hundert oder mehr Würmern können jedoch zu ernsten Komplikationen führen.

Bei Kindern können Übelkeit, Erbrechen, Durchfall und Mangelernährung auftreten. Letzteres kann sich in Form des Proteinmangelzustands Kwashiorkor manifestieren, Vitamin-A-Mangel, der zu Nachtblindheit (die sich innerhalb von Tagen nach einer Verringerung oder Beseitigung des Wurmbefalls rasch bessert) führt, oder Vitamin-C-Mangel. Gelegentlich treten Krämpfe und Epilepsie auf. Verschluß des Darms durch ein Wurmknäuel löst schwere Bauchschmerzen und Aufgetriebensein, Erbrechen und Fieber aus. Befall der Gallengänge, der in Indien häufig ist, kann zu Gelbsucht und Leberabszeß führen. Spulwürmer und Leberegel (siehe unten) sind in Hongkong eine häufige Ursache einer akuten Bauchspeicheldrüsenentzündung. Das Hindurchtreten der Würmer durch die Lungen kann Fieber, pfeifenden Atem, Atemnot, Husten, Schmerzen unter dem Brustbein und Nesselsucht auslösen; die Besserung tritt spontan nach fünf bis zehn Tagen ein.

Bei einer Verstopfung von Eingeweiden oder der galleführenden Gänge kann chirurgisches Eingreifen notwendig sein. Die homöopathische Behandlung umfaßt folgendes:

1. Als Allgemeinmittel in Fällen ohne schwere Komplikationen folgendes einige Wochen lang geben:
   *Viola odorata C 6 6h*
2. Falls Obiges nicht wirkt:
   *Teucrium marum C 6 6h*
3. In Fällen mit Lungensymptomen:
   *Stannum metallicum C 30 24h*

## Kwashiorkor und Marasmus

Kwashiorkor wird letztlich auf Proteinmangel zurückgeführt und ist eine Form der Mangelernährung, die bei Kindern in Hungerzeiten häufig auftritt. Merkmale sind Gedunsenheit des Gesichts, der Hände und Füße, dünne Oberarme, Wachstumsverzögerung, Muskelschwund, Hautdefekte und Verlust der Pigmentierung von Haut und Haaren. Marasmus andererseits beruht darauf, daß generell zuwenig Nahrung aufgenommen wird, vor allem aber zuwenig energiereiche Nahrung (Kohlehydrate und Fette). Das Kind ist klein, sehr dünn, ausgezehrt, untergewichtig, stets hungrig und hat einen geblähten Bauch. Der Oberarmtest ist ein brauchbarer Indikator für Unterernährung in den weniger offensichtlichen Frühphasen. Wenn bei einem einjährigen Kind der größte Umfang des Oberarms weniger als 13 cm beträgt, leidet das Kind an Unterernährung; weniger als 12 cm bedeuten eine schwere Unterernährung.

## Peitschenwurminfektion (Trichuriasis)

Diese Wurminfektion des Darms tritt weltweit auf, vor allem aber in warmen und feuchten Klimazonen. Der Befall erfolgt in ähnlicher Weise wie bei Askariasis (siehe oben), und gelegentlich finden sich beide Wurmformen gleichzeitig bei einem Patienten. Der Peitschenwurm *Trichuris trichiura* erreicht eine Länge von bis zu 5 cm. Die meisten Peitschenwurminfektionen sind symptomfrei, jedoch können schwere Infektionen bei Kindern mit bis zu tausend Würmern schwere Symptome auslösen. Hierzu zählen starker Durchfall mit Blut und Schleim (jedoch kein Fieber), Bauchschmerzen, Schmerzen im Rektum, das durch den Anus heraustreten kann (Prolaps), Kräfteverfall und Anämie.

Die homöopathische Therapie von symptomarmen Fällen kann wie oben für *Askariasis* angegeben (Verordnung 1 oder 2 durchgeführt werden. In Fällen mit schweren Symptomen einschließlich Prolaps folgendes geben:

*Podophyllum* C 6 6h

## Einige Bandwürmer

Infektion mit dem Rinderbandwurm *Taenia saginata* ist besonders in Afrika, Südamerika und im Nahen Osten häufig. Die Infektion mit diesem Bandwurm, der im Darm eine Länge von mehr als 20 m erreichen kann, erfolgt durch den Genuß von *rohem* oder *halbgarem* Rindfleisch. Wer in schicken Restaurants in Europa *Steak à la tartare* ißt, tut dies mit einigem Risiko. Schwere Symptome sind selten, jedoch treten bei einigen Patienten wiederkehrende Bauchschmerzen auf, während anderen Wurmsegmente Beschwerden machen, die sich durch den Anus winden. Oft ist der einzige Befund ein Wurmsegment im Stuhl.

Der Zwergbandwurm (Mäusebandwurm, *Hymenolepis nana*) dagegen wird höchstens 40 mm lang. Er tritt vielfach in Lateinamerika, Indien, im Mittelmeergebiet, in Ägypten und im Sudan auf. Die Ansteckung erfolgt durch den Genuß von Speisen, die mit infiziertem Mäusekot verschmutzt sind. Er beschränkt sich wie der Rinderbandwurm auf den Darm und ruft selten Symptome hervor. Schwere Infekte bei Kindern können jedoch zu Bauchschmerzen, Jucken am Anus, Durchfall und Erbrechen führen.

*Diphyllobothrium latum*, der Fischbandwurm, ein weiterer Eingeweideparasit, kann eine Länge von bis zu 10 m erreichen. Der Befall erfolgt durch den Genuß von rohem oder halbgarem Fisch oder Fischsalat und tritt vor allem in der Mandschurei, in Japan (hüten Sie sich vor Sushi), Südostasien, Europa, Nordamerika und Zentralafrika auf. Praktisch alle Infektionen sind symptomfrei, jedoch kann in einigen Fällen Vitamin-$B_{12}$-Mangel auftreten.

Ein einfaches, sehr sicheres und ganz natürliches Verfahren zur Abtreibung von Bandwürmern mit frischen Kürbissamen (*Cucurbita pepo* oder *Cucurbita maxima*) besteht in folgendem:

1. Der Patient muß 12 bis 16 Stunden fasten oder sehr wenig essen.
2. 60 g frischer Kürbissamen mit kochendem Wasser überbrühen. Die äußere Schale abziehen und die grüne innere Masse (etwa 30 g) aufbewahren. Diese Masse mit ein wenig Milch zu einer Paste verreiben und dem Patienten nach dem Fasten oral verabreichen.
3. Zwei Stunden später wird oral Rizinusöl gegeben. Man vermischt es am besten mit Milch oder Fruchtsaft: *10 bis*

*20 ml Rizinusöl für Erwachsene oder 5 bis 10 ml für Kinder zwischen fünf und zwölf Jahren.*
4. In der Regel wird der Bandwurm zwei bis drei Stunden später ausgeschieden.

## Finneninfektionen

Der Schweinebandwurm *Taenia solium*, ein beim Menschen viel seltener auftretender Bandwurm als der Rinderbandwurm, kann im Gegensatz zu letzterem eine schwere Erkrankung auslösen. Ein einfacher Befall des Darms durch den Genuß von rohem oder halbgarem Schweinefleisch ist wie beim Rinder- oder Fischbandwurm relativ harmlos und kann mit dem oben angegebenen Verfahren beseitigt werden. Unter bestimmten Umständen können jedoch mit oder ohne Anwesenheit eines ausgewachsenen Wurms die Finnen (Larven) des Wurms in das Körpergewebe eindringen (Zystizerkose). Diese Erscheinung kann in unterschiedlicher Weise entstehen, wobei stets die Bandwurmeier in den Magen gelangen, wo sich ihre äußere Umhüllung auflöst, und anschließend in den oberen Dünndarm eindringen (Duodenum). Die Eier können mit verunreinigten Lebensmitteln oder durch oro-anale Kontakte bei heterosexuellen oder homosexuellen Praktiken aufgenommen werden. Außerdem kommt es vor, daß die eigenen Eier durch verschmutzte Finger vom Anus in den Mund gelangen. Die Finne führt zu Zystenbildung in Muskeln und im Gewebe unmittelbar unter der Haut. Es können jedoch auch Zysten im Gehirn entstehen. Zwischen dem Zeitpunkt der Ansteckung und den ersten Symptomen können fünf Monate, aber auch bis zu dreißig Jahre liegen. Es können schwere Symptome wie ständiger Kopfschmerz und epileptische Anfälle auftreten. Es gibt jedoch viele milde Fälle praktisch ohne Symptome.

*Trichinose*, die der Nematode *Trichinella spiralis* und seine Larve verursacht, kommt weltweit vor. Der Befall erfolgt durch den Genuß von rohem oder halbgarem Bärenfleisch (Thailand), Schweinefleisch (Hongkong und anderswo), Warzenschwein (Afrika) und Walroß (Arktis). Nach dem Genuß von erregerhaltigem Fleisch werden die Trichinenkapseln im Magensaft aufgelöst und die Larven freigesetzt. Diese gelangen rasch zur Reife, und nach der Paarung werden Würmer von bis zu 3 mm Länge geboren, deren Weibchen die Darmwand durchbohren und neue Larven gebären, die wiederum in die Körpergewebe eindringen. Diese Larven rufen Entzündungen hervor. Wenn sie in Muskelgewebe gelangen, kapseln sie sich ein. Bei leichten Infektionen treten nur geringe oder keine Symptome auf. Massive Infektionen dagegen lösen schwere Reaktionen aus. Nach der Aufnahme des Parasiten folgt eine Inkubationszeit von einem halben bis 28 Tagen. Die Anfangssymptome, die ein bis sieben Tage anhalten, sind Unwohlsein, Bauchkrämpfe und Durchfall sowie in selteneren Fällen Übelkeit, Erbrechen und Verstopfung. Die zweite Phase, die vom siebten bis zum vierzigsten Tag dauert, geht einher mit Schmerzen und Empfindlichkeit der Muskulatur (Verschlimmerung bei Bewegung), Schwellung um die Augen, Bindehautentzündung, Husten, verschiedene Blutungen (unter anderem splitterähnliche Blutungen unter den Nägeln) und Ausschlägen. Gelegentlich treten schwere neurologische Erscheinungen wie Lähmungen und Koma auf. Unregelmäßiger Puls, Lungenentzündung und Nierenentzündung sind nicht selten. Es kann ein plötzlicher Tod auftreten. Die Genesung beginnt in der Regel zwischen dem 35. und 90. Tag, wobei jedoch Muskelschmerzen und Unwohlsein einige Monate anhalten können. Unbehandelt bleiben die Larvenkapseln mehrere Jahre lebensfähig.

*Echinokokkose,* die von der Larve des Hundebandwurms *Echinococcus granulosus* hervorgerufen wird, tritt hauptsächlich dort auf, wo Hunde zum Hüten von Weidetieren, insbesondere Schafen eingesetzt werden. Die Erkrankung wird vor allem in Südamerika, dem Nahen Osten, in Zentralasien, in Ostafrika (insbesondere im Bezirk Turkana in Nordkenia) und an der Mittelmeerküste beobachtet. Sie kommt außerdem in anderen Gegenden Europas, in Nordamerika, in Australien, Asien und Indien vor. Verantwortlich für die Erkrankung ist die zufällige Aufnahme von erregerhaltigem Hundekot. Die in das Gewebe eindringenden Larven erzeugen Zysten, die eine beträchtliche Größe erreichen können. Die Mehrzahl der Zysten bilden sich in der Leber, können jedoch zehn bis zwanzig Jahre lang unbemerkt bleiben. Solche Zysten können Übelkeit, Erbrechen, Schmerzen im rechten Oberbauch und Gelbsucht hervorrufen. In etwa 10 Prozent der Fälle treten Lungenzysten auf. Weitere Befallsorte sind Gehirn, Knochen, Milz, Nieren und Muskulatur. Bei genügendem Wachstum treten Symptome an der jeweiligen Struktur auf.

Die schulmedizinische Behandlung von Larvenbefall erfolgt mittels Arzneimitteln und Chirurgie. Homöopathisch kann folgendes eine Heilung herbeiführen:

1. Bei allen Formen zur Hemmung oder Verringerung der Zysten:
    *Silicea C 6 6h*
2. Für die Muskelschmerzen der Trichinose zusätzlich folgendes geben:
    *Bryonia C 30 6h*

3. Bei Leberzysten im Falle einer Echinokokkose zusätzlich eines der folgenden Mittel geben:
    a) *Lycopodium C 6 6h*
    b) *Chelidonium majus C 6 6h*

## Orientalische Leberegel

Die Infektion erfolgt durch den Genuß von rohem Fisch. Opisthorchiasis, die von dem Leberegel *Opisthorchis viverrini* hervorgerufen wird, ist in Nordthailand sehr stark verbreitet, wo ein Gericht namens *Koi-pla* als Hauptquelle der Infektion verantwortlich zeichnet. Der zweite wichtige Leberegel Südostasiens, der vor allem in Hongkong auftritt, ist *Clonorchis sinensis*, der die Clonorchiasis auslöst. Die Erkrankungen sind ähnlich und rufen oft eine vergrößerte und empfindliche Leber (die der Patient als warm empfindet), intermittierendes Fieber und Gelbsucht hervor. Leberabszeß oder -krebs und akute Bauchspeicheldrüsenentzündung sind möglicherweise ebenfalls Folge der Erkrankung.

Neben anderen Maßnahmen können die nachfolgenden homöopathischen Mittel eingesetzt werden:

1. Wenn man das Gefühl hat, daß die Leber heiß ist, kommt eines der beiden nachfolgenden Mittel in Betracht:
    a) *Aloe C 6 6h*
    b) *Kalium carbonicum C 6 6h*
2. In anderen Fällen oder wenn die obigen Mittel versagen, eines der beiden nachfolgenden Mittel geben:
    a) *Chelidonium majus C 6 6h*
    b) *Lycopodium C 6 6h*

## Hakenwurmkrankheit (Ankylostomiasis)

Diese Krankheit tritt in allen tropischen und subtropischen Gegenden der Welt einschließlich der südlichen USA und Westaustraliens auf. Aus den Eiern des Hakenwurms, die mit dem Kot in den Boden gelangen, schlüpfen bei feuchter Wärme Larven. Diese dringen durch die Haut, meist die Füße ein, wobei sie gelegentlich einen Ausschlag auslösen, und dringen über die Lungen, wo sie Husten erregen können, in den Dünndarm vor, an den sie sich mit Zähnen anheften. Es gibt zwei Hauptarten von Hakenwürmern, die den Menschen in dieser Weise befallen, *Ankylostoma duodenale* und *Necator americanus*, beides kleine Nematoden. Die Würmer, die nicht länger als 1 cm sind, saugen ständig Blut von ihrem Wirt. Die Hauptmanifestation einer Hakenwurmkrankheit ist daher auch eine Anämie aufgrund des chronischen Blutverlustes und Eisenmangels. Es können Blässe, Müdigkeit und Kurzatmigkeit auftreten. In schweren Fällen kann dieser Vampirismus Herzversagen und den Tod auslösen.

Es ist daher keine überflüssige Empfehlung, in den Tropen und Subtropen besser nicht barfuß zu gehen. Weitere Erkrankungen, die man sich durch Barfußlaufen zuziehen kann, sind Hautmaulwurf und Strongyloidiasis (siehe Kapitel 16).

Der wichtigste Aspekt der Therapie ist die Ergänzung der Eisenreserven mit Eisenpräparaten, möglichst in Kombination mit einer Vitamin-C-reichen Ernährung. Wo der Hakenwurm endemisch ist und Neuinfektionen mehr als wahrscheinlich sind, ist diese Behandlung in der Regel ausreichend.

## Filariasis

Filarien sind Fadenwürmer, die das Bindegewebe besiedeln. Die Filariasis, eine Krankheit der städtischen und ländlichen Gegenden der warmen und feuchten Tropen, wird durch *Wuchereria bancrofti* und *Brugia malayi* hervorgerufen, die beide durch Moskitos übertragen werden. Nach der Übertragung treten entweder keine Symptome oder aber eine wiederkehrende, schmerzhafte Entzündung der Hoden oder der Lymphdrüsen in Achseln und Leistenbeuge auf. Beim gelegentlich Reisenden heilt die Krankheit meist spontan und folgenlos ab. Schwerere Krankheitsbilder zeigen sich nur bei den Bewohnern von Endemiegebieten, die sich wiederholt infizieren. Die Blockierung des Lymphsystems führt zu einer starken und entstellenden Anschwellung von Armen, Beinen und Hodensack (Elephantiasis). Als homöopathische Behandlung wurden die Mittel *Hydrocotyle, Silicea* oder *Anacardium (C 6 bis C 30 12h)* zur Linderung der Symptome oder des Verlaufs der Elephantiasis vorgeschlagen.

## Loiasis (Loa-loa-Infektion)

Diese Fadenwurminfektion, die durch den Stich der großen roten Chrysopsfliege übertragen wird, kommt in den tropischen Regenwäldern und Gummiplantagen Afrikas vor. Die Fliege sticht am Tage, lebt an Wasserläufen im Wald, liebt keine Sonneneinstrahlung und wird von Holzrauch angelockt. Der Stich ruft eine schmerzhafte Schwellung hervor, die sieben Tage anhalten kann. Nach einer Inkubationszeit von mehreren Monaten oder länger erscheinen die typischen Calabar-Schwellungen, etwa 10 cm große

Erhebungen. Diese Schwellungen können überall am Körper auftreten, bevorzugen jedoch die Gliedmaßen. Ihrem Auftreten gehen oft Schmerzen oder Juckreiz voraus. Sie bestehen einige Stunden oder Tage, verschwinden und kehren wieder. Dies kann bis zu achtzehn Jahre fortdauern. Gelegentlich sieht man einen Wurm, der sich unter der Bindehaut über das Auge windet, was mit Reizung, Schmerzen und Schwellung verbunden ist. Der Wurm braucht etwa dreißig Minuten, um das Auge zu durchqueren, wobei er die genannten Symptome auslöst. Zum Glück treten neben diesen unangenehmen Erscheinungen keine schweren Folgen auf. Homöopathisch kann man es mit *Sulfur C 6 12h* versuchen.

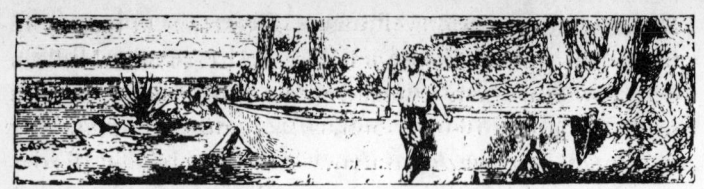

# 28 Die homöopathische Reiseapotheke

Bevor man zu einer Auslandsreise aufbricht, sollte man sich wenigstens mit einer Grundausstattung an homöopathischen Heilmitteln versorgen. Natürlich sind die individuellen Bedürfnisse ganz unterschiedlich, und man kann sich seinen eigenen Bedarf anhand der Hinweise in diesem Handbuch und unter Mithilfe eines homöopathischen Apothekers oder eines homöopathischen Arztes bzw. Heilpraktikers selbst zusammenstellen. Zur allgemeinen Orientierung jedoch sind nachfolgend in diesem Kapitel einige grundlegende Mittel angegeben. Diese kann man je nach Erfordernis um weitere Mittel ergänzen.

Für den normalen Bedarf nimmt man die meisten Mittel als Pillen bzw. Tabletten in Zylindern (etwa 7 g). Wenn es um Kompaktheit oder geringes Gewicht geht, verwendet man besser Zylinder zu 1 g mit Streukügelchen. Bei flüssigen Zubereitungen einschließlich Urtinkturen (Ø) beträgt die Mindestmenge 10 ml. Bei Salben sollte man wenigstens 30 g vorsehen. Glaszylinder oder -fläschchen sind am besten, doch sollte man Kunststoff vorziehen, wenn ein Bruch zu befürchten ist. Zum Schutz vor Sonnenlicht sollten diese Behälter gelb oder undurchsichtig sein.

Neben den ausgewählten homöopathischen Mitteln empfiehlt sich ein ausreichender Vorrat an Pflastern, Mullbinden, gewöhnlichem Verband und Elastikbinden. Eine zusätzliche braune 10-ml-Tropfflasche ist nützlich, wenn man sich Augentropfen zubereiten will (Glas ist für die Wiederverwendung leichter zu reinigen). Wer in exotische Gegenden reist, in denen möglicherweise eine schulmedizinische Behandlung notwendig wird, schützt sich gegen auf dem Blutweg übertragene Krankheiten mit einem Vorrat steriler Einwegspritzen und -nadeln.

## Mittel zum Einnehmen (26)

Aconitum C 30
Arnica C 30
Arsenicum album C 6
Belladonna C 30
Bryonia C 30
Cantharis C 30
Carbo vegetabilis C 30
Cinchona officinalis C 30
Cocculus indicus C 30
Crataegus Ø
Cuprum metallicum C 30
Gunpowder C 6
Hepar sulfuris C 6

Hypericum C 30
Ipecacuanha C 6
Ledum C 30
Mercurius corrosivus C 30
Nux vomica C 30
Pulsatilla C 6
Rhus toxicodendron C 30
Ruta graveolens C 30
Silicea C 6
Sulfur C 6
Symphytum C 6
Urtica urens Ø
Zingiber Ø

## Mittel zur äußeren Anwendung (6)

Cremor Calendulae (Calendulasalbe) 5%
Euphrasia Ø
Insektenbißmittel (Zusammensetzung siehe Kapitel 14)
Oleum Citronellae (Citronellaöl)*
Aqua Rosae Triplex (Rosenwasser dreifach)*
Sonnenbrandsalbe (Zusammensetzung siehe Kapitel 12)

---

* Aromatische Stoffe wie diese sind getrennt von potenzierten Mitteln zu verpacken.

# Homöopathische Apotheken

Die meisten Apotheken haben eine Auswahl der gebräuchlichen homöopathischen Mittel oder können sie kurzfristig bestellen. Wenn Sie besondere Rezepturen bzw. schwer zu beschaffende Mittel benötigen, wenden Sie sich am besten an eine Apotheke, die sich auf Homöopathie spezialisiert hat. Im folgenden sind noch einige internationale Adressen von Apotheken aufgeführt, bei denen der Reisende die in diesem Buch besprochenen Mittel erhält.

Ainsworths Homoepathic Pharmacy
38 New Cavendish Street
London W1M 7LH
England
Tel.: (0 71) 9 35 53 30
Fax: (0 71) 4 86 43 13

Brauer Biotherapies
1 Para Road
PO Box 234
Tanunda
South Australia 5352
Tel.: (0 85) 63 29 32
Fax: (0 85) 63 33 98

Standard Homeopathic
210 West 131st Street
Box 61067
Los Angeles
California 90061
USA
Tel.: (8 00) 6 24 96 59
Fax: (2 13) 5 16 85 79

Wenn Sie aus dem Ausland anrufen, vergessen Sie bitte die internationale Vorwahlnummer nicht.

# Register

ABC gegen
  Ohrenschmerzen  313
Abschürfungen  300
Abstillen  82
Acanthocheilonemiasis  196
Acidum muriaticum
  gegen
  Typhus/Paratyphus  375
Acidum nitricum gegen
  Typhus/Paratyphus  376
  Ulcus tropicum  355
Aconitum gegen
  Dengue  392
  Erkältung und Grippe  310
  Gelbfieber  398
  Nasenbluten  309
  psychischen Schock  304
  Quallenbisse  248, 249
  Reisefieber  47
  Rifttalfieber  402
  Schiefhals  74
  Schlangenbisse  227
  Schneeblindheit  321
  Stiche  218
  Tetrodotoxin-
  vergiftung  151
  Typhus/Paratyphus  376
  Unterkühlung  185
  Ohrenschmerzen  313
Adenia singaporeana gegen
  Tinea  266
Adina cordifolia
  (Insektizid)  205
Adriaküste  400
Aedes (Mückengattung)  390

Aedes–Mücken  396
Aerodontalgie  57
Afrika  35, 38, 40, 110, 123, 137,
  139, 150, 158, 193–196, 198,
  205, 215, 222, 234, 242, 275,
  280, 283, 298, 327, 345, 348,
  353, 356, 364, 369, 377, 381,
  390, 393, 396, 399, 405, 408,
  412, 425, 427, 430
Agaricus muscarius gegen
  Erfrierung  186
  Frostbeulen  186
  Tennisellbogen  308
  Zerrungen  293
Agoraphobie  49
Ägypten  110, 142, 193, 196,
  242, 326, 330, 401, 402, 428
Aids  68, 110, 389
Aki-Vergiftung  137
Akupunktur  67
Albacore  155
Alberta  409
Aleppo  363
Algendermatitis  287
Alkohol  21, 23, 58, 77, 80, 85,
  87, 89, 94, 107, 130–133,
  136–138, 154, 164, 170, 189,
  200, 202, 248, 256, 299, 301,
  368
Alkoholismus  21
Alkoholvergiftung  130
Allium cepa gegen
  Bindehautentzündung  321
Allium sativum gegen
  Lambliasis  104

Allium spp. gegen
  Furunkel/Karbunkel 260
  Stiche 216
Allopathische Mittel 21
Aloe gegen
  Amöbenruhr 121
  Würmer 432
Aloe latifolia gegen
  Furunkel und Karbunkel 260
  Tinea 266
Aloe saponaria gegen
  Tinea 266
Alphakettenkrankheit 110
Althaea officinalis (Eibisch)
  gegen Furunkel
  und Karbunkel 260
Alumina gegen
  Chagas-Krankheit 418
  Lepra 387
  Trachom 327
Amazonas 250
Amberfisch 155
Ameisen 215
Ameisenbär 366
Amerika, tropisches 148
amerikanischer Kontinent 194, 390
Ammi majus gegen
  Pityriasis 268
Ammonium muriaticum gegen
  Ischias 73
Amöbenruhr 110, 111, 115, 116 119, 122
Amöbiasis 117
Amöbom 117
Anabis aphylla
  (Insektizid) 205
Anacardium gegen
  Lepra 387
  Würmer 434

Anämie 77
Anämie, hämolytische 143, 148, 373
Andiroba-Öl gegen
  Insektenstiche 208
Anemone virginiana
  gegen Furunkel
  und Karbunkel 261
Angina 311
Ängste 47
Anhidrotische
  Hitzeerschöpfung 177
Ankylostoma duodenale
  (Hakenwurm) 433
Ankylostomiasis 433
Annona
  cherimola gegen
  Insektenbisse 203
  squamosa gegen
  Insektenbisse 203
Anpassung an heißes
  Klima 160
Anpassungsschwierigkeiten 48
Antabus-Therapie 24
Anthemis cotula
  gegen Stiche 216
Anthracinum gegen
  Furunkel 259
Antihistamine 63
Antimonium crudum gegen
  Fersen, rissige,
  mit Hornhaut 290
  Impetigo 262
Antimonium tartaricum gegen
  Bilharziose 352
  Bronchitis 311
  Lepra 387
  Miliaria rubra 177
  Rückenschmerzen 72
  Zerkariendermatitis 281

Windpocken 316
Trypanosomiasis 421
Anus-Vorfall 113, 114
Apis mellifica gegen
  Bienenstiche 218
  Gelbfieber 399
  Malaria 339
  Pest 379
  Urticaria solaris 173
  Zahnschmerz beim
  Fliegen 57
Appendizitis 136
Aqua Rosae gegen
  Otomykose 269
Arabien 326, 330, 345, 359, 364
Arabische Halbinsel 110
Aranha armedeira (Phoneutria nigriventer) 237
Argemone mexicana bei indischer Wassersucht 146
Argentinien 280, 330, 365
Argentum nitricum gegen
  Gelbfieber 398
  Höhenangst 53, 190
  Platzangst 49, 54
  Reisefieber 46
Arizona 236
Arnica gegen
  blaues Auge 319
  Blutungen 301
  Erschöpfung 308
  gezerrten Rücken 71
  innere Blutungen 302
  müde Beinmuskulatur 289
  müde und schmerzende
  Füße 289
  Quetschungen 300
  Tierbisse 256
  Typhus/Paratyphus 376
  verstauchtes Hand-
  gelenk 307
  Verstauchungen 292
  wunde Füße 289
Arrowroot, brasilianischer 139
Arsenicus album gegen
  Cholera 126
  Fleckfieber 410
  Gelbfieber 398
  Ischias 73
  Kala-Azar 415
  Lepra 387
  Leptospirose 385
  Malaria 337
  Reisediarrhöe 99, 100
  Rückfallfieber 382
  Trypanosomiasis 421
Arsenicum iodatum gegen
  Tinea cruris 264
Artemisia absinthium gegen
  Hirnmalaria 38
Artemisia apiacea gegen
  Malaria 38
Artemisia spp. gegen
  Sumachdermatitis 285
Arthritis 113, 132, 360, 373
  bakterielle 354
Arum maculatum gegen
  Tinea 266
Arum triphyllum gegen
  Laryngitis 312
Arzneimittelvergiftung 306
Ascaris lumbricoides
  (Spulwurm) 424
Asclepias exalta gegen
  Tinea 266
Askariasis 424
Asovsches Meer 195
Aspirin 107
Assam 244

Astragalus nitidus gegen
    Sumachdermatitis 285
Astragalus succulentus gegen
    Sumachdermatitis 285
Athen 412
Atlantik 220
Atriplex spp. (Salzbusch)
    gegen Stiche 216
aufsässige Kinder 49
Augenentzündung 113
Augenfliegen 320
Aurum metallicum gegen
    Leishmaniase 369
Austern 152
Austernvergiftung 153
Australien 6, 14, 131, 150, 182,
    193, 195, 196, 202, 212, 220,
    223, 238, 247, 255, 325, 381,
    407, 409, 431
Austrocknung 87, 97, 161
Avicennia officinalis gegen
    Furunkel und Karbunkel 261

Bach-Geißblatt gegen
    Einwanderersyndrom 48
    Reisefieber 48
Bach-Rescue Remedy gegen
    Bewußtlosigkeit 305
    Hitzeerschöpfung 167
    Nasenbluten 309
    psychischen Schock 304
    Reisefieber 47
    Schlangenbisse 227
    Stiche 218
Bach-Springkraut gegen
    Ungeduld 49
Bach-Walnuß gegen
    Anpassungsschwierig-
        keiten 48
    Einwanderersyndrom 48

Bachblüten 17, 23, 306
Bacillinum gegen
    Buruli-Ulkus 357
    Lepra 387
Bacillus cereus 93
Backpulver gegen
    Raupendermatitis 282
Bade-Konjunktivitis 321
Bade-Otitis 313
Bagdad 363
Bakterienruhr 40, 110–115
Balantidienruhr 121
Balantidiose 121
Balggeschwulst 260
Balkan 326
Balsamum Peruvianum gegen
    Krätze 271
Bananenschalen gegen
    Sohlenwarzen 295
Bandscheibenvorfall 68
Bandwürmer 427
Bang-Krankheit 382
Baptisia
    gegen
        Amöbenruhr 119
        Brucellose 384
        Fleckfieber 410
        Pest 379
        Typhus/Paratyphus 375
Barotrauma 55, 56
Barracuda 154
Bartfaden
    (Penstemon spp.) 244
Bartonella bacilliformis
    (Bakterium) 385
Bartonellose 385
Bauchlymphom 110
Bauchschmerzen 100
Beinmuskulatur, müde 289
Belize 366

Belladonna gegen
  Dengue 392
  Enzephalitis 402
  Fischvergiftung 155
  Furunkel 258
  Gelbfieber 398
  Hitzschlag 170
  Papatacifieber 401
  Restaurantsyndrom 157
  Rifttalfieber 402
  Sonnenbrand 181
  Sonnenstich 166
  Typhus/Paratyphus 375, 376
  Ohrenschmerzen 313
Bellis perennis gegen
  gezerrten Rücken 71
  Rückenprellungen 70
Bengalen 123
Berberis vulgaris gegen
  Nierenkolik 172
Beri-Beri 145
Betrunkenheit 129
Betula lenta (Schwarzbirke)
  gegen Furunkel
  und Karbunkel 261
Betula nigra gegen
  Tinea 266
Beulenpest 196, 377, 378
Bierhefe 80
Bilharzia gegen
  Bilharziose 351, 352
Bilharziose 6, 26, 44, 122, 144,
  281, 342–345, 348–352
Bindehautentzündung 319,
  320, 325
Biologische Uhr, Störung
  der 88
Bisse und Stiche 220
Bisse von
  Blutegeln 244, 245
  Echsen 236
  Giftnattern 221
  Hohltieren 249
  Milben 207
  nicht giftigen Tieren 255
  Quallen 246, 247
  Schlangen 220, 221,
    223–226, 229, 232, 235
  Seeschlangen 221
  Spinnen 236, 237, 239, 240
  Tausendfüßlern 243, 244
  Vipern 221
  Zecken 194, 212, 213
Bitot-Flecke 324
Bitterkassave 138, 139
Blähungen 58
Blasenentzündung 84
Blasenkäfer 283
blaues Auge 318
Blausäure 139, 140, 142
Blausäurevergiftung 139
Blei 158
Blighia sapida 137
Blindheit, ernährungs-
  bedingte 323
Bluefish 155
Blutdruck, hoher 309
Blutegel 244
Blutvergiftung 255, 354
Blutwurz (Sanguinaria
  canadensis) gegen
  Insektenbisse 199
Bohnenkrankheit 143
Bola-Spinne (Glyptocranium
  gasteracanthoides) 237
Bonito 155
Boomslang 223
Borax gegen
  Barotrauma 57
  Candida 83

Lärmempfindlichkeit 48
Sinkflugangst 53
Skikrankheit 65
Trachom 327
Borneo 244
Borrelia (Spirochäte) 380
Borrelia burgdorferi 212
Borrelia burgdorferi Nosode
 gegen Zeckenbiß 213
Boutonneuse-Fieber 195, 408
Bovista gegen
 Milbendermatitis 209
Brandschorf 407, 409
Brasilien 327
Brechweinstein gegen
 Bilharziose 352
Brennesseln 287
Brill-Zinsser-Krankheit 406
British Columbia 409
Bronchitis 311
Brucella abortus et melitensis
 (Nosode) 384
Brucella abortus und melitensis
 (Bakterien) 382
Brucellose 93, 382–384, 414
Brugia malayi
 (Fadenwurm) 434
Brustabszeß 82
Bryonia gegen
 Amöbenruhr 121
 Brustabszeß 82
 Dengue 393
 Gelbfieber 398
 Rückenschmerzen 72
 Rückfallfieber 382
 Typhus/Paratyphus 376
 Würmer 431
 Zerrungen 293
Bubonen 378

Bulbine asphodeloides gegen
 Tinea 266
Bulbine narcissifolia gegen
 Tinea 266
Bulgarien 158, 326
Bulldogg-Ameise 215
Burning-Feet-Syndrom 291, 373, 376
Buruli-Ulkus 356
Buschfleckfieber 407
Buschtee 157

Cactus grandiflorus gegen
 Höhenkrankheit 190
Caeruleum methylenum 26
 gegen
 Bilharziose 144, 349, 350
 Zerkariendermatitis 281
Cafta (Catha edulis) 158
Calabar-Schwellungen 434
Caladium bei
 Insektenbissen 198
Calcarea fluorica gegen
 gezerrten Rücken 71
 steifen Rücken 70
Calcarea phosphorica gegen
 Trypanosomiasis 421
Calcarea renalis gegen
 Nierenkolik 172
Calendula gegen
 Wunden (s. a. Cremor
 Calendulae) 301
Calotropis procera
 (Insektizid) 205
Camphora gegen
 Cholera 126
Campingrücken-
 schmerzen 70
Campylobacter jejuni 115
Candida 83, 161

Cantharis gegen
　Blasenentzündung　84
　Blasenkäfer　283
　Insektenstiche　209
Capillaria philippinensis　110
Capsicum gegen Reisefieber　48
Carapa procera gegen
　Moskitostiche　208
Carbo vegetabilis gegen
　Bewußtlosigkeit　305
　Blähungen　58, 136
　Cholera　127
　Gelbfieber　399
　Hitzeerschöpfung　167
　Hitzschlag　170
　Quallenbisse　249
　Schlangenbisse　229
　Ulcus tropicum　355
　Unterkühlung　185
Carcinosin gegen
　Bilharziose　351
Cardamom　157
Carduus marianus gegen
　Alkohol　131, 137
　Amöbenruhr　121
Carrion-Krankheit　195
Cassia emarginata gegen
　Insektenstiche　208
Cassia sophera gegen
　Tinea　266
Cassia tora gegen Tinea　266
Castor equi gegen Schrunden
　der Brustwarzen　82
Castornußvergiftung　147
Causticum gegen
　Buruli-Ulkus　359
　Hautwolf　263
Ceanothus americanus gegen
　Kala-Azar　415
　Malaria　342

Cedron-Baum　234
Celebes　345
Centesimalverdünnung　15
Ceylon-Öl　200
Chagas Nosode gegen
　Chagas-Krankheit　418
Chagas-Krankheit　196, 416
Chamomilla
　gegen
　Aufsässigkeit der Kinder　50
　Impfreaktionen　32
　Ohrenschmerzen　313
Chelidonium majus gegen
　Buruli-Ulkus　357
　Tinea　266
　Würmer　432
Chiclero-Ulkus　366
Chili　157
Chili con carne　158
Chimären　156
China　35, 157, 195, 205, 208,
　229, 279, 280, 326, 330, 345,
　412, 425
Chinarestaurant-Syndrom　157
Chininum arsenicosum gegen
　Bilharziose　352
Chininum sulphuricum gegen
　Bilharziose　352
　Malaria　339
Chironex fleckeri gegen
　Quallenbisse　249
Chlamydien　325
Chlorogalum pomeridianum
　gegen Sumachdermatitis　286
Chlorum gegen
　Bade-Konjunktivitis　322
Cholera　33, 102, 123–125
Cholestyramin　107
Chrysanthemum coccineum
　marschallii (Insektizid)　205

447

Chrysanthemum parthenium
  (Insektizid) 206
Chrysopsfliege 434
Cicuta virosa gegen
  Schneeblindheit 321
Ciguatera 102
Ciguatera-Fischvergiftung 153, 154
Cimex gegen Wanzen 209
Cina gegen
  Aufsässigkeit der
  Kinder 51
  Würmer 424
Cinchona officinalis gegen
  Bakterienruhr 114
  Bilharziose 352
  Blähungen 58, 136
  Gelbfieber 399
  Lambliasis 103
  Malaria 39, 341, 342
  Reisediarrhöe 100
  Trypanosomiasis 421
  Typhus/Paratyphus 375
Cistus ladaniferus
  (Insektizid) 206
Citronellaöl (Ol. Citronellae/
  Ol. Melissae Indicum) gegen
  Moskitostiche 200
Clausena anisata
  (Insektizid) 205
Clavus 290
Clonorchiasis 432
Clonorchis sinensis
  (Leberegel) 432
Clostridium perfringens 150
Clostridium tetani Nosode
  gegen Tetanus 39
Coca gegen
  Höhenkrankheit 190
Cocculus indicus gegen
  Jet-lag 54
  Reisekrankheit 64
  Schlafstörungen 54
Coccus cacti gegen
  Fremdkörper im Auge 319
Coffea cruda gegen
  Gelbfieber 398
  Reisefieber 47
  Schlaflosigkeit 51
  Zahnschmerz beim
  Fliegen 57
Colchicum autumnale gegen
  Gicht 136
Colocynthis gegen
  Bakterienruhr 114
  Ischias 73
  Reisediarrhöe 100
  Zahnkrämpfe bei
  Kindern
Colorado-Zeckenfieber 195, 403
Comptonia peregrina gegen
  Sumachdermatitis 285
Costa del Sol 363
Crataegus gegen
  Bakterienruhr 40, 114
  Chagas-Krankheit 418
  Diarrhöe 95
  Reisediarrhöe 100, 101
  tropische Sprue 109
Cremor Calendulae gegen
  Blasen an den Füßen 290
  Erfrierungen 186
  Hühnerauge 290
  Quallenbisse 248
  Rötung der Haut und
  Schrunden 257
  Schrunden der
  Brustwarzen 82
  Wunden 301

Cremor Graphitum gegen
  Hautwolf 263
  Läuse 273
Cremoris Graphitum gegen
  Leishmaniasis 365
Crotalaria fulva 158
Crotalus horridus gegen
  Gelbfieber 398
  Pest 379
  Rifttalfieber 402
Croton texensis
  (Insektizid) 203
Cucurbita pepo und maxima
  gegen Bandwürmer 428
Culex-Stechmücken 42
Cupri sulphatis gegen
  Zerkariendermatitis 281
Cuprum metallicum gegen
  Cholera 127
  Fischvergiftung 155
  Hitzekrämpfe 166
  nächtliche Waden-
    krämpfe 291
  Schwimmkrampf 291
Curare gegen
  Wellhornschnecken-
    vergiftung 153
Cymbopogon winterianus
  gegen
  Moskitostiche 200
Cympopogon nardus gegen
  Moskitostiche 200
Cynanchium arnottianum
  (Insektizid) 205
Cystitis 84, 85

D-α-Tocopherylacetat gegen
  Leishmaniasis 365
  Rötung der Haut und
    Schrunden 257
  Sonnenbrand 181
  Verbrennungen 302
Damaskus 363
Darmbrand 149
Darreichung von Mitteln 20
Darreichungsformen 14
Dasselfliege 273
Dehydratation 60
Delhi 363
Delphinium consolida staphy-
  sagria (Insektizid) 206
Dengue 44, 193
Dengue-Fieber 390
Dengue-hämorrhagisches
  Fieber 391, 393
Dermatitis verrucosa 299
Derris 203
Deutschland 14, 280
Dezimalverdünnung 16
Diabetes 163, 258
Diarrhöe 91, 93, 97–104,
  106–110, 113, 114, 117,
  119–121, 128, 144–146,
  154–156, 167
  kurzfristige wäßrige 99
Dioscorea villosa gegen
  Yamsvergiftung 143
Diphtherie der Haut 40, 354
Diphtherinum gegen
  Buruli-Ulkus 359
Diphyllobothrium latum
  (Fischbandwurm) 428
Disaccharidmangel 104
Djenkolsäurevergiftung 146
Dolichos pseudopachyrrhizus
  (Insektizid) 205
Dornen 258, 309
Dosierung 17–19
Dosis (Definition) 17

Drakunkulose 359
Drankontiase 359
Drückerfisch 156
Dulcamara gegen
  Favus 266
Durstempfinden 161
Dysenterie 110
Dysenterie, bakterielle 40

Echinacea angustifolia gegen
  Schlangenbisse 233
  Stiche 216
Echinacea gegen Furunkel 259
Echinococcus granulosus
  (Hundebandwurm) 431
Echinokokkose 431
Echsen 236
Ecuador 195, 330, 385
Ehrlichiosis 195
Einwanderersyndrom 48
Eisbärenleber 156
Eisenfumarat, bei tropischer
  Sprue 108
Eisenkraut 26, 144
Eisenmangel 107, 108
Eiterbeule 257
El Salvador 280, 330
Elephantiasis 434
Empfindlichkeit
  gegenüber Lärm und
    Gerüchen 48
  gegenüber Tabakrauch 49
Endokarditis 383
Entamoeba histolytica 115
Entamoeba histolytica Nosode
  gegen Amöbenruhr 119
Enteritis necroticans 149
Enterobiasis 424
Enterobius vermicularis
  (Rundwurm) 424

Enzephalitis 193, 402, 404
  Arbovirus- 42
  japonica B 42
  Zecken- 42
  zentraleuropäische 42
Epididymitis 383
Erblindung 323
Erbsen 141
Erdnüsse 158
Erfrierungen 185
Erigeron canadensis
  (Insektizid) 203
Erkältung 310
Ernährungsumstellung 87
Ernteameisen 215
Erregerresistenz 37
Erschöpfung, allgemeine 308
Erste-Hilfe-Maßnahmen bei
  Giftschlangenbissen 226
Ertrinken 305
Erythema chronicum migrans
  212
Erythronium grandiflorum
  (Hundszahn) gegen
  Furunkel und Karbunkel 261
Escherichia coli 99, 105, 115
Espundia 366, 368
Essensgenuß, über-
  reichlicher 133
Essig, gegen Stiche 217
Eucalyptusöl (Oleum eucalypti)
  gegen Zecken 202
Eupatorium capillifolium
  (Insektizid) 204
  gegen Insektenstiche 208
Eupatorium compositifolium
  (Insektizid) 204
Eupatorium perfoliatum gegen
  Bakterienruhr 115
  Brucellose 384

Coloradozeckenfieber 404
Dengue 393
Malaria 339
Rifttalfieber 402
Rückfallfieber 382
Euphorbia brachyera gegen
 Furunkel und Karbunkel 261
Euphorbia tirucalli
 (Insektizid) 205
Euphrasia gegen
 Bakterienruhr 114
 Bindehautentzündung 320
Europa 194–196, 204, 206, 212, 230, 232, 237, 261, 266, 267, 279, 283, 373, 425, 427, 428

Fadenwürmer 434
Faultier 366, 367
Favismus 143
Favus 265
Fehlgeburt 78
Fernost 42, 85, 105, 229, 244
Ferrum phosphoricum gegen
 Nasenbluten 309
Ferrum metallicum gegen
 Trypanosomiasis 421
Fersen, rissige, mit
 Hornhaut 290
Fettleibigkeit 163
Feuerameise (Solenopsis
 saevissima richteri) 215
Feuerkoralle 249
Ficus carica (Feige) gegen
 Furunkel und Karbunkel 261
Fieber, wolhynisches 411
Filariasis 433
Filariosen 193
Filzläuse 271
Finger, gequetschte 308
Finneninfektionen 429
Finnland 255
Fischbandwurm 428
Flatulenz 58
Fleckfieber 43, 272
 endemisches 407
 epidemisches 196, 405
 murines 407
Flecktyphus 405
Fliegen 55, 57
Fliegen, Probleme beim 53
Fliegenlarven 273
Fliegerotitis 55
Flöhe 43, 192, 196, 202, 377
Florida 148, 193, 277
Flugreisen 75
Follikel 326
Folsäure 77, 85, 100, 104, 105, 107–109, 323
Frambösie 196
Francisella tularensis
 (Bakterium) 379
Frankreich 16, 280, 379
Französisch-Äquatorial-
 afrika 317
Frauen, spezielle Mittel für 75
Frauenminze (Hedeoma pule-
 gioides) gegen Milben 208
Fremdkörper
 im Auge 319
 in der Haut 309
Frostbeulen 186
Fugu 151
Funastrum clausum (Insektizid) 204
Furunkel 257–259, 275, 276
Füße
 Blasen an den 290
 müde und schmerzende 289
 wunde 289
Fußflechte 294

G-6-PDH-Mangel 26, 143
Gallenblasenerkrankung 133
Gardenia lucida
 (Insektizid) 205
Gehirnerschütterung 305
Gelbfieber 35, 36, 75, 193, 371,
 391, 396, 397, 400, 401, 408
Gelbsucht 372, 381
Gelsemium gegen
 Brucellose 384
 Dengue 393
 Erkältung und Grippe 310
 Gelbfieber 398
 Malaria 339
 Reisefieber 47
 Typhus/Paratyphus 375, 376
Genus epidemicus cholerae 127
Gerstenkorn 322
Geschlechtskrankheiten 389
Geschwollene Füße 55
Gicht 132, 161
Gichtanfälle 136
Gifteiche (Rhus diversilobum
 und Rhus quercifolium) 284
Giftsumach (Rhus vernix) 284
Giftsumach, kletternder
 (Rhus radicans/Rhus toxico-
 dendron) 284
Gila-Tier 236
Glaukom 145, 319
Gliederfüßer, von G. übertra-
 gene Krankheiten 196
Glomerulonephritis 347
Glonoinum gegen
 Sonnenstich 166
Glutenempfindlichkeit 109
Gnathostomiasis 279
Goldwurzel (Hydrastis
 canadensis) gegen
 Insektenbisse 199

Golfellbogen 307
Gonorrhöe 389
Gonyaulax catenella gegen
 Saxitoxinvergiftung 152
Graphites gegen
 Fußflechte 295
 Trachom 327
Grasnatter, Rauhe 223
Grindblasen 262
Grindelia gegen
 Sumachdermatitis 285
Grippe 310, 331, 371
Großbritannien 88, 195, 212,
 255
Grubenottern 221
Guatemala 327, 330
Gunpowder
 gegen
 Bisse und Stiche 209
 Fliegenlarven 275
 Furunkel 258
 Tierbisse 256
Gürtelrose 316
Gutierrezia sarothrae gegen
 Stiche 216
Gymnothorax-Vergiftung 156
Gympiegympie-Dermatitis 286

Hahnemann, Dr. Samuel 125
Hakenwürmer 258, 277, 278,
 433
Hakenwurmkrankheit 432
Halsentzündung 311
Hamamelis gegen
 Typhus/Paratyphus 376
Hämorrhoiden 90, 113, 114
Handgelenk, verstauchtes 307
harntreibende Mittel 162
Hasenpest 379
Hausfliege 274

Haut, Rötung der 257
Haut, vorzeitiges Altern der 178
Hauterkrankungen 257
Hautflügler 214
Hautkrebs 178
Hautleishmaniose 195, 361
Hautmaulwurf 277
Hauttuberkulose 388
Hautwolf 83, 262
Hawaii 131, 148, 220, 251, 280, 287
Heimweh 48
Heliotropium 158
Hepar sulphuris gegen
 Otomykose 270
 Zahnschmerzen 314
Hepatitis 29, 34–36, 68, 196, 331, 373, 397, 399, 400
Hepatitis A 34
Hepatitis B 36, 196
Hering 156
Herpes labialis 262
Herpes simplex 333
Herpes zoster 316
Herzleiden 163
Herzschrittmacher 61
Heteropoda venatoria 237
Hexenschuß 68
Hiatushernie 135
Himalaya-Gebiet 85, 234
Hippokrates 360
Hippozaenium gegen
 Leishmaniasis 368
Histamin 155
Histaminum hydrochloricum
 gegen Fischvergiftung 155
Hitze, Wirkungen der 159
Hitzeerschöpfung 163, 166
Hitzekrämpfe 163, 165
Hitzeödem 159

Hitzeschäden 162, 163
Hitzschlag 163, 167, 168
Höhenangst 53, 190
Höhenkrankheit, akute 188
Höhenkrankheit, chronische 190
Hohltiere 249
Holzzecke 211
homöopathische Erstverschlimmerung 18, 77
homöopathische Mittel
 Aufbewahrung 14
 Haltbarkeit 15
 Herstellungsverfahren 15
 Nomenklatur 15
 Toxizität 16
Hongkong 79, 330, 426, 430, 432
Honigbiene 214, 215
Hordeolum 322
Hornhautgeschwür 319
Hornissen 214
Hühnerauge 289
Hummeln 214
Humulus lupulus (Hopfen)
 gegen Schlaflosigkeit 51
Hundebandwurm 431
Hundebandwurmkrankheit 196
Hundezecke 211, 409
Hundskamille, stinkende (Eupatorium capillifolium) 208
Hüpferlinge 359
Hydatidenzyste 118
Hydrastis gegen
 Buruli-Ulkus 359
 Trichophytie 265
 Verstopfung 90
Hydrocotyle gegen
 Würmer 434

Hydrophobinum gegen
  Tierbisse 256
  Tollwut 41
Hymenolepiasis 196
Hymenolepis nana
  (Zwergbandwurm) 428
Hymenopteren 214
Hyoscyamus gegen
  Enzephalitis 402
  Gelbfieber 398
  Pest 379
  Rückfallfieber 382
  Typhus/Paratyphus 376
hyperaktive Kinder 135
Hypericum gegen
  blaues Auge 318
  gequetschte Finger 308
  Steißbeinschmerz 308
Hypertonie 309
Hypoglycin 137
Hypoglykämie 62, 135
Hypothermie 184
Hypoxie 59

Ignatia gegen Tabakrauch-
  empfindlichkeit 49
Immunisierung 28
Immunisierung, passive
  siehe auch Schutz-
  impfung 29
Impatiens biflora gegen
  Sumachdermatitis 286
Impetigo 262
Indien 14, 35, 85, 105, 123,
  139, 141, 145, 148, 158, 193,
  195, 196, 205, 234, 235, 242,
  244, 261, 266, 267, 279, 298,
  320, 326, 330, 336, 373, 401,
  402, 409, 412, 413, 425, 428,
  431

Indische Wäscher(innen)-
  flechte 263
Indischer Ozean 251
Indochina 235
Indonesien 35, 110, 149, 234,
  235, 261, 279, 326, 330, 348
Inger (ein Fisch) 156
Ingwer 157
Inhalationspneumonie 185
Insektenstiche, Behandlung von
  208
Insektizide 202
Intertrigo 83, 263
Ipecacuanha gegen
  Bakterienruhr 113
  Gelbfieber 398
  Malaria 340
  Typhus/Paratyphus 375
  Würmer 424
Ipomoea pandurata gegen
  Tinea 266
Ipomoea quamoclit (Insektizid)
  204
Iran 35, 110, 205, 234, 326,
  330, 359, 364, 401
Iritis 113, 114
Irland 255, 336
Iroko (Tropenholz) 287
Irsin 137
Ischias 72
Ishingh 156
Island 255
Israel 242, 364, 381, 401
Italien 196, 364

Jaborandi gegen Mumps 314
Jacaranda flicifolia
  (Insektizid) 204
Jacquemontia tamnifolia
  (Insektizid) 204

Jamaika 137, 255
Japan 150, 151, 153, 194, 196, 255, 279, 280, 326, 345, 380, 428
Java 147, 200, 234, 283, 320
Java-Öl 200
Jequirity gegen Paternostererbsenvergiftung 148
Jet-lag 54
Jodtinktur 94
Jordanien 326, 364
Juglans nigra gegen Tinea 266

Kaffee 21
Kahnbein 307
Kala-Azar 195, 412
Kalium bichromicum gegen
  Buruli-Ulkus 359
  Leishmaniasis 369
  Trachom 327
Kalium carbonicum gegen
  Chagas-Krankheit 418
  Würmer 432
Kalium carbonicum gegen
  Trypanosomiasis 421
Kalium jodatum gegen
  Onchozerkose 328
  Sinusitis 311
  Trachom 328
Kalium phosphoricum gegen
  Coloradozeckenfieber 404
  nervöse Erschöpfung 49
Kälte-Urtikaria 188
Kalziumpantothenat gegen
  Kassavevergiftung 140
Kambodscha 234, 330
Kamille, strahlenlose (Matricaria matricarioides) 199
Kampfer 126, 201

Kanada 193–195, 236, 261, 280, 409
Karbunkel 260
Karibik 220
Kartoffelvergiftung 148
Kassave 139
Kassavevergiftung 138, 140
Katayama-Krankheit 342, 347, 348
Kater 129, 130, 136
Kath 158
Kavabier 157
Kegelschnecken 254
Kenia 364
Kenia-Fleckfieber 195, 408
Killerbienen 215
Kinagang 279
Kinderlähmung 39
Kinetosen 62
Kirschen 132, 136
  gegen Gicht 132
Klapperschlange 221, 232–234
Klaustrophobie 54
Kleienpilzflechte 267
Knoblauch gegen
  Amöbenruhr 119
  Bakterienruhr 114
  Bisse von Gliederfüßern 198
  Lambliasis 104
Knochenbruch 302
Knochenmarkentzündung 373
Knotenfilariose 196, 327
Knotenlepra 364, 366
Kobra 221
Koi-pla 432
Kokzygodynie 308
Kolitis, ulzeröse 122
Kollaps 304
Kolumbien 195, 280, 327, 330, 385, 409

Kongobecken 196
Kongolarve Konjunktivitis
  113, 114, 319, 325
Konjunktivitis,
  katarrhalische 196
Korallen 249
Korallenkirsche (Solanum
  pseudocapsicum) 149
Korallenkirschenvergiftung 149
Korallenschlange 221, 222,
  225, 235
Korea 279
Körperlaus 272
Krabben 279
Krait 221
Krallenaffen 366
Krätze 270
Kräuterheilkunde 26
Kräutermittel 25
Krebs 354
Kreuzbeschwerden 61
Kriebelmücken 207
Krimküste 195, 401
Krokodil 256
Kuba 193
Kwashiorkor 425, 426

Lac caninum für Abstillen 82
Lachesis gegen
  Gelbfieber 398
  Lassafieber 395
  Rifttalfieber 402
  Typhus/Paratyphus 376
  Angina 312
Lachnantes gegen
  Schiefhals 74
Lactuca canadensis gegen
  Sumachdermatitis 286
Lambliasis 102, 103, 105, 108,
  109
Lamium album
  (Weiße Taubnessel) gegen
  Furunkel und Karbunkel 261
Lamprete 156
Landegel 244
Lärmempfindlichkeit 48
Larva migrans 277
Laryngitis 312
Lassafieber 312, 393
Lateinamerika 195, 196
Lathyrismus 141
Lathyrus gegen
  Lathyrismus 142
Lathyrus sativus 141
Läusebefall 271
Läusefleckfieber 405
Leber»abszeß«,
  amöbischer 118, 121
Leberegel,
  orientalische 432
Ledum gegen
  Bisse und Stiche 209
  blaues Auge 319
  Chagas-Krankheit 418
  Insektenstiche 207
  Läuse 273
  Quallenbisse 248, 249
  Schlangenbisse 227
  Stiche 218
  Sumachdermatitis 285
  Tetanus 39, 301
  Tierbisse 256
  Verstauchungen 293
Leea macrophylla gegen
  Tinea 266
Legionärskrankheit 388
Leguminosen 141
Leishmaniasis
  aethiopica 364, 366
  braziliensis braziliensis 366

braziliensis panamensis 366
major 364
mexicana amazonensis 366
mexicana pifanoi 366
tropica 363
Leishmaniasis tropica (»canis«)
gegen Leishmaniasis 365
Leishmaniasis 415
der Alten Welt 363
kutane 362
mukokutane 366
viszerale 110, 412
Leishmaniasis
mexicana mexicana 366
Lemming-Fieber 379
Lemna minor gegen
Erkältung und Grippe 310
Lepra 323, 369, 386, 387
Leptospira interrogans
(Bakterium) 384
Leptospirose 384
Lesquerella fendleri (Blasen-
schötchen) gegen
Spinnenbisse 241
Libanon 326
Liberia 326, 330
Lichtdermatosen 174
Lichtempfindlichkeit 173
Linum lewisii (Blauer Flachs)
gegen Furunkel
und Karbunkel 261
Lippenbläschen 333
Lippenherpes 261
Liquidambar orientalis
(Insektizid) 205
gegen Milben 208
Liquidambar styraciflua
(Insektizid) 204
gegen Milben 208
Listeria 79

Loa-loa-Infektion 434
Loa-loa-Krankheit 196
Lobelia inflata gegen
Tinea 266
Loiasis 434
Lolismus 146
Lolium temulentum gegen
Taumellolchvergiftung 146
Lonchocarpus nicou
(Insektizid) 204
Lonchocarpus urucu
(Insektizid) 204
Lonchocarpus utilis
(Insektizid) 204
Lone-Star-Zecke 211
Lonicera sempervirens
(Trompetengeißblatt) gegen
Stiche 216
Luftkrankheit 60
Lumbago 68
Lungenentzündung 373, 381
Lungenpest 378
Lycopodium gegen
Amöbenruhr 121
Blähungen 58, 136
Brucellose 384
Würmer 424, 432
Lyme-Arthritis 194
Lyme-Krankheit 212

Madagaskar 238, 330, 345
Madenkrankheit 260, 273
Madenwürmer 424
Madurafuß 298
Magen-Darm-Katarrh 331
Magnesium phosphoricum
gegen
Hitzekrämpfe 166
Ischias 73
Schluckauf 136

Magnetis polus australis gegen
  eingewachsenen Zehen-
  nagel 290
Mahagoni 287
Mahimahi-Krankheit 155
Makrele 155, 156
Makrelenhecht 155
Malaria 29, 36, 38, 75, 101, 118,
  165, 167, 168, 171, 192, 193,
  311, 329–334, 336–342, 347,
  370, 372, 381, 391, 397, 400,
  402, 408, 414, 420, 441
Malaria officinalis gegen
  Malaria 38, 341
Malaysia 234, 242, 244, 266,
  279, 280
Malleomyces pseudomallei
  (Bakterium) 389
Mallorca 364
Maltafieber 382, 383
Mamba 221
Mammea americana
  (Insektizid) 204
Mandschurei 242, 428
Manganum gegen
  Trypanosomiasis 421
Mangelernährung 323, 325
Manihot palmata 138
Manihot utilissima/
  esculenta 138
Maniok 138
Manzinella gegen Manzinellen-
  vergiftung 145
Marasmus 426
Masern 314
Matamulu (Rhodactis howesi)
  (Seeanemone) 250
Mauritius 145, 330, 345
Mäusebandwurm 428
Medinawurm-Infektion 359

Medorrhinum gegen
  Barotrauma 57
  Bilharziose 351
  Leishmaniasis 369
  Ohrenschmerzen 313
Meeräsche 156
Meerbarbe 156
Meerrettich 157
Megalopygis opercularis
  larva gegen
  Raupendermatitis 282
Melaena 274
Melia azedarach (Insektizid)
  205
Melilotus officinalis
  (Echter Steinklee) gegen
  Furunkel und
  Karbunkel 261
Melioidose 389
Meningitis 40, 372, 373, 388
Meningokokken-
  Meningitis 40, 388
Mercurius corrosivus gegen
  Amöbenruhr 119
  Angina 311
Mercurius cyanatus gegen
  Pest 379
Mercurius solubilis gegen
  Fleckfieber 411
  Otomykose 270
  Rückfallfieber 382
  Seeigelstacheln 153
  Ulcus tropicum 355
Metatarsalgie 292
Methylenblau 144
Methylenum caeruleum 174
Methylenum caeruleum
  gegen
  Bilharziose 26, 144, 349
  Zerkariendermatitis 281

Mexiko 193, 195, 196, 204, 208, 229, 232, 233, 236, 242, 243, 276, 277, 280, 298, 303, 327, 330, 365, 409, 416
Mezereum gegen
  Impetigo 262
  Läuse 273
Microstemon velutina gegen
  Tinea 266
Miesmuscheln 152
Milben 192, 196, 199, 202, 207, 209, 220, 317, 407
Milbendermatitis 209
Milbenfleckfieber 407
Milch 93
Milchprodukte 93
Miliaria rubra 174, 177
Minerale 306
Miraa 158
Mittelamerika 193, 195, 196
Mittelfußschmerz 291
Mittelmeer 35, 143, 194, 195, 220, 234, 251, 276, 326, 363, 408
Mittelohrentzündung 312
Mittelwahl 20
Mohn, mexikanischer
  (Argemone mexicana) 145
Mojave-Klapperschlange 222
Mokassinschlangen 221
Monge-Krankheit 190
Mongolei 195, 409
Morton-Neuralgie 292
Morus spp. gegen
  Tinea 266
Moskitorollen 203
Moskitos 379
Moskitos, von M. übertragene
  Krankheiten 193

Mücken 196, 198, 206, 207, 327, 362, 396
Mucuna spp. (Insektizid) 204
Muiragie 158
Mumps 314
Muscheln 93
Muschelurtikaria 283
Muschelvergiftung 151
Muskatnuß 101
Muskel, gezerrter 293
Muttermilch 80, 81
  zuwenig 82
Mycetoma pedis 298
Mycobacterium leprae 386
Mycobacterium ulcerans 356
Myiasis 273–275, 277


Nachtblindheit 323, 325
Nachtschatten, Schwarzer
  (Solanum nigrum) 149
Nagetierseuche 379
Naher Osten 123, 194, 195, 205, 206, 242, 345, 381
Naja gegen Pest 379
Nasenbluten 309
Natrium bicarbonicum gegen
  Durchfall 96
Natrium muriaticum gegen
  Lippenherpes 262
  Malaria 340
  Trypanosomiasis 421
Natriumglutamat 157
Nebenhöhlenbeschwerden 311
Nebenhöhlenschmerzen 55
Necator americanus
  (Hakenwurm) 433
Neisseria meningitidis co.
  Nosode gegen
  Meningitis 41

459

Nematoden 279, 433
Nervenendneuritis 211
Nervöse Erschöpfung 49
Nesselstiche 286
Nesselsucht 153, 188
Netzhautablösung 320
Neumexiko 203, 233, 236
Neuseeland 14, 238, 255, 280
Nicotiana rustica
 (Insektizid) 204
Nicotiana tabacum
 (Insektizid) 204
Nicotiana tabacum
 (Tabak) gegen
 Stiche 216
Niederlande 279
Nierensteine 171
Nissen 271, 272
Nissenkamm 272
Nordamerika 132, 144, 204,
 208, 222, 232, 233, 261, 267,
 284, 373, 379, 428, 431
Nordeuropa 115
North-Queensland-Zecken-
 fleckfieber 195
Nosode 29
Nux moschata gegen
 Trypanosomiasis 421
Nux vomica gegen
 Alkohol 131
 Amöbenruhr 120
 Empfindlichkeit gegen Lärm
 und Gerüche 48
 Kater 136
 Malaria 337
 Schlaflosigkeit 51
 Typhus/Paratyphus 376
 Verstopfung 89

Obeche (Tropenholz) 287

Oberonia anceps gegen
 Furunkel und Karbunkel 261
Ocimum canum gegen
 Nierenkolik 172
Ohrenschmerzen 55, 312
Oleander gegen
 Lambliasis 103
 Lippenherpes 262
Oleum Bergamottae gegen
 Pityriasis 268
Oleum Carophylli gegen
 Zahnschmerzen 314
Oleum Chenopodii gegen
 Hautmaulwurf 278
Oleum Melaleucae
 alternifoliorum gegen
 Dermatitis verrucosa 299
 Favus 265
 Fußflechte 295
 Hautwolf 263
 Otomykose 269
 Pityriasis versicolor 267
 Sonnenkrebs 182
 Tinea cruris 264
 Trichophytie 265
Oleum olivae gegen Favus 265
Oleum Thymi gegen
 Hautmaulwurf 278
Ölfisch 256
Onchozerkose 196, 327
Opisthorchiasis 432
Opisthorchis viverrini
 (Leberegel) 432
Opium gegen
 Enzephalitis 402
 Gelbfieber 399
 Trypanosomiasis 421
 Verstopfung 89
Opuntia spp. (Feigenkaktus),
 gegen Stiche 217

Orchitis 382
Orientbeule 363, 365
Ornithodoros coriaceus 211
Oroyafieber 195, 385
Oscillococcinum gegen
  Bronchitis 311
  Erkältung und Grippe 310
Ostafrika 142, 144, 193, 196, 383, 402, 418, 431
Ostasien 112, 196
Osteomyelitis 274, 373
Osteuropa 123, 373, 374
Otalgie 312
Otitis media 312
Otomykose 269
Ottern 225
Ozzard-Filariose 196

Pachycerius pectin-aboriginum (als Antiseptikum) 301
Pakistan 35, 235, 330
Panama 193, 195, 204, 515, 229, 235, 330, 366, 409
Panax ginseng gegen nervöse Erschöpfung 49
Panik 47
Pankreatitis 110
Pannus 326
Pantothensäuremangel 291
Papaya (Carica papaya) 248
Papierwespen 215
Papatacifieber 195, 400
Paracelsus 355
Paragonimiasis 279
Paratyphus 33, 34, 373, 374, 376
Parotitis epidemica 314
Passiflora incarnata (Passionsblume) gegen
  Schlaflosigkeit 51

Pasta Magnesii Sulphatis gegen Furunkel 259
Paternostererbse (Abrus precatorius) 148
Paternostererbsenvergiftung 147
Pâtés 93
Patrisia pyrifera (Insektizid) 204
Pazifik 251
Pazifikgebiet 193
Pazifikinseln 193, 196, 220, 283
Pazifikinseln, westliche 196
Pazifikraum, westlicher 123
Pedikulose 271
Peitschenwurm 427
Pellagra 110
Pentaspadon motleyi gegen Tinea 267
Peritonsillarabzeß 312
Perniones 186
Peru 195, 330, 385
Peruwarze 385
Pest 43, 260, 376–380
Pest, abortive 260
Pestpneumonie, primäre 378
Pestsepsis 378
Petechien 392, 409, 410
Petroleum gegen
  Bakterienruhr 113
  Reisekrankheit 64
Pfeiffersches Drüsenfieber 312
pflanzliche Mittel 25
Phagedänisches Geschwür 353
Phaseolunatin 139
Phenytoin 107
Philippinen 110, 139, 142, 235, 238, 279, 330, 345, 348
Phlebothrombose 55
Phlebotomen-Fieber 400

Phosphorus gegen
 Amöbenruhr 119
 Chagas-Krankheit 418
 Fleckfieber 411
 Gelbfieber 398
 Hepatitis 400
 Pest 379
 Typhus/Paratyphus 376
Phosphorus gegen
 Trypanosomiasis 421
Phytolacca gegen
 Brustabszeß 82
 Angina 311
Pig bel 149
Pillen 14
Pilotfisch 154, 156
Pilze 158
Pinus spp. (Kiefer) gegen
 Furunkel und Karbunkel 261
Piräus 412
Pithecollobium lobatum 147
Pityriasis versicolor 267
Piwarrie 139
Plantago major
 (Breitwegerich) gegen
 Stiche 217
 Tinea 267
Platzangst 49, 53
Plumbum metallicum gegen
 Trypanosomiasis 421
Podalgie 289
Podophyllum gegen
 Bakterienruhr 114
 Reisediarrhöe 100
 Würmer 427
Polei (Hedeoma
 pulegioides) gegen
 Insektenbisse 200
Polio 39, 211
Poliomyelitis 402

Portugiesische Galeere
 (Physalia physalis) 246
Potenzierung 15
Primidon 107
Prunella vulgaris (Kleine Braunelle) gegen
 Furunkel und Karbunkel 261
Pterygium 322
Puffbohne 143
Pufferfisch 150
Puffnatter 222
Puffotter 234
Pulex irritans gegen
 Flohbisse 209
Pulsatilla gegen
 fettige Speisen 136
 Malaria 337
 Masern 315
 Mumps 314
 Otomykose 270
 Raupendermatitis 282
 tropische Sprue 108
Pulsatilla zur
 Förderung der Milchbildung
 81, 82
Pulver 14
Pyrethrum 201–203
Pyridoxin gegen
 Kassavevergiftung 140
Pyrimethamin 107
Pyrogenium gegen
 Darmbrand 150
 Tierbisse 256

Q-Fieber 411
Quallen 246
Quassia gegen
 Läuse 272
Quecksilber 158
Queensland (Australien) 249

Queensland-Zeckenfieber 409
Quercus glandium
  spiritus gegen
    Kala-azar 415
    Malaria 342
    Verlangen nach Alkohol 137
Quin, Dr. F. F. 125

Ranunculus bulbosus gegen
  Gürtelrose 317
Ratanhia gegen
  Pterygium 323
Ratten-Flecktyphus 196
Rattenfleckfieber 407
Rattenflöhe 196
Raubwanzen 416
Rauhe Grasnatter 223
Reis 93
Reise-Schlaflosigkeit 51
Reisediarrhöe 91, 95, 98, 99,
  101, 105, 110, 152
Reisefieber 46, 47, 53
Reisekrankheit 62, 64, 65
Reizkolon 103
Rentierfliegen 379
Resorption von Mitteln 21
Retinol 324, 325
Rheumatismus 132
Rhinacanthus nasutas gegen
  Tinea 267
Rhus toxicodendron gegen
  Bakterienruhr 114
  Brucellose 384
  Coloradozeckenfieber 404
  Dengue 393
  Fleckfieber 410
  Frostbeulen 186, 188
  gezerrten Rücken 71
  Gürtelrose 317
  Lippenherpes 262
  Malaria 339
  Manzinellenvergiftung 145
  Miliaria rubra 177
  O'nyong-nyong-Fieber 393
  Papatacifieber 401
  Rifttalfieber 402
  Rückfallfieber 382
  steifen Rücken 69
  Sumachdermatitis 285
  Tennisellbogen 308
  Typhus/Paratyphus 376
  Windpocken 316
  Wolhynisches Fieber 411
Rickettsien 405
Rickettsienpocken 196, 317
Rickettsiosen 405
Rifttal-Fieber 193, 402
Rinderbandwurm 427
Ringer-Laktat–Lösung 125
Rizinusbaum
  (Ricinus communis) 147
Rizinusöl gegen Bandwurm 428
Rocky-Mountain-
  Fleckfieber 195, 409
Romaña-Zeichen 416, 418
Rosenwasser 176, 209, 226,
  245, 256, 298, 301, 320, 354,
  361, 365, 438
Ross-River-Fieber 403
Röteln 315
Rubeola 315
Rücken
  geprellter 70
  gezerrter 71
  steifer 69
Rückenschmerzen, schwere 72
Rückfallfieber 194, 196, 272,
  380–382, 272
  von Läusen übertragenes 196
  von Zecken übertragenes 194

Ruhr 110\*
Rumänien 158
Rumex crispus (Krauser
  Ampfer) gegen
  Furunkel und Karbunkel 261
Rundwürmer 424
Rußland 103, 363
Ruta graveolens gegen
  Mittelfußschmerz 292
  Überanstrengung der
  Augen 319
  verstauchtes Handgelenk 307
Rutin bei
  indischer Wassersucht 146


Salmiak gegen
  Raupendermatitis 282
Salmonella paratyphi 373
Salmonella paratyphi AB
  Nosode gegen
  Paratyphus 33
Salmonella typhi Nosode gegen
  Typhus 33
Salmonellen 99, 115
Salzentzug 160
Salztabletten 162
Samoa 250, 403
Sandbandfisch 156
Sandflöhe 296
Sandmücken 195, 196, 362,
  363, 385, 400, 412
Sanguinaria canadensis gegen
  Tinea 267
Sapotoxine 142
Sardinen 156
Saskatchewan 409
Sauerstoffmangel 59
Saugwürmer 343
Saury 155

Sawara 156
Saxitoxin 151, 152
Schalentiere 93
Schamlaus 271
Schick-Test 40
Schiefhals 73
Schilddrüsenüberfunktion 163
Schilddrüsenunterfunktion 163
Schildzecke 409
Schistosoma
  haematobium (Blasen-
  pärchenegel) 345, 346
  intercalatum (Darm-
  pärchenegel) 345
  japonicum (jap.
  Pärchenegel) 345, 347
  mansoni (Darmpärchen-
  egel) 345, 347
Schistosomen 280, 343–346
Schistosomiasis 280, 345
Schlafkrankheit 196
Schlafkrankheit,
  afrikanische 418
Schlaflosigkeit 51
Schlangenaal 156
Schlangenserum 226
Schlangenwurz 217
Schneeblindheit 191, 321
Schneesturm 183
Schnittverletzungen 300
Schock 229
  physischer 304
  psychischer 303
Schoenocaulon officinale
  (Insektizid) 204
Schraubenwurmfliege 274
  der Alten Welt 277
  primäre 277
Schrunden der Brustwarzen 82
Schützengrabenfieber 411

Schutzimpfung  29, 75, 123
Schwangerschaft  75–79, 95, 163
Schwangerschaft und Stillen  22
Schwanzlarven  343
Schwarze Witwe  237–241
Schwarzes Meer  195
Schwarzwasserfieber  334
Schwefelblüte gegen
   Trombicularlarven  202
Schweinebandwurm  429
Schweiz  130, 280
Schwellung der Knöchel
   und Füße  159
Schwimmen  94
Schwimmkrampf  291
Schwitzen  160
Scilla maritima gegen
   müde und schmerzende
   Füße  289
Scombroid-Fischvergiftung  155
Seeaal  156
Seeanemonen  158, 249
Seedrachen  156
Seeigel  153, 252, 258
Seeigelstacheln  309
Seekatze  156
Seeohrvergiftung  153
Seeschlangen  222
Seesterne  252
Seetang  80
Seitenlagerung
   (bei Ohnmacht)  304
Selbstheilungsreaktion  17
Sepia gegen
   Amöbenruhr  121
   Erkältung und Grippe  310
   Lepra  387
   Pityriasis  268
Septikämie  354, 378

Shigella co. Nosode gegen
   Bakterienruhr  40
Shigellose  110, 112
Sibirien  195, 409
Silbernitratlösung gegen
   Buruli-Ulkus  357
Silicea gegen
   Angina  312
   Drakunkulose  361
   Fremdkörper in
   der Haut  253, 309
   Lepra  387
   Madurafuß  298
   Otomykose  270
   Pest  379
   Sinusitis  311
   Würmer  431, 434
Simarouba versicolor
   (Insektizid)  204
Simulien  327
Sinkflugangst  53
Sinusitis  311
Skabies  270
Skandinavien  130, 255, 379
Skikrankheit  65
Skorpione  241
Smilax officinalis gegen
   Tinea  267
Sohlenwarze  295
Solanum nigrum gegen
   Vergiftung mit Schwarzem
   Nachtschatten  149
Solenopsis richteri gegen
   Feuerameisenstiche  218
Solidago gegen
   Djenkolsäurevergiftung  147
Solidago rigida (Steife Goldrute)
   gegen Stiche  217
Solidago sarothrae (Schlangen-
   wurz) gegen Stiche  217

Somalia 35, 158, 330
Sonne, Wirkungen der 159
Sonnen-Nesselsucht 173
Sonnenbrand 178
Sonnenhut (Echinacea angustifolia) gegen Bisse und Stiche 208
Sonnenstich 163, 166
Soor 83, 135
Sowjetunion, ehemalige 194–196, 276, 379
Spanische Fliege 283
Sparganose 279
Speikobra 223, 227
Spinnen 236, 240
Spiritus gegen Otomykose 269
Splitter in der Haut 309
Sprotten 156
Sprue, tropische 105–109
Spulwürmer 424
Sri Lanka 85, 105, 277, 320, 330, 336, 389
Stachelhäuter 252, 253
Stachelrochen 250, 251
Stannum metallicum gegen Würmer 426
Staphylococcus aureus 128
Staphylokokken 257
Staphysagria gegen
Blasenentzündung 84
Läuse 272
Stechfliegen 276
Steißbeinschmerz, traumatischer 308
Stellaria media gegen
Läuse 273
Tinea cruris 264
Stemona burkelii (Insektizid) 205

Stemona collinsae (Insektizid) 205
Stemona sessilifolia (Insektizid) 205
Stemona tuberosa (Insektizid) 205
Stiche und Bisse
Vorbeugung gegen 197
Stiche von
Giftfischen 250, 251
Hautflüglern 214, 216
Kriebelmücken 207
Moskitos 193
Seeigeln 252
Seesternen 252
Skorpionen 241–243
Stigmata 275
Stillen 80, 81, 95, 96
Stimmverlust 312
Stramonium
gegen
Pest 379
Typhus/Paratyphus 376
Streukügelchen 14
Strongyloides (Wurmgattung) 278
Strongyloidiasis 110, 279
Strontium carbonicum gegen Verstauchungen 293
Südafrika 193
Südamerika 38, 105, 123, 138, 139, 144, 150, 193, 195, 196, 204, 215, 237, 242, 244, 276, 279, 283, 299, 345, 353, 367, 377, 381, 405, 412, 416, 427, 431
Sudan 35, 326, 330, 413, 414, 428
Südfrankreich 364

Südostasien 85, 105, 123, 193, 266, 353, 356, 384, 390, 402, 425, 428
Südspanien 326
Sulawesi (Celebes) 345
Sulphur gegen
    Amöbenruhr 119, 120
    Bakterienruhr 114
    Hautmaulwurf 278
    Krätze 270
    Läuse 273
    Lepra 387
    Milbendermatitis 209
    Onchozerkose 328
    Raupendermatitis 282
    tropische Sprue 109
Sumachdermatitis 284
Sumpffieber 329
Sushi 428
Süßkartoffeln 150
Süßkassave 138
Symphytum gegen
    blaues Auge 318
    Knochenbruch 303
Symphytum officinale gegen
    Sonnenkrebs 182
Syphilis 389
Syrupus ficorum gegen
    Verstopfung 90
Syzygium gegen
    indische Wassersucht 146


Tabacum gegen
    Reisekrankheit 64
Tabak (Nicotiana tabacum)
    gegen Blutegel 245
Tabakblätter (Nicotiana
    tabacum) gegen
    Insektenbisse 200

Tabletten 14
Taenia saginata
    (Rinderbandwurm) 427
Taenia solium
    (Schweinebandwurm) 429
Taipan 223
Taiwan 255
Tamus gegen
    Frostbeulen 187
Tapioka 139
Tarantel 237
Tarentula cubensis gegen
    Karbunkel 260
Tarpon 156
Tartarus stibiatus gegen
    Bilharziose 352
Tasmanien 220
Taumellolch (Lolium
    temulentum) 146
Taumellolchvergiftung 146
Tausendfüßler 243
Teak 287
Teheran 363
Tellurium gegen
    Trichophytie 265
Temulin 146
Tennisellbogen 307
Tepeguaje,
    als starrer Verband 303
Terebinthina gegen
    Bilharziose 351
    Typhus/Paratyphus 376
Tetanus 39, 255, 360
Tetrodotoxin 151
Tetrodotoxinvergiftung 150
Teucrium marum gegen
    Würmer 426
Texas 282, 416
Thailand 38, 110, 149, 278, 279, 330, 430

Theridion gegen
  Lärmempfindlichkeit 48
Thiamin gegen
  Kassavevergiftung 140
Thiosinaminum gegen
  Leishmaniasis 365
Thrombose 55, 373
Thuja gegen
  Bilharziose 351
  Dermatitis verrucosa 299
  Impfreaktionen 32
  Leishmaniasis 369
  Miliaria rubra 176
  Seeohrvergiftung 153
  Sohlenwarzen 296
  Verruga peruana 386
Thunfisch 155
Thymus vulgaris
  (Insektizid) 206
Tigerschlange 223
Tinea capitis 265
Tinea corporis 264
Tinea cruris 263
Tinea imbricata 264
Tinea pedum 295
Todesfurcht 47
Tokelau 264
Tollwut 41, 255
Torticollis 73
Touloucouna-Öl gegen
  Moskitostiche 208
Toxicaserpentium gegen
  Bisse von Gila-Tieren 236
  Schlangenbisse 229, 230
Toxoplasmose 79
Trachelospermum stans
  (Insektizid) 204
Trachom 323, 325, 326
Trematoden 281, 343
Trematodenabszeß 118

Triampteren 107
Trichinella spiralis
  (Nematode) 430
Trichinose 430
Trichophytie 264
Trichuris trichiura
  (Peitschenwurm) 427
Trinidad 193, 242, 255
Tripterygium wilfordii
  (Insektizid) 205
Triticum repens gegen
  Blasenentzündung 84
Tropenblindheit 323
Tropenholzdermatitis 297
Tropenmalaria 38
Trypanosoma brucei gambiense/
  rhodesiense (protozoische
  Erreger) 418
Trypanosoma cruzi
  (Parasit) 416
Trypanosomenschanker 260,
  419
Trypanosomiasis
  afrikanische 418
  amerikanische 196, 416
Tsetsefliege 197, 418
Tsutsugamushi-Fieber 43
Tsutsugamushi-Krankheit 196,
  407, 408
Tuberkulose 93, 110, 324, 369,
  387, 388, 413
Tularämie 194, 379
Tumbu-Fliege 273, 275
Tunesien 326
Tunga penetrans
  (Sandfloh) 296
Typhus 32, 34, 75, 102, 197,
  311, 347, 370–374, 376, 380,
  383, 391, 396, 401, 408, 410,
  414

Überanstrengung der Augen 319
Überdosis 306
Ulcus tropicum 353
Ulmus fulva (Ulme) gegen Furunkel und Karbunkel 261
Umwandlungsregeln für Potenzen 18
Ungeduld 49
Unguenti Emulsificantis Aquosi gegen Sonnenbrand 181
Unguentum Calendulae gegen Ulcus tropicum 355
Unmäßigkeit beim Essen und Trinken 129
Unterdrückung des Stuhldrangs 88
Unterkühlung 183, 184
Untertemperatur 184
Urginia altissima (Insektizid) 205
Urtica urens gegen
 Fischvergiftung 156
 geschwollene Füße 55
 Gicht 136
 Hitzeödem 160
 Kälte-Urtikaria 188
 Miliaria rubra 176
 Muschelurtikaria 283
 Urticaria solaris 173
Urtica urens zur Förderung der Milchbildung 81, 82
Urticaria solaris 173
Urtikaria 153, 188
Urtinkturen 16, 24
Uruschiol 284
USA 14, 103, 115, 193–196, 208, 212, 215, 222, 232, 233, 236–239, 242, 244, 250, 260, 261, 266, 267, 276, 277, 279, 280, 282–284, 317, 320, 336, 337, 366, 373, 377, 381, 403, 409, 433, 439
Uveitis 319

Valeriana (Baldrian) gegen Schlaflosigkeit 51
Valsalva-Versuch 56
Venezuela 232, 327, 330
Venushaar (Adiantum capillus-veneris) 244
Venusmuscheln 152
Veratrum album gegen
 Cholera 126
 Rückfallfieber 382
 Würmer 424
Verbrennungen 302
Verdauungsstörung 133
Verordnungen 13, 15, 17, 19, 20, 23, 25, 26
Verrucae plantares 295
Verruga peruana 385
Verruga peruviana 195
Verstauchung 292
Verstopfung 86, 88–90
Vespa crabro gegen Wespenstiche 218
Vibrio cholerae 123
Vibrio cholerae Nosode gegen Cholera 34
Vietnam 279, 330, 389
Viola odorata gegen Würmer 426
Viola tricolor gegen
 Miliaria rubra 176
 Tinea cruris 264
 Urticaria solaris 174
Vipern 224, 225
Viren 390

Virus-Meningitis 388
Vitamin-A-Mangel 323
Vitamin-A-Vergiftung 156
Vitamin B 131
Vitamin B bei
    Kassavevergiftung 140
    Lambliasis 104
Vitamin B gegen
    Blausäurevergiftung 141
    Typhus/Paratyphus 376
Vitamin B1 bei
    Insektenbissen 198
Vitamin C bei
    indischer Wassersucht 146
    tropischer Sprue 107, 108
Vitamin C gegen
    Erkältung und Grippe 310
Vitamin E bei
    indischer Wassersucht 146
    Sonnenbrand 180
Vitamin E gegen
    Verbrennungen 302
Vitamine 25, 306, 323
Vitiligo 268
Vorbeugung 28

Wacholderbeeren gegen
    Insektenbisse 199
Wadenkrämpfe, nächtliche 290
Wales 280
Wanderröte 212
Wanzen 35
Wasserentzug 160
Wasserhygiene 93
Wassermelonen 92
Wasserschnecken 280, 343
Wasserstoffperoxidlösung gegen
    Otomykose 269
Wassersucht, indische 145
Wechselfieber 329

Weichtiere, Vergiftungen
    durch 253
Wein 133
Wellhornschnecken-
    vergiftung 153
Wespen 214
Westafrika 196
Westasien 205
Westindien 137, 139, 144, 158
Wimpernlarven 343
Windpocken 316
Wirbelsäulenprobleme 67
Wuchereria bancrofti
    (Fadenwurm) 434
Wunden 300
Wundsein der Brustwarzen 82
Wundstarrkrampf 39, 255, 354
Wurmerkrankungen 422
Wüstenspringmaus 363, 364

Xerophthalmie 325

Yamsvergiftung 142
Yersinia pestis (Bakterium) 376
Yersinia pestis Nosode gegen
    Pest 43
Yucatán 365, 366
Yucca glauca gegen
    Sumachdermatitis 286

Zahnen 313
Zahnkrämpfe bei Kindern 314
Zahnschmerzen 57, 313
Zaire 326, 330
Zea mays (Mais) gegen
    Furunkel und Karbunkel 261
Zecken 42, 192, 194, 195,
    197–199, 202, 207, 210–212,
    220, 276, 379–381, 403
Zecken, giftige 211

Zeckenbißfieber, nord-
    asiatisches   409
Zeckenbisse   210
Zeckenfieber, südafrika-
    nisches   195
    indisches   195
    sibirisches   195
Zeckenlähme   211
Zehennagel,
    eingewachsener   290
Zentralafrika   6, 279, 359, 428
Zerkarien   280, 343–347
Zerkariendermatitis   280, 281
Zincum metallicum gegen
    Pterygium   323

Zingiber gegen
    Erkältung und Grippe   310
    Reisediarrhöe   100
    Reisekrankheit   65
Zink gegen
    Erkältung und Grippe   310
    Lambliasis   104
Zirrhose   131
Zitteraal   250
Zitterrochen   250
Zuckerkrankheit   258
Zwergbandwurm   428
Zyanidvergiftung, akute   140
Zypern   381, 401
Zystizerkose   429

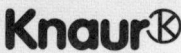

# ALTERNATIV HEILEN

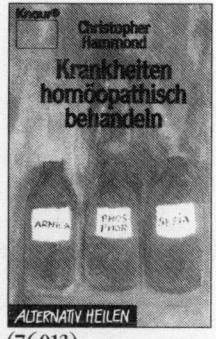

(76013)

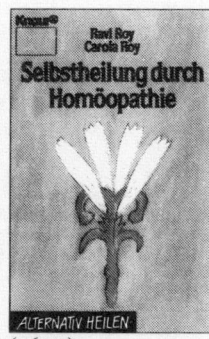

(76011)

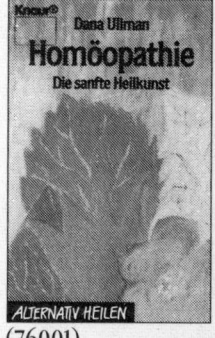

(76001)

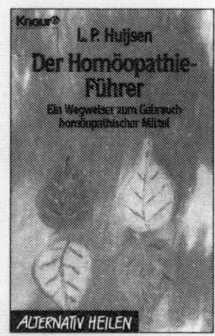

(76012)

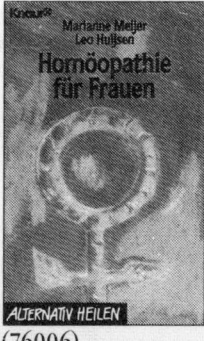

(76006)

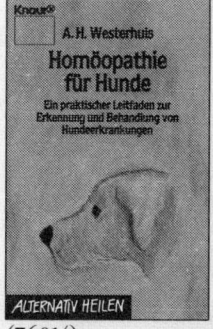

(76014)

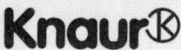

# Die alternative Hausapotheke

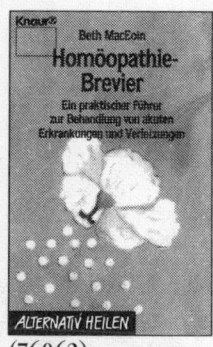

(76062)

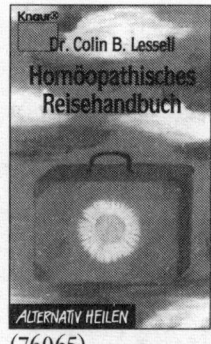

(76065)

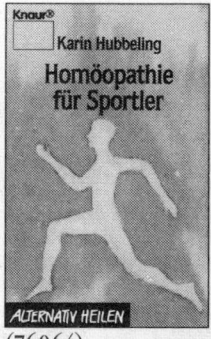

(76064)

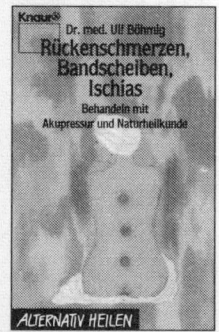

(76046)

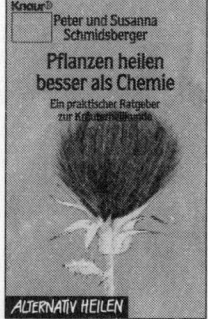

(76058)

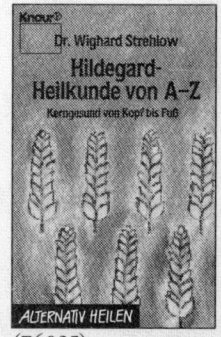

(76035)

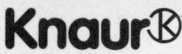

# ALTERNATIV HEILEN

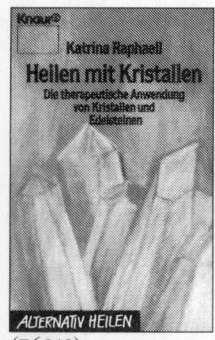

(76018)

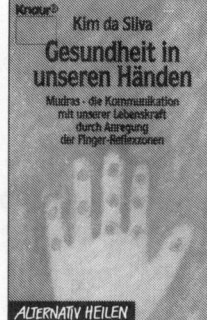

(76019)

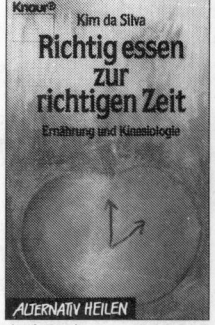

(76020)

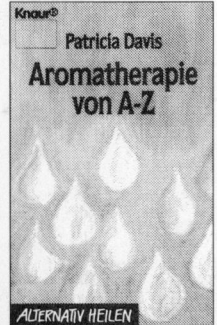

(76015)

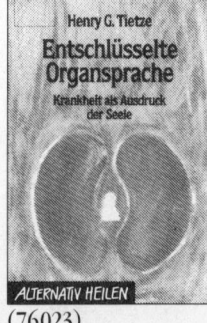

(76023)

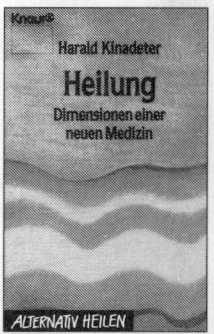

(76003)

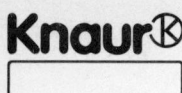

# ALTERNATIV HEILEN

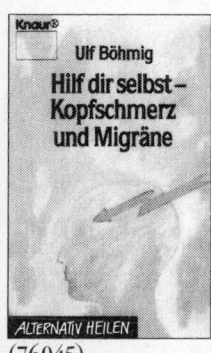

(76045)

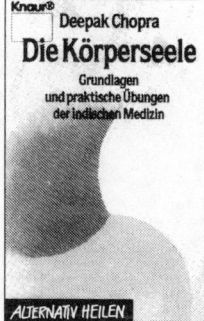

(76009)

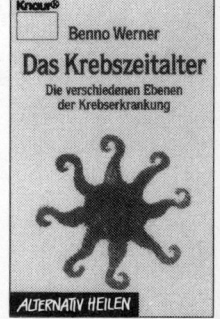

(76040)

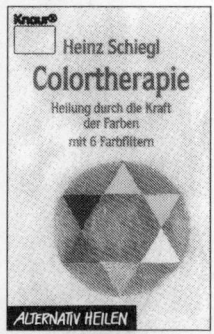

(76041)

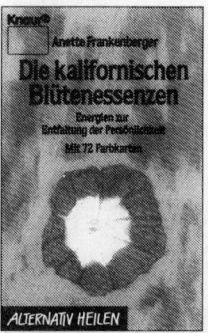

(76036)

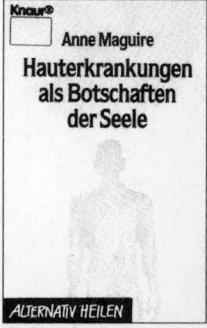

(76039)